Susanne Metzner (Hg.)
Nachhall

»edition psychosozial«

Susanne Metzner (Hg.)

Nachhall

Musiktherapeutische Fallstudien

Mit Beiträgen von Jos de Backer, Maria Becker,
Ingo Engelmann, Susanne Metzner,
Inge Nygaard Pedersen, Gitta Strehlow

Psychosozial-Verlag

Bibliografische Information der Deutschen Nationalbibliothek
Die Deutsche Nationalbibliothek verzeichnet diese Publikation in der Deutschen
Nationalbibliografie; detaillierte bibliografische Daten sind im Internet über <http://dnb.d-nb.de> abrufbar.

Originalausgabe

E-Mail: info@psychosozial-verlag.de
www.psychosozial-verlag.de

Umschlagabbildung: Michael Dümpelmann: »Ohne Titel«, 2006

Umschlaggestaltung nach Entwürfen des Ateliers Warminski, Büdingen.
Printed in Germany
ISBN 978-3-89806-740-9

Inhalt

Vorwort

Immer sind es Räume, in denen Nachhall entsteht: konkrete Räume, in denen ein eindeutig auszumachendes Klangereignis in eine Flut von Reflexionen aus allen Richtungen eingehüllt ist; psychische Räume, in denen durch Musik ausgelöste Erinnerungen eine willkürliche oder unwillkürliche Vergegenwärtigung des eigenen Lebens hervorrufen. Wenn sich Klangereignisse mit Lebensereignissen solchermaßen verbinden, überlagern sich konkrete Klangräume und psychische Vorstellungsräume, ohne dass die Unterscheidung zwischen Gefühltem und Faktischem, zwischen Empfindung und Reflexion oder zwischen Synthese und Analyse aufgehoben wäre.

In der Rezeption einer Musik über die Aktualität einer Tonfolge hinauszugehen und nicht nur einzelne Klänge und deren unmittelbaren Zusammenhang als gegenseitige Existenzbedingung zu hören, bedeutet den Akt des Wahrnehmens hin zum Akt des Realisierens zu überschreiten.

Es scheint so, als ob die Existenz des klanglichen Nachhalls diesen Übergang geradezu begünstigt. Zwar ist im Nachhallen die Erinnerung nicht Vergangenheit des Bewusstseins selbst, sondern Vergangenheit von Musik, aber da deren Existenz immer schon im Imaginären liegt, kommt ihr Nachhall unserer Vorstellung von Vergangenem geradezu entgegen.

Es handelt es sich um ein Phänomen, das an jedem Ort, an dem Musik spielt, stattfinden kann und denjenigen, der sich auf diese Erfahrung einlässt, in Bann zu ziehen vermag. Doch die Musiktherapie macht sich dies in besonderer Weise zunutze. Musik in der Therapie ermöglicht ein sinnliches Gewahrsein von sich überlagernden Innen- und Außenräumen. Darin erweckt werden ein gedankliches Nomadisieren und ein Verweilen bei Anschauungsobjekten, die sowohl Vergangenes in sich bergen als auch Gegenwärtigkeit ermöglichen, die sowohl an freundliche Anfänge anknüpfen als auch Zukünftiges offenlassen. Dies geschieht innerhalb eines weiteren, eines sozialen Raumes, der bei aller Zerbrechlichkeit jeglicher sozialer Strukturen zu halten in der Lage ist. Und dann leben wir nicht nur einmal. Alles hallt nach, schreibt Erich Fried und fährt fort: »Und alles, was ich von diesem Nachhallen sage, hallt nach, hallt nach«.

Die in diesem Band von Musiktherapeuten und -therapeutinnen dargestellten Fallstudien ermöglichen dem Leser und der Leserin sehr verschieden ausgestaltete Räume zu durchwandern und sich auf einen Prozess einzulassen, im Nachhall von Ereignissen eine eigene Gegenwart entstehen zu lassen. Ausgehend von gemeinsamen Bezugspunkten, einem psychoanalytischen Therapieverständnis und dem Einsatz von Musik in der Einzeltherapie mit Patienten und Patientinnen, die unter schweren und teils lang andauernden psychiatrischen Störungen leiden, wählen die Autoren die für das jeweilige Fallbeispiel passend erscheinende Darstellungsform, indem sie zwischen Beschreibungen, Reflexionen und erläuternden oder vertiefenden theoretischen Gedanken wechseln, indem sie das Material gliedernd, zusammenfassend oder hervorhebend nachträglich organisieren und teils auch Notenbeispiele zur Veranschaulichung beifügen. Namen und andere persönliche Daten wurden jeweils anonymisiert.

Besonders bezeichnend für die Einzigartigkeit jeder Falldarstellung sind die in ihr definierte bzw. immer neu zu definierende Rolle und die Funktion der Musik sowie die Art des therapeutischen Umgangs mit ihr, den die jeweiligen Patienten und Therapeuten immer wieder aufs Neue entwickeln. Abweichungen vom Standardsetting der aktiven Musiktherapie mit erwachsenen, verbalisierungsfähigen Patientinnen, nämlich dem Wechsel von Gespräch und gemeinsamer Improvisation sind hier eher die Regel als die Ausnahme. So wird das eine Mal kaum gesprochen, das andere Mal nur punktuell musiziert; einmal wird gemeinsam gespielt, ohne dass Gemeinsamkeit nun das

Merkmal der erklingenden Musik gewesen wäre, ein andermal spielt eine Therapeutin für die Patientin; einmal werden Stücke eingeübt, ein andermal werden komponierte Stücke vom Tonband eingespielt, sodass die Grenzen zur sog. rezeptiven Musiktherapie oder gar zum Musikunterricht zu verschwimmen scheinen; einmal werden Stücke, über die gesprochen wird, nicht gespielt, ein andermal dient die Musik dazu, die Verschwiegenheitsgrenze zu bewahren, das Erlebte und Gemeinte also gerade nicht zur Sprache kommen zu lassen.

Es ist demnach nicht eine bestimmte vorgegebene Funktion der Musik oder eine bestimmte Indikation für eine musiktherapeutische Methode der Wahl (Musikhören oder -spielen, Improvisationen mit oder ohne Vorgabe etc.), die charakteristisch für die psychoanalytische Musiktherapie sind, sondern der psychoanalytische Umgang mit dem musikalischen Material und mit den damit verbundenen interpersonellen und intrapsychischen Prozessen. Für das Verständnis dieser Prozesse haben sich insbesondere die Selbst- und Objektbeziehungspsychologie, die Ergebnisse der psychoanalytischen Säuglingsforschung, die Traumtheorie, die Theorie der Übergangsphänomene sowie die Symboltheorie als geeignet erwiesen, auf die die Autoren mit unterschiedlichen Schwerpunktsetzungen rekurrieren.

Mit der chronologischen Anordnung (oder: Installation) der Fallstudien habe ich keine bestimmte Absicht verfolgt. Die Motive von Konkordanz und Kontrast haben dabei eine Rolle gespielt, aber das Ergebnis hätte auch anders ausfallen können, denn es lassen sich auch andere Bezüge auftun. Somit sei der Leser/die Leserin ermuntert, sich eine eigene Reihenfolge zusammenzustellen und wie der Besucher einer Kunstausstellung die unterschiedlichen Räume aufgrund eigener Motive zu betreten. Die folgenden kurzen Anmerkungen zu den einzelnen Beiträgen sind als Entscheidungshilfe gedacht.

Unter dem Titel *Adrian – eine Einzelfallstudie* beschreibt Jos de Backer acht Therapiesitzungen mit einem jungen psychotischen Patienten und zeigt anhand detailgenauer Beschreibungen der musikalischen Interaktionen wie aus einem anfänglich unbezogenen, für die Klientel jedoch typischen Spiel – »Sensorial Play« in der Terminologie von de Backer – so genannte »Moments of Synchronicity« erwachsen und zu »musikalischen Formen« als Produkte eines Verständigungsprozesses gerinnen. Die Souveränität der Evaluation darf indes nicht darüber hinwegtäuschen in welch hohem Masse der Therapeut in der Therapie gefordert war, als es darum ging, das »Sensorial Play« als das einzig mögliche anzunehmen und die Resonanz der Nicht-Resonanz innerlich zu bewahren und musikalisch zu halten.

Dass die daraus erwachsende positive Entwicklungsrichtung bereits in einem kurzen Therapiezeitraum nachweisbar ist, relativiert die in musiktherapeutischen Fachkreisen manchmal zu bemerkende generelle Zurückhaltung gegenüber dem Einsatz von freier Improvisation bei psychotischen Patienten. Allerdings gilt es zu bedenken, dass der Therapeut die musikalischen Interaktionen in einem musikalisch-künstlerischen und musikwissenschaftlichen Kontext zu verankern vermag, und somit »frei« nicht gleichbedeutend ist mit »desorientiert« oder »haltlos«, jenen Merkmalen einer Improvisation also, die in der Tat belastend für die unzureichenden Ich-Strukturen dieser Klientel wären.

Ebenfalls in einem deutlich zu erkennenden musikalisch-kulturellen Kontext steht das Fallbeispiel mit dem Titel *Von Klippe zu Klippe geworfen, jahrlang ins Ungewisse hinab,* einer Textzeile aus einer Motette von Johannes Brahms basierend auf dem Schicksalslied von Friedrich Hölderlin. Die stationäre Therapie einer suizidalen 75-jährigen Patientin mit einer Depression umfasste nur acht Sitzungen, einer ausnehmend kurzen Aufenthaltsdauer also, was jedoch bedingt durch die Mittelkürzungen im Gesundheitswesen aber auch durch die Unstetigkeit der psychiatrischen Patienten zur Alltagsrealität der im stationären Setting arbeitenden Musiktherapeuten gehört. Depression, die laut WHO weltweit häufigste psychische Störung, ist mit musiktherapeutischen Mitteln nicht einfach zu behandeln, denn die Versteinerung der Patienten und die Beweglichkeit des Mediums Musik stehen sich nahezu kontradiktorisch gegenüber. Dennoch ruht in der Musiktherapie die Chance, einerseits Assoziationen auszulösen und damit die Fantasietätigkeit der depressiven Patienten anzuregen, und andererseits an positive Erfahrungen mit Musik z. B. als Medium für Trost oder Gemeinschaftsgefühl anzuknüpfen. Einem kreativen Impuls folgend entwickelte die Therapeutin einen Vorschlag zum Umgang mit der Musik, dem die Patientin folgen mochte: geleitet von ihren Assoziationen zu Bruchstücken aus der Biografie der Patientin, improvisierte die Therapeutin am Klavier, sodass ein eigentümlicher Dialog entstand, der angetrieben von dem Wechselspiel zwischen Resonanz und Differenz der sprachlichen und musikalischen Symbolisierung sich spiralförmig fortsetzte. Die Lebensgeschichte der Patientin und die Therapie-Geschichte der beiden Frauen begannen sich mehr und mehr zu verweben und dabei einen typisch deutschen Generationenkonflikt bloßzulegen, der in musiktherapeutischen Publikationen bisher nicht thematisiert wurde.

Weit in die individuelle und soziokulturelle Vergangenheit zurück reichen auch die Wurzeln der als schizoaffektive Psychose diagnostizierten Störung von Frau S., deren Geschichte Ingo Engelmann unter dem Titel *Mein allein ist das Land meiner Seele* beschreibt. Es handelt sich hierbei um den in diesem Band längsten, nämlich einen sich über 14 Jahre erstreckenden Therapieprozess, der bei Drucklegung auch noch nicht abgeschlossen ist. Angesichts dieses langen Therapiezeitraums muss Ingo Engelmann eine andere Perspektive bei seiner Evaluation einnehmen als die anderen Autoren und Autorinnen, muss naturgemäß gliedern und auch straffen. Doch ihm gelingt es anhand zahlreicher Details aufzuzeigen, wie die Farbigkeit der zunächst düsteren und aussichtslosen Lebens- und Erkrankungssituation zu changieren begann, wie die Suchbewegungen zunächst nur schemenhafte Bezüge hervorbrachten aber letztlich in eine differenziertere, wenn auch nachhaltig von großer Abhängigkeit gekennzeichneten therapeutischen Beziehung mündeten. Dass der Autor die fehlgeschlagenen zwischenzeitlichen Versuche einer Beendigung dieser Therapie als Bestandteil der Beziehung zu sehen und wertzuschätzen, und die akut-psychotischen Dekompensationen in einem ambulanten Setting zu halten vermochte, zeugen nicht nur von einem langjährigen Erfahrungsschatz sondern von der Bereitschaft, sich einer unaussprechlichen und auch für das Therapeuten-Ich bedrohlichen Endlosigkeit auszusetzen, was wiederum ohne einen, inzwischen selten gewordenen stabilen institutionellen Rahmen nicht denkbar wäre.

In derselben psychiatrischen Institution spielt sich die Therapiegeschichte einer 46jährigen Borderline-Patientin mit posttraumatischer Belastungsstörung ab, die Gitta Strehlow überschreibt mit *Musik kontra Scherben.* Die Möglichkeiten der Patientin, Musik als Bestandteil der therapeutischen Beziehung gelten zu lassen, waren über weite Strecken des Prozesses äußerst gering, sodass das Gespräch einen großen Raum einnahm und die Therapeutin vor allem in ihrer psychotherapeutischen Kompetenz gefragt war. Doch die Verneinung von Musik kann als Bestandteil von Musiktherapie gesehen werden, denn schließlich vollbrachte es Patientin auf diese Weise, ihre eigene Not darzustellen, indem sie die Therapeutin fühlen ließ, was es heißt um einen Teil ihrer (beruflichen und musikalischen) Identität zu beraubt zu werden, auf vitale Bedürfnisse verzichten zu müssen und zudem noch abgelehnt, manipuliert oder mit Beziehungsabbruch bedroht zu werden. Der Patientin war als Abwehr dieser für sie einst realen Bedrohung nichts anderes geblieben, als den Mechanismus der Spaltung oder der Fragmentierung entgegenzusetzen. In der Therapie ließ sich die Therapeutin im engen Kontakt mit dem Team der psychiatrischen Station auf ein Vabanquespiel ein, das in einem extrem seltenen suizidalen Symptom zudem eine Form annahm, an dem jede Bemühung um Empathie oder Identifizierung seitens der Therapeutin an die Grenze des Scheiterns geriet. Aber ist ein seltenes Symptom nicht doch auch faszinierend? Trotz häufiger Therapieunterbrechungen entspann sich hier ein roter Faden, lag hier genau zwischen Verweigerung und Faszination der Keim für die entstehende Ambivalenzspannung innerhalb einer reifenden Beziehung, die schließlich auch neue Möglichkeiten des gestalterischen Umgangs mit Musik zuließ.

»Ich fühle mich, als wäre mein Körper eingeschnürt – nur im Verlassen des Körpers ist etwas Freiheit.«– allein diese Überschrift lässt einige Parallelen in der Psychopathologie zu der vorangegangenen Fallgeschichte erkennen. Inge Nygaard-Pedersen erzählt die Behandlungsgeschichte einer unter multiplen Angststörungen leidenden 39-jährigen Patientin. Auch hier ging es darum, der Patientin mittels eines zunächst stärker supportiven und erst später zunehmend konfrontativen Therapieansatz behilflich zu sein, das eigene Dasein und das eigene Sosein anzunehmen und basale körperliche Wünsche und emotionale Bedürfnisse zu erkennen und akzeptieren zu lernen.

Voraussetzung für ein Gelingen psychoanalytischer Therapie ist bekanntermaßen die sorgfältige Analyse der Gegenübertragung, die die Therapeutin jedoch in diesem Fall sowohl an psychische als auch physische Grenzbereiche, Zustände der Desorganisation und der extremen Anspannung, führte. Um solche Gegenübertragungen oder projektiven Identifizierungen für ein vertieftes Verständnis von ichstrukturell gestörten Patienten nutzen zu können, und vor allem, um in einer noch nicht ausreichend tragfähigen therapeutischen Beziehung die Aktualisierung »böser« Objektanteile nicht zu evozieren, ordnet die Autorin den verschiedenen Gegenübertragungsphänomen sog. »Listening Attitudes« zu, bestimmte Haltungen des Zuhörens bzw. Aufmerksamkeitsrichtungen, die sich entweder auf das Verhalten und die Äußerungen der Patientin konzentrieren oder auf die Wahrnehmung der eigenen Befindlichkeit in Bezug auf die Patientin. Es liegt nahe, den Begriff der »Listening attitudes« auch aus der musikalischen Praxis abzuleiten, denn Musiker und Musikerinnen konzentrieren sich während des Musizierens eigentlich auf beide, den anderen und sich selbst, doch Inge Nygaard-Pedersen bleibt in diesem Punkt vorsichtig und generalisiert hier nicht voreilig.

Besonders interessant an dieser Fallgeschichte ist, dass der bedeutsame Wendepunkt der Therapie sich an einem spontanen Impuls festzumachen scheint, einem Schlag der Therapeutin auf die Trommel. Eine ähnliche Situation gibt es im Übrigen auch in der Behandlungsgeschichte mit der altersdepressiven Patientin. Es handelt sich in beiden Fällen um einen vitalen Impuls, der dem Abstinenzgebot entgegen zu stehen scheint, einem Ausbruch aus der therapeutischen Konvention, eine Absage an die erzwungene und künstliche Zurückhaltung. Zwar ist solch ein Agieren für eine gewissenhafte Therapeutin konflikthaft besetzt, doch mit etwas Abstand betrachtet, wäre es ein Irrtum, der extremen Einengung (Angst oder Depression) der jeweiligen Patientin allein mit einer extremen Einengung in der therapeutischen Rollendefinition begegnen zu wollen. Konstruktiv genutzt, und das heißt begleitet von der Bereitschaft, die Verantwortung für das eigene impulsive Handeln zu übernehmen, ist die ebenso riskante wie kompromisslose Konzentration auf den Augenblick ein »Moment of Synchronicity« besonderer Art.

Die in diesem Band einzige ausschließlich ambulant durchgeführte Einzelmusiktherapie wird von Maria Becker beschrieben: *Sich das Leben zusammenbauen müssen, statt getragen zu werden* lautet der Titel und bezeichnet die Geschichte einer frühtraumatisierten, ängstlich-depressiven 29-jährigen Frau, die unter erschwerten sozialen und familiären Bedingungen aufgewachsen war. Das zentrale Thema der Therapie war die Bearbeitung von Abhängigkeitsangst und von Aggression in der Auseinandersetzung mit einem destruktiven Introjekt. Bewältigungsversuche seitens der Patientin hatten beispielsweise darin bestanden, sich trotz vorhandener kognitiver Kompetenzen in ein Korsett der Selbst-Stigmatisierung als Behinderte zu zwängen. Die Musiktherapie nun schien sie zunächst in eine Art Musikunterricht umzufunktionieren, wobei sie die Therapeutin in ihren Bemühungen der emotionalen Teilhabe am Unaushaltbaren zunächst behinderte. Oder vielleicht doch eher schützte? Erst nach und nach wurde in der Not *mit* der Musik die Not der Patientin hörbar, insbesondere ihr Schwanken zwischen dem traumatischen Objekt und dem idealisierten Selbstobjekt. Gefühle der Unerreichbarkeit, des Versagens, der Überwältigung und Verfolgung, denen die Therapeutin in Beziehung zu dieser Patientin ausgesetzt war, und die das ambulante Setting auf eine harte Bewährungsprobe stellten, waren Ausdruck einer destruktiven dyadischen Figuration. Die grenzenlos getrennten, sich überlagernden Räume in dieser therapeutischen Beziehung spiegeln sich zeitweise so sehr in einzelnen Textpassagen, dass der/die LeserIn teils hineingesogen, teils abgestoßen würde, wenn Maria Becker nicht durch ihre sorgfältigen theoretischen Erläuterungen für Möglichkeiten der Distanzierung und des Verstehens sorgen würde. Auf diese Weise wird das von der Autorin herangezogene Konzept der Fremdenrepräsentanz (Erdheim) auch noch einmal auf der Textebene realisiert. Denn nur wenn die beunruhigenden und bedrohlichen Erfahrungen mit Fremdsein aufgefangen werden, hilft dies, Neugier und Interesse am Befremdlichen aufbringen und aufrechterhalten zu können.

Theorie und Praxis der Musiktherapie sind einander nicht fremd, und Handlungen wie Fallgeschichten-Erzählen und -Lesen sind miteinander verwandt, da ihnen dieselbe ästhetische Haltung zugrunde liegt: vorwärts tastend, nach-denkend, erprobend, (neu-) schöpfend. Beidemale, beim Schreiben und beim Lesen, geht es um das Interpretieren von Werken und die Reorganisation von Erfahrung und Wissen mithilfe der Werke und wiederum um die Reorganisation der Werke mithilfe von Erfahrung und Wissen. In diesen spiralförmigen Prozess des allmählichen Erkennens spielen auch Begriffe wie Überzeugung und Wahrheit, die auf die Rationalität verweisen, doch bietet es sich an, den vielseitigeren Begriff des »Verstehens« zu verwenden. Er bezieht sich nämlich auch auf den Primärprozess und – im Sinne von Goodman (1997) – auf das Identifizieren von nichtsprachlicher Symbolik, die in den vorliegenden Texten ebenso wie in den Therapieverläufen ja reichlich vorhanden ist.

Der Philosoph Martin Seel (2004) führt dazu aus, Verstehen sei etwas ganz Gewöhnliches: »Es ist nicht nur in der Kommunikation, sondern überall verlangt, wo jemand auf eine bestimmte Weise tätig ist. Denn Handelnde sind Verstehende. Sie verstehen sich und ihre Situation auf die eine oder andere Weise. Sie orientieren sich an Verständnissen, die ihnen Orientierung bieten. Sie haben nicht allein Absichten, sie wissen, dass sie Absichten haben (und manchmal auch, welche). Sie haben nicht allein Meinungen, sie wissen, dass sie (manchmal zutreffende) Meinungen haben. Denn wer versteht, versteht, dass er versteht: Er weiß, dass das, was er tut und lässt, der subjektiven und intersubjektiven Beurteilung offen steht. Wer überhaupt versteht, versteht damit auch, dass sich nicht alles Verstehen von selbst versteht. Er kann sich fragen, wie eine Sache, eine Situation, eine Geschichte, ein Schicksal zu verstehen ist – und wie er sich selbst verstehen soll.« (a.a.O)

Wenn im vorliegenden Sammelband die sechs Musiktherapeuten und Musiktherapeutinnen mit ihrem je etwas unterschiedlich gelagerten psychoanalytischen Theorieansatz Behandlungsgeschichten erzählen, dann sind darin Prozesse einer gemeinsamen Suchbewegung von Therapeut/in und Patient/in dokumentiert, die auf Momente des Verstehens abzielen. Es sind insofern besondere und nicht so sehr gewöhnliche Momente des Verstehens, weil sie in Therapien mit einer Klientel, die unter schwerwiegenden psychiatrischen Erkrankungen leiden, wohl überaus sehnsüchtig erwartet werden angesichts der über lange Zeiträume vorherrschenden Zustände des Nicht-Verstehens, des fehlenden Nachhalls und der Unverbindlichkeit, des Zweifelns und Irrens.

Als Autoren nehmen die Therapeuten den Faden der Selbstbefragung auf, der in jeder einzelnen dargestellten Musiktherapie von Anfang an eingewoben ist. Es ist diese Perspektive des verstehenden Involviertseins, die die psychoanalytische Musiktherapie zum Thema macht. Es geht darum das Verstehen zu verstehen, das diese Art der Praxis leitet. Nun handeln zwar die Geschichten davon, wie sich therapeutisch Handelnde in ihrem Handeln verstanden haben bzw. wie sie es im Nachhinein verstehen, doch mit der Veröffentlichung ist der Verstehensvorgang keineswegs als abgeschlossen anzusehen. Denn nicht alles, was dargestellt wird, wird auch in den retrospektiven Verstehensvorgang einbezogen. Es gibt immer noch Rohmaterial, das verstanden werden könnte, oder Interpretationen, die bei veränderter Perspektive auch etwas anders ausfallen könnten. Dessen sind sich die Autoren bewusst, und somit sind die Aussparungen weder als ein Versäumnis anzusehen noch als ein absichtsvoll symbolisches Festhalten am Nicht-Verstehen. Vielmehr ist ihr Handeln, Fühlen, Erleben und Nachdenken mit einem Selbst- und Weltverständnis verbunden, das sie immer wieder aufs Neue vor die Frage stellt, wie sich etwas verstehen lässt.

Gleichwohl sind sie von Verständnissen umgeben, die ihnen aus den Erfahrungen und dem Selbstverständnis anderer entgegenkommen bzw. sich in der Gestalt von Theorien und Konzepten, vom institutionalisierten Berufsbild und musiktherapeutischen Konventionen verfestigt haben – als Formen einer Objektivität, die jedoch in ihrer Verständlichkeit und Vernünftigkeit ihrerseits infrage stehen können. Den Texten ist somit eine implizite Leserschaft eingeschrieben, die an jedem Punkt der Lektüre Hypothesen und Erwartungen an den Fortgang ausbilden darf. Während des Lesens bringen Leser und Leserinnen ihre Vorkenntnisse über Musiktherapie, über die psychiatrische Klientel und/oder die Psychoanalyse ins Spiel, um die im Textgefüge ausgesparten Anschlussmöglichkeiten zu konkretisieren bzw. zu füllen. Die vorgefaßten Vorstellungen werden in der weiteren Lektüre bestätigt, modifiziert oder zurückgewiesen, sie werden durch den »Widerstand« des Textes gebrochen und erweitert. So gesehen handelt es sich bei dieser Textsammlung durchaus um eine Art Lehrbuch zur psychoanalytischen Musiktherapie, denn die Texte sind Kristallisationspunkte eines andauernden Lernprozesses: Sie handeln davon, was es bedeutet, Teilnehmer (Therapeut, Patient, Leser) an der auf Verstehen gegründeten menschlichen Welt zu sein, und ihr Gegenstand ist die im Erleben und im Verstehen gedeutete und bedeutsame Welt.

Ahrensburg im Januar 2007
Susanne Metzner

Literatur

Fried, Erich (1979): Nachhall. In: Liebesgedichte. Berlin (Verlag Klaus Wagenbach).

Goodman, Nelson (1997): Sprachen der Kunst. Entwurf einer Symboltheorie. Frankfurt a. M. (Suhrkamp Taschenbuch Verlag).

Seel, Martin (2004): Weltverstrickt. Das Verstehen verstehen. Über den Sinn der Geisteswissenschaften. In: DIE ZEIT 22.04.2004 Nr.18

Die Entwicklung eines psychischen und musikalischen Raumes. Adrian – eine Einzelfallstudie

Jos de Backer

Einleitung

Ein psychotischer Patient lebt in einer Welt der Präsenz. Er ist wehrloses Opfer seiner Gedanken und sensorischen Eindrücke, die ihn ununterbrochen verfolgen. Die Grenzen zwischen der Innen- und Außenwelt sind so instabil and transparent, dass es häufig scheint als würde sich seine Psyche eher im Außen als im Innen befinden. Die äußere Welt und die inneren Beweggründe finden keine Repräsentation im Inneren, aber sind gekennzeichnet durch eine augenblickliche und brutale Präsenz. Weil sogar Worte als bedeutungslose Dinge verarbeitet werden, erfüllen sie keine repräsentative Funktion mehr, sondern werden lediglich als pure Klangobjekte behandelt.

In der musiktherapeutischen Arbeit mit psychotischen Patienten begegnet man manchmal charakteristischen, repetitiven und durchgängig gleichen musikalischen Mustern. Psychotische Patienten neigen dazu, ihre Erfahrungen und Konflikte in musikalischen Improvisationen durch »fragmentiertes« Spiel, sich konstant wiederholende Rhythmen und/oder kleine melodische Sequenzen auszudrücken. Vor dem Hintergrund meiner Erfahrungen aus der klinischen Supervision und ergänzt durch die Recherche in der einschlägigen psychoanalytischen und psychotherapeutischen Literatur – insbesondere Bion (1967), Dührsen (1999), Fonagy, P. und Target, M. (1996, 2000), Freud (1925), Lacan (1955, 1981), Ogden (1997), Tustin (1990), Van Bouwel (2003) Van Camp (2003) – wurde mir klar, dass diese Art des Spielens mit repetitiven Rhythmen und melodischen Fragmenten als ein »sensorisches Spiel« des Psychotikers verstanden werden kann. Psychotiker können diese Musik nicht als ein Teil ihrer selbst wahrnehmen und produzieren einfach Klänge, in denen sie selbst nicht mit einbezogen sind. Sie werden nicht von der Musik »in-spiriert«. Das bedeutet, dass das musikalische Spiel für sie keine echte Erfahrung darstellt. Wir wissen, dass psychotische Patienten aufgrund ihrer Pathologie kaum über einen psychischen Raum der Symbolisierung verfügen, mithilfe dessen sie sich das musikalische Objekt aneignen könnten. Für die Musiktherapie bedeutet dies wiederum, dass sie nicht in der Lage sind, eine musikalische Form entstehen zu lassen oder herzustellen.

Die Fähigkeit Erfahrungen zu verarbeiten, kann durch die Psychopathologie ernsthaft behindert oder sogar zerstört sein. Deshalb ist es sehr wichtig, dass der Musiktherapeut Wege findet, den Übergang vom sensorischen Eindruck zur musikalischen Form zu ermöglichen. Dabei ist es entscheidend zu erkennen, wie die Korrelation zwischen den offensichtlichen, empirisch beobachtbaren Veränderungen auf der musikalischen Ebene und dem subjektiven Erleben des Patienten beschaffen ist.

Therapeutische Rahmenbedingungen

Das Universitätsklinikum ist in erster Linie ein psychiatrisches Krankenhaus, das an die »Katholieke Universiteit Leuven« angeschlossen ist. Die spezifische Aufgabe der Klinik ist eine psychiatrische Versorgung, die auf wissenschaftlichen Erkenntnissen basiert und durch ein multidisziplinäres Team geleistet wird. Die Klinik unterhält 17 verschiedene Abteilungen und umfasst 355 Betten zur vollstationären Behandlung, 65 Betten für einen teilstationären Aufenthalt über Nacht und 35 Plätze zur tagesklinischen Behandlung. Darüber hinaus fungiert die Klinik als Zentrum zur Entwicklung neuer, wissenschaftlich fundierter Behandlungsmethoden. Eine eigene Ethikkommission überwacht alle Studien und interveniert, wo immer dies notwendig erscheint.

Als Musiktherapeut gehöre ich zu einer Abteilung mit 40 Betten und einem strukturierten psychotherapeutischen Behandlungsangebot. Junge psychotische Patienten und/oder Jugendliche mit vorangegangenen psychotischen Episoden werden hier stationär behandelt. Das Setting ist ausgerichtet auf Menschen, bei denen eine Psychose aus dem schizophrenen Formenkreis vorliegt. Weiterhin werden Jugendliche mit schizoaffektiver Störung oder schwerwiegender Persönlichkeitsstörung wie dem Borderline-Syndrom oder schizotyper Persönlichkeitsstörung nach DSM-IV versorgt. Symptome wie Wahn, Halluzinationen, Gedanken- und Wahrnehmungsstörungen, Hypochondrie, groteske Interpretationen, Störungen der Körperfunktionen, autistische Züge sowie extrem regressives Verhalten und ernsthafte Kontaktschwierigkeiten sind am häufigsten anzutreffen. Fast ohne Ausnahme sind diese Patienten ich-strukturell gestört, was sich in mangelndem Realitätsbezug, Einschränkungen des logischen Denkens und Problemen der Abgrenzungsfähigkeit zeigt.

Die Dauer der Behandlung beträgt normalerweise drei bis sechs Monate. Einige Patienten entscheiden sich länger zu bleiben und können bis zu einem Jahr in der Klinik sein.

Der Fall Adrian

Anamnese

Adrian ist ein siebzehnjähriger Jugendlicher. Zum Zeitpunkt der Aufnahme sprach einiges dafür, dass es sich bei seiner Erkrankung um eine Psychose handelte. Bei dieser Diagnosestellung ist zu berücksichtigen, dass, wie Soenens (2002) betont, die psychotische Symtomatik bei Jugendlichen nicht als eindeutig angesehen werden kann. Folglich sind einige Psychiater auch eher zurückhaltend bei der Diagnostizierung der psychotischen Störung, während andere dies leichter tun. Für diese Fallstudie ist eine ausführliche Anamneseerhebung daher von besonderer Wichtigkeit.

Adrian litt unter Fantasien und psychotisch anmutenden Wutanfällen, in denen er mit der Mutterfigur verschmolzen zu sein schien, sowie unter Störungen des Sozialkontaktes, die sich u.a. als autistische Züge bemerkbar machten. Zuweilen versetzte er sich durch Autostimulation in einen bewusstseinsveränderten Zustand, oder er entspannte sich beim Hören der Stimme seines Vaters, die ihm – in einer eher autistischen Art – etwas gab, woran er sich klammerte.

Adrians Eltern waren seit fünf Jahren geschieden, aber lebten vor der Scheidung bereits acht Jahre getrennt. Der Patient wohnte abwechselnd bei seinem Vater und seiner Mutter, je nachdem in welcher Stimmung er sich befand oder was er zum jeweiligen Zeitpunkt bevorzugte. Obwohl gute Beziehungen zu seinen Eltern, dem Stiefvater und seinem Bruder grundsätzlich möglich gewesen wären, war es Adrian nicht möglich diese aufrecht zu erhalten, weil er davon überzeugt war, dass er nicht imstande sei, der Familie Liebe zu geben. Adrian war daher sehr vereinsamt und isoliert. Darüber hinaus war die Schule für ihn ein emotional belastetes Thema. Zum Zeitpunkt der Aufnahme war er zwar im dritten Jahr des Gymnasiums, aber er würde das laufende Jahr noch einmal wiederholen müssen, denn er war bisher nur insgesamt vier Wochen von insgesamt 6 Monaten anwesend gewesen.

Der Patient beschrieb akustische Halluzinationen – überwiegend Stimmen, die unverständliche Dinge zu ihm sagten – und ebenso visuelle Halluzinationen – im Besonderen Farben im Himmel und ein Raumschiff, das zu ihm kam. Diese Phänomene erlebte er nicht als bedrohlich. Der Patient äußerte auch paranoide Gedanken gegenüber anderen Menschen, von denen er glaubte, dass diese nicht das Beste für ihn wollen. Diese Ideen hegte er jedoch nicht gegenüber seinen Eltern. Über den Patienten wurde außerdem berichtet, dass er eine ausgeprägte depressive Störung habe mit beobachtbarer Genussunfähigkeit, Energielosigkeit, Apathie, Interesselosigkeit und Schlaflosigkeit.

Adrian erzählte selbst, wie er seit dem sechsten Lebensjahr Zweige von Bäumen abgebrochen und damit vor seinem Gesicht hin und her gewedelt habe, um in einen tranceähnlichen, dissoziativen Zustand zu fallen. Er nannte das »zwadderen«, ein Neologismus, den er für dieses Ritual erfunden hatte. Wenn er sich in diese Form der Autohypnose begab, begann er sehr schnell, in seiner aggressiven Gedankenwelt zu leben, von der er, wie er sagte, viel Lust gewann. Der Patient hatte mehrere aggressive Ausbrüche zu Hause, in der Schule und in der jugendpsychiatrischen Abteilung, wo er zunächst untergebracht worden war. Immer wieder beschädigte er die Einrichtung der Abteilung und seine eigenen Sachen. Sein Verhalten erklärte er damit, dass er über das Zerstören von Dingen versuche, seine Aggression zu kontrollieren.

In der psychiatrischen Klinik fühlte er sich wohler als zu Hause, zum einen wegen der Anwesenheit von Gleichaltrigen, zum andern wegen der Sicherheit, die ihm hier geboten wurde. Adrian hatte einige Größenfantasien, beispielsweise, dass er die Gewalt über Leben und Tod, Leid und Freude, sowie Krankheit und Erholung habe. Er war extrem fasziniert von der Idee, andere zu quälen und sie anschließend zu töten, indem er ihnen die Kehle durchschnitt. In jüngerer Zeit schien er auch Vergewaltigungsfantasien entwickelt zu haben. Er erzählte, wie sehr ihn diese Gedanken sexuell erregten. Dennoch erlebte er manchmal eine große Qual, wenn er realisierte, dass seine persistierenden Vorstellungen nicht normal waren. Diese sehr aggressiven, unkontrollierten Gedanken hatten sein Leben für eine lange Zeit fast vollständig bestimmt. Adrian war ambivalent: Auf der einen Seite berichtete er, dass er diese perversen und destruktiven Gedanken in seinen tranceähnlichen Zuständen suchte und wie sie ihn sexuell erregen würden, während er auf der anderen Seite großen Ekel und Leid gegenüber diesen Fantasien erlebte und selbst darauf bestand, in einer jugendpsychiatrischen Einrichtung überwacht zu werden. In diesem Zustand kam er in die Jugendabteilung des psychiatrischen Krankenhauses. Ein paar Monate später wurde er in die offene, therapeutisch strukturierte Abteilung für junge Psychotiker überwiesen.

Während seiner Grundschulzeit hatte Adrian im Schulchor gesungen. Diese Aktivität endete abrupt mit seiner Einweisung in die kinderpsychiatrische Abteilung. Ein Musikinstrument lernte er später nicht mehr.

Während der Behandlung bekam Adrian Medikamente verschrieben, aber weigerte sich, diese einzunehmen. Man hatte ihm Pipamperon (Dipiperon) verschrieben, ein klassisches Neuroleptikum bei

Verhaltensstörungen, Aggressivität, Feindseligkeit und zur Impulsregulation mit der möglichen Nebenwirkung von Hypotonie. Das Verweigern der Medikation könnte mit der symbolischen Bedeutung der Einnahme zu tun haben, so zum Beispiel eine Verletzung des Selbstbildes des Patienten (Peuskens et al. 1988). Das Einnehmen der Medikamente erinnere den Patienten kontinuierlich an seine Krankheit und Schwäche im Sinne von: Ich muss krank sein, weil ich Medizin nehmen muss. So können die Verschreibung von Medikamenten oder das Erhöhen der Dosis einen Angriff auf die omnipotenten Fantasien des Patienten bedeuten, weil es als ein Zeichen des Kontrollverlusts über die Beziehung mit dem Therapeuten gedeutet werden kann.

Anfangsphase nach Adrians Aufnahme

Adrian fiel es schwer, sich auf den strukturierten, multidisziplinären Ansatz der Abteilung einzulassen. An der verbalen Gruppenpsychotherapie, der Ergotherapie, der Gruppenmusiktherapie oder den Freizeitaktivitäten nahm er nicht teil. Einzig die von der Abteilung organisierten sportlichen Aktivitäten waren ihm wichtig. Gespräche und Beziehungen mit den verschiedenen Therapeuten waren zu beängstigend oder bedrohlich für ihn. Umgekehrt berichteten Angehörige des Pflegeteams von einem unsicheren Gefühl der Bedrohung, wenn sie mit Adrian zu tun hatten. Adrians Gesichtsausdruck and seine Haltung zeigten eine ganz bestimmte Anspannung, und das Pflegepersonal hatte das Gefühl, dass er jederzeit und unvorhersagbar aggressiv werden könne.

Während der wöchentlichen Teamtreffen drückten die einzelnen Teammitglieder ihre Ohnmacht aus, Adrian mit einer verlässlichen Behandlung zu versorgen. Gemeinsam kamen wir zu dem Entschluss, dass er von einer Einzelmusiktherapie profitieren würde.

Einzelmusiktherapie

1. Sitzung: »Kennen lernen«

Adrian kam pünktlich zum ersten Termin and begrüßte den Therapeuten mit einem unsicheren Händedruck. Er blieb während der Therapie unsicher und angespannt, vermied Blickkontakt and schaute schüchtern umher. Adrian setzte sich augenblicklich an das Klavier, spielte die Eingangsmelodie von »Für Elise« von Ludwig van Beethoven und fragte den Therapeuten, ob er ihm das Stück beibringen könne. Es war Klaviermusik, die er aus seinen Schultagen kannte und auf der »Napster« Webseite wieder entdeckt hatte. Er beherrschte das Klavierspiel ja nicht, und es war ihm nicht bewusst, warum dieses Stück so wichtig für ihn war oder warum er sich so sehr wünschte es spielen zu können. Der Therapeut ging auf diese Bitte nicht ein und erklärte stattdessen, dass Musikunterricht kein Bestandteil der musiktherapeutischen Behandlung sei. Er erläuterte die Rahmenbedingungen für die Einzelmusiktherapie und dass die Sitzungen jeweils Montagnachmittag stattfinden würden. Abschließend lud er Adrian ein, sich auf die Musiktherapie einzulassen.

Adrian fragte daraufhin, ob er selbst am Klavier improvisieren dürfe, und die Sitzung wurde fortgesetzt. Ohne ersichtliche gedankliche Vorbereitung oder Anzeichen einer antizipierten inneren Stille fing Adrian an zu spielen.

Theoretische Definition:
Ein »antizipierter innerer Klang/Stille« (Anticipating inner sound/silence) kann beschrieben werden als die musikalische Präsenz eines nicht hörbaren Klangs, den der Musiktherapeut in dem Moment, kurz bevor er mit dem Patienten Musik macht, innerlich voraushört. In der Stille vor der Improvisation antizipiert der Spieler das Unbekannte, das gleich folgen wird. Diese vorbereitende Stille ermöglicht dem Spieler in Resonanz mit sich selbst und – im musiktherapeutischen Kontext – in Resonanz mit dem Anderen zu treten. Grundlage dafür ist es, einen

psychischen Raum zu schaffen, aus dem sich jedes authentische musikalische Spiel ableitet.

Adrian spielte fragmentierte Melodien, die an Arpeggio-Akkorde erinnerten. Durch die Art, in der er spielte (er saß zurückgelehnt auf seinem Stuhl mit herunterhängenden Händen) schien es, als wolle er sich vom Spielen abgrenzen oder vielleicht sogar sich selbst der gesamten Situation entziehen.

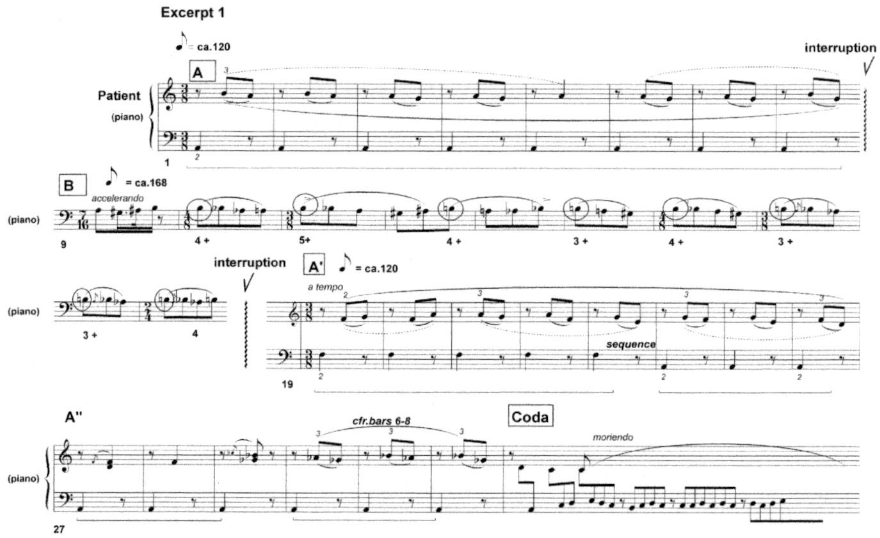

Abb. 1: Notenbeispiel (1) für »sensorial play«

Theoretische Definition: »sensorial play«
Der Begriff »sensorial play« beschreibt das Spielverhalten eines Patienten, der, während er Klänge produziert, entweder nicht in der Lage ist, eine Verbindung zwischen Klangereignis und sich selbst herzustellen oder die Klänge als nicht von ihm erzeugt erlebt. Solche Musik hat einen repetitiven und/oder fragmentierten Charakter. Die Improvisation kann nicht wirklich begonnen oder beendet werden, und es gibt keine klare melodische, rhythmische oder harmonische Entwicklung, keine Variation und kein rekapitulierendes Wiederauf-

nehmen musikalischer Elemente. Der Patient ist von seiner eigenen musikalischen Produktion perzeptiv und emotional getrennt.

Aus diesem Grunde ist das Improvisieren keine echte Erfahrung für den Patienten. Er wird nicht inspiriert oder bewegt von der Musik, sondern bleibt losgelöst von den Klängen und dem Spiel. Es entsteht kein gemeinsam geteiltes Spiel und keine Intersubjektivität mit dem Therapeuten in dem Sinne, dass der Patient sich nicht in die Gemeinsamkeit einbringt. So verbleiben die Klänge außerhalb des Patienten und haben keine Verbindung zu ihm. In den Begriffen der Psychopathologie psychotischer Patienten könnte man formulieren, dass solche Patienten keinen psychischen Raum erschaffen können, der ihnen die Symbolisierung ermöglicht, sodass es für sie unmöglich ist, sich das musikalische Material anzueignen. Der Musiktherapeut erlebt den Patienten als isoliert. Er wird in dessen Musik bzw. musikalischen Verhalten vollständig gefangen, und es ist ihm nicht möglich, eigene musikalische Vorstellungen einzuflechten. Deshalb gibt es weder Interaktion noch die Möglichkeit, im Zusammenspiel einen gemeinsamen Klang zu schaffen. (De Backer 2005, S. 268–269).

Adrian spielte augenblicklich in einer Art, wie man sie häufig bei psychotischen Patienten findet. Er erzeugte endlos aneinander gereihte Klänge, die keine erkennbare Bedeutung hatten, und verlor sich darin. In dieser kurzen Improvisation, ebenso wie auch in den weiteren fragmentierten Improvisationen dieser ersten Behandlungsphase, gab es keinen eindeutigen Anfang und kein intendiertes Ende, was einen Eindruck von »no past and no future« hinterließ. Es waren endlose Wiederholungen immer wieder aufeinander folgender, kurzer und fragmentierter Klänge, in denen nichts Neues auftauchte und sich nichts entwickelte. Adrians Spiel war ausschließlich sensoriell, es existierte nur in sich selbst, sodass nichts außerhalb davon passieren konnte. Es gab keinerlei Anzeichen von dynamischen Verläufen oder musikalischer Entwicklung.

Innerhalb dieses musikalischen Spiels gab es einige isolierte Klangfragmente, allerdings erschienen diese eher wie zufällige Ereignisse, die sich innerhalb einer klanglichen Leere auflösten. Es gab kein Anzeichen dafür, dass dieses Spiel mit seiner inneren Gefühlswelt verbunden sein könne – alles passierte außerhalb Adrians, nichts konnte integriert werden, und der Therapeut fühlte eine immense Leere in Adrians musikalischer Improvisation. Zu keinem Zeitpunkt gelang es dem Therapeuten, irgendeine emotionale Erfahrung oder Reaktion zu erspüren. Es kam zu keinerlei Kontakt mit Adrian, weder in der Musik noch in seinem Verhalten oder seinen verbalen Äußerungen. Alles, was der Therapeut anbot, wurde von Adrian förmlich ausgespuckt. Jeder Kontakt wurde vermieden, wobei der Therapeut das Gefühl hatte, dass hinter Adrians Verhalten eine empfindliche und brüchige Angst lag. Der Therapeut intervenierte deshalb sehr behutsam, um Adrian nicht zu überfluten, und stets in dem Bewusstsein, dass dieser sich unter Umständen zurückziehen oder gar die Behandlung augenblicklich abbrechen würde.

Der Therapeut erlebte und interpretierte die eingetretene Situation so, dass Adrian ihm zu verstehen gab, dass nur er (Adrian) die Beziehung, das musikalische Spiel und die Stunde als Ganzes kontrollierte. In der Gegenübertragung spürte der Therapeut Anspannung und den Wunsch oder das Bedürfnis Aggression zu entladen. Gleichzeitig bemerkte der Therapeut, dass für Adrian diese Aggression bedrohlich wäre, weil er sie nicht kontrollieren konnte und Angst hatte, jeglichen Kontakt mit sich selbst zu verlieren, wenn er diese Aggression auch nur einmal zuließe.

Während er der Improvisation zuhörte, hatte der Therapeut den Eindruck, dass Adrian sich selbst in einer bedeutungslosen Leere verlor. Adrians Musik war bodenlos, es gab keinen Halt und keinen Platz darin. Der Therapeut sehnte sich förmlich danach, Adrian etwas mehr Struktur in einer gemeinsamen Improvisation anzubieten. Kaum war dieser Vorschlag ausgesprochen, willigte Adrian ein.

Festhalten

Adrian und der Therapeut saßen nebeneinander am Klavier, Adrian auf der rechten Seite. Ohne jegliche mentale Vorbereitung fing Adrian an sofort los zu spielen. Der Therapeut nahm sich dennoch die Zeit, mit sich selbst, mit Adrian und der therapeutischen Situation innerlich in Verbindung zu treten. Er schaute Adrian kurz an, ließ seine rechte Hand ruhig auf den Klaviertasten nieder und spielte eine offene neutrale Oktave (g' – g). Dieser eröffnende Satz des Therapeuten bot nicht nur eine ruhige Basis an, sondern klang auch erwartungsvoll. Dadurch wurde die oberflächliche Stimmung Adrians in eine bedeutungsvollere therapeutische Atmosphäre umgewandelt.

Verglichen mit dem von Adrian gestalteten Tempo in der ersten Improvisation war die Geschwindigkeit nun wesentlich langsamer. Während der ersten Improvisation war Adrians Spiel so betriebsam gewesen, dass sich allein deshalb nichts daraus entwickeln konnte. Nun bot der Therapeut eine stützende, eher etwas nüchterne Spielart an und stellte damit eine musikalische Untermalung zur Verfügung, die unzweideutig und klar war. Es entstand Musik daraus, aber nicht ohne die Beteiligung von Adrian.

Das Tempo war weniger angetrieben, sodass sich Möglichkeiten von Gegenseitigkeit ebenso wie von Gemeinsamkeit ergaben. Auch ließ der Therapeut Raum für das Entstehen von Neuem. Eine erwartungsvolle Spannung schien von dem Spiel auszugehen, und der Therapeut wartete innerlich, um zu sehen, was passieren würde, bemerkte dann aber, dass diese Spannung nicht in Adrians Spiel enthalten war. Er verlangsamte darauf hin sein eigenes Spiel, um wieder einen therapeutischen Raum und eine förderliche Stimmung herzustellen. Die Musik hing vollkommen vom Spiel des Therapeuten ab, Adrian war überhaupt nicht selbst aktiv und nicht involviert in die Improvisation, in der keine der musikalischen Stimmen die jeweils andere finden konnte. Es war ein musikalisches Zusammenspiel auf zwei verschiedenen Ebenen und ohne Kontakt zwischen den beiden Mitspielern. Der Therapeut stellte seine Melodie behutsam weiterhin zur Verfügung, während Adrian versuchte, seinen eigenen unzusammenhängenden Beitrag in die Musik einzubringen; allerdings ergab sich daraus nichts. Als der Therapeut das musikalische Ende einleitete, beteiligte Adrian sich nicht an diesem, sondern brach die Improvisation abrupt ab. Während der Therapeut fühlte, dass er es nicht vermocht hatte, Adrians sensorisches Spiel zu halten, wusste er gleichzeitig, dass die Musik in diesem Stadium noch keinen Einfluss oder keine Bedeutung für Adrian haben würde.

Spielen und Sprechen vermischten sich in dieser Stunde. Die ungezwungene Art der Übergänge vom Spielen zum Sprechen und umgekehrt war an Adrians Therapie einzigartig und bestimmten die Sitzungen bis einschließlich der siebten Stunde. Wie in einer Art Morast war es zu Beginn der Therapie noch unmöglich, überhaupt zwischen Spielen und Sprechen zu unterscheiden.

Adrian gab nur kurze Antworten auf die Fragen des Therapeuten und schaute dabei geradeaus nach vorne auf die Klaviertastatur und anschließend zum Therapeuten. Schließlich nahm er das Becken, was neben dem Piano aufgebaut war, schlug es ein paar Mal an und spielte eine hastige Melodie auf dem Klavier. Möglicherweise deutete er damit an, dass er sich in dieser Situation irgendwie verloren fühlte. Der Therapeut erlebte dieses zerhackte Spiel auf Becken und Klavier als eine Ausflucht vor jeglichem Gespräch. Auf diese Weise signalisierte Adrian, dass der Therapeut ihm mit seiner Einfühlung zu nahe kam, gleichzeitig annullierte er damit jeden Hinweis auf eine Verbindung zwischen ihm selbst und dem Therapeuten und drückte damit so etwas aus wie: »es bedeutet nichts, ich fühle nichts«. Aus diesem Grund akzeptierte der Therapeut die Distanz und deutete den Widerstand Adrians nur sehr indirekt. Das bedeutet, er bemühte sich nicht um den Blickkontakt mit Adrian und respektierte, dass das »Spiel« zwischen beiden eher ein musikalisches Spiel blieb als irgendeine andere Form des nonverbalen Austausches. Dann, etwas zögerlich, legte Adrian seine Hände auf die Klaviertastatur und spielte ein paar Töne. Er starrte geradeaus, so als ob er nicht wüsste, wohin er schauen solle, und spielte kurz das gleiche Motiv, welches er in der ersten Improvisation gespielt hatte, allerdings im Dreivierteltakt. Als der Therapeut intuitiv etwas nach hinten rückte, entstand etwas mehr Raum zwischen ihm und Adrian. Dieser sprach nun direkt zum Therapeuten, welcher aufmerksam zuhörte. Während des Hörens bemühte sich der Therapeut, Adrian empathisch zu halten, denn Adrian sprang andauernd zwischen Spielen und Reden hin und her, und eine inhärente Spannung schien darauf hinzudeuten, dass ihn etwas bewegte oder dass etwas Unvorhergesehenes geschehen könnte. Das folgende Musizieren und Reden war wieder sehr fragmentiert. Anschließend rückte der Therapeut seinen Stuhl wieder etwas näher an das Klavier und damit auch näher an Adrian heran. Es folgte eine freie Improvisation, die etwas Erleichterung in die angespannte Situation brachte.

Das unmögliche Spiel

Danach folgten vier unzusammenhängende kurze Improvisationen, die gekennzeichnet waren durch Adrians Unfähigkeit, eine Improvisation zu beginnen oder zu beenden. Dieses Unvermögen, einen Klang innerlich zu antizipieren, war während aller Improvisationen und über die ganze Musiktherapiesitzung vorhanden. Es gab keine Struktur, keinen Rhythmus oder erkennbare Phrasen während des Musizierens und im Wechsel zum Sprechen. Die Interaktion hatte wieder diesen morastigen Charakter, wo nichts verstanden oder sich an etwas festgehalten werden konnte und musikalische Entwicklungen nicht erlaubt waren.

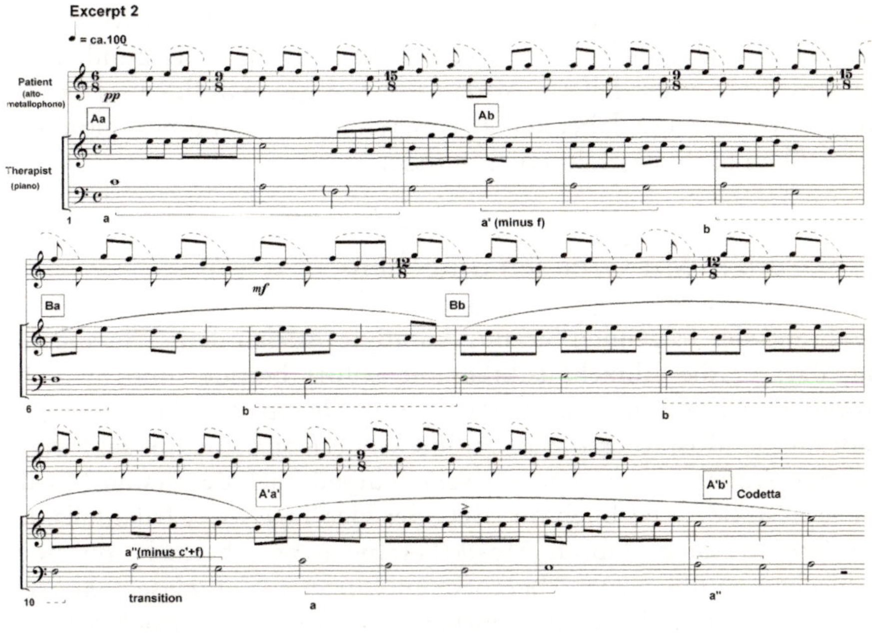

Abb. 2: Notenbeispiel (2) für »sensorial play«

Somit war es Adrian unmöglich, sich musikalisches Material anzueignen. Die Musik blieb weiterhin vollständig außerhalb von ihm, fremd und richtungslos. Der Therapeut wurde in einen inneren Aufruhr hineingeworfen, innerhalb dessen es nicht möglich war, irgendeine musikalische Struktur zu entwickeln. Adrian war offensichtlich veranlasst, jede Stille sofort zu verhindern. Vielleicht erlebte er diese auch als Leere, die gefüllt werden müsse. In seinem Tun machte er es unmöglich, einen psychischen Raum zu gestalten, in welchem sich Ideen entfalten und Fantasien und Gedanken erlebt werden können. Außerdem war es ihm nicht möglich, das Geschehen verbal zu reflektieren, weil er alles als außerhalb von sich selbst wahrnahm. Häufig brach er einen Satz ab und fing an, in ständigen Wiederholungen oder in Fragmenten für einige Zeit zu spielen, nur um dann wieder plötzlich damit aufzuhören.

Am Ende der Sitzung willigte Adrian ein, einen weiteren Termin mit dem Musiktherapeuten zu vereinbaren. Wie das Pflegeteam berichtete, hätte es Adrian direkt anschließend an diese erste Musiktherapiestunde aggressiv, angespannt und ruhelos vorgefunden. In seinem Zimmer randalierte Adrian – er trat gegen Stühle und Tische, aber er verursachte dabei keine größeren Schäden und beruhigte sich schließlich nach ungefähr einer Stunde.

2. Sitzung: »Mit Grenzen umgehen«

Während der folgenden Sitzung kündigte Adrian dem Therapeuten an, dass er die Einzelmusiktherapie sofort beenden möchte. Der Tonus seiner Stimme war angstvoll. Der Therapeut nahm wahr, dass Adrian die Musiktherapie als zu intensiv erlebt hatte, um sie fortzuführen. Adrian sagte: »Ich war sehr wütend nach der ersten Musiktherapiestunde. Das blieb für drei oder vier Tage so … Jedenfalls, ich möchte aufhören. Durch Musiktherapie habe ich mich nur noch schlechter gefühlt.« Der Therapeut antwortete: »Zeitweise denke ich, dass Musik etwas für dich bewirken kann. Im Moment siehst du das Ganze in einem sehr negativen Licht … Du beschreibst, dass Musik etwas Bedrohliches ist und dass die Musiktherapiestunden eventuell nicht ausreichend strukturiert sind. Es scheint schwierig für dich zu sein, dies auszuhalten oder dich an irgendeiner der Erfahrungen, die du hier machen könntest, festzuhalten. Und das verärgert dich.«

Adrian: »Ich will einfach nur aufhören. Also, auf Wiedersehen Jos.« Therapeut: »Du erfährst, dass hier irgendetwas passiert, was in den anderen Therapien nicht der Fall ist und dass Musik dich reizt. Ich war als Therapeut möglicherweise etwas zu schnell … Du hast angedeutet, dass du gerne »Für Elise« spielen können möchtest und vielleicht kann ich dir dabei helfen.«

Adrian: »Ich möchte damit nichts weiter zu tun haben.«

Er stand in der geöffneten Tür und blickte zum Therapeuten. Es war ein spannungsgeladener Moment und Adrians Stimmung und seine Körperhaltung zeigten Angst und Unsicherheit.

Der Therapeut schlug daraufhin einen weiteren Termin vor.

Therapeut: »Adrian, du zeigst mir, dass etwas passiert und das kannst du therapeutisch für dich nutzen. Wenn du dich darauf einlassen möchtest, stehe ich dir zur Verfügung. Bis nächste Woche.«

Ohne die Tür zu schließen, kehrte Adrian auf seine Station zurück. Der Therapeut fragte sich, ob dies womöglich ein Anzeichen war, dass die Tür zur weiteren Therapie mit Adrian noch nicht endgültig geschlossen war. In dem, was Adrian gesagt hatte, lag ein Paradox. Auf der einen Seite hatte Adrian in der ersten Stunde erklärt, dass er nichts mehr spüren würde, während er auf der anderen Seite nun gesagt hatte, dass es zu viel für ihn sei. Bemerkenswert war, dass Adrian stets ausdrückte, dass die ganze Therapie ihn nicht interessieren würde. Zum Beispiel sagte er: »Ich kann nicht mehr, die Musik ist zu viel für mich, ich fühle mich dadurch nur noch schlechter, ich muss gehen.« Gleichzeitig war ihm sehr bewusst, dass die Musiktherapie einen Einfluss auf ihn gehabt hatte, der drei bis vier Tage angehalten hatte. Normalerweise hätte Adrian eine solche Erfahrung sehr schnell abstreifen und vergessen können, um zu vermeiden, dass irgendetwas Neues passiert. Dass er es hier nicht tat, war beachtlich.

Der Therapeut willigte ein, Adrian »Für Elise« beizubringen. Aber er erklärte, dass er das Stück als Teil des Prozesses erlernen könne, welcher sich schließlich in Richtung freier Improvisation weiterentwickeln würde und wies folglich darauf hin, dass der Unterricht innerhalb einer Therapiesituation stattfand. In seinen Gegenübertragungsgefühlen konnte der Therapeut intensive Angst und Unsicherheit spüren, die für Adrian unaushaltbar waren. (In Situationen wie dieser ist es nach psychoanalytischer Auffassung die Aufgabe des Therapeuten, das zu tragen, was der Patient selbst nicht ertragen kann.) Vor dem Hintergrund seines Erlebens war es für den Therapeuten aber klar und eindeutig, dass diese Therapie einen Nutzen hatte, und er hielt daher an seinem Angebot fest. Gleichzeitig verblieb ein Gefühl des Versagens auf Seiten des Therapeuten, auch wenn er wusste, dass Adrians Grenzsetzungen nicht als etwas Endgültiges angesehen werden sollten, sondern bereits Bestandteil der Therapie waren.

3. Sitzung: »›Für Elise‹ kehrt zurück«

Adrian kam zur nächsten Sitzung circa 15 Minuten verspätet. Es war, als ob er den Therapeuten dazu bringen wollte, sich unsicher zu fühlen, ob er nun kommen würde oder nicht. Damit konnte Adrian sich selbst das Gefühl verschaffen, dass er es war, der die therapeutischen Rahmenbedingungen kontrollierte. Adrian hatte die Oberhand und die Entscheidung darüber, ob er an der Musiktherapie teilnehmen würde oder nicht.

Der Therapeut verlieh dieser Unsicherheit bezüglich der Abwesenheit Adrians Ausdruck, indem er auf dem Klavier spielte, bevor Adrian kam. Improvisation vor oder nach der Sitzung ist ein Teil des hier angewandten Denkrahmens des Therapeuten. Nach einer verwirrenden oder chaotischen Stunde – oder in diesem Fall auf der Suche nach hörbarer Stille – verwendet er freie oder reverie-artige Improvisationen, um sich gedanklich und emotional auf einen Patienten einzustimmen. Adrian war ein Patient, der die Therapie beenden wollte und welcher nun den Therapeuten im Zweifel darüber gelassen hatte, ob die Behandlung fortgeführt werden würde. Der Therapeut fragte sich, wie sich diese Szene weiter entwickeln könnte und versuchte sich gedanklich vorzustellen, was für Adrian so schwer erträglich sein könnte.

Die ersten Töne klangen noch lange in dem leeren Musiktherapieraum nach. Es entwickelte sich eine Melodie, deren Töne durch das rechte Pedal so miteinander verschmolzen, dass ein Gefühl des Fließens entstand. Durch Hinzunahme der linken Hand wurde die Musik stärker harmonisch eingebettet. Der Bass klang stark und voll, und die Musik schuf eine Atmosphäre, die beruhigend, tröstend und wiegend war. Der Therapeut ließ den letzten Ton ausklingen, als ob sein Ohr daran »festgeklebt« sei. Im Nachhall breitete sich eine Ruhe aus, die die Leere auszufüllen vermochte. Schon während der Improvisation hatte der Therapeut den Gedanken, dass er Adrian mehr Raum geben und seine Ängste und Grenzen akzeptieren und respektieren müsse. Er begriff, dass Adrian das Erlernen von »Für Elise« als die Essenz der Musiktherapie ansah und dass Adrian dies als eine Möglichkeit ergreifen könnte, den therapeutischen Rahmen zu kontrollieren. (In gewisser Weise kann hier eine Parallele zu der Einzelfallstudie von Metzner (2001) mit einem jungen psychotischen Patienten gezogen werden.) In diesem Fall ließ sich aus der veränderten Perspektive heraus mit Adrians Widerstand besser umgehen. Ihm »Für Elise« beizubringen, bedeutete zu wissen, wohin beide gehen würden, und es war in gewisser Weise beruhigend diese Sicherheit zu haben. Musiktherapie war für Adrian ein zu unbekanntes Feld. »Für Elise« könnte für ihn eine Art Rettungsanker darstellen, der ihm zur Orientierung innerhalb der Musiktherapie verhalf. Mit diesem Stück könnte er in der gleichen Art die Sitzungen kontrollieren, wie er es durch sein Erscheinen oder Nichterscheinen tat.

Anfangs hatte der Therapeut Adrians Wunsch nach »Für Elise« nicht akzeptiert, weil er nicht gemerkt hatte, dass der eigentliche Grund dafür war, dass der therapeutische Raum an sich zu bedrohlich erschien. Als der Therapeut seinen Vorschlag ignorierte, distanzierte sich Adrian ganz und gar von der Musiktherapie und sagte damit: »Ich werde nicht mehr kommen ... wenn ich in solch einer befremdlichen und angsteinflößenden Umgebung sein soll. Ich habe Angst, die Kontrolle zu verlieren und jemanden zu schlagen. Es ist viel zu gefährlich für mich, ich brauche das nicht.« Während der Therapeut noch darüber nachsann, kam Adrian in das Musiktherapiezimmer. Der Therapeut kam ihm entgegen und begrüßte ihn mit einem vorsichtigen Händedruck. Adrians Händedruck fühlte sich zerbrechlich und ängstlich an (eine Projektion des Therapeuten), seine Haltung wirkte nervös und befangen, und er schaute den Therapeuten kurz an. Er entschuldigte sich dafür, 20 Minuten zu spät zu sein, er hätte die Sitzung vergessen. Die emotionale Anspannung, die dadurch im Therapeuten erzeugt wurde, kann als Ausdruck einer projektiven Identifizierung (Rosenfeld 1971) verstanden werden.

Anschließend bat Adrian darum, mit »Für Elise« zu beginnen.

»Für Elise«

Es war kein Klavierunterricht im traditionellen Sinne. Der Therapeut spielte ein paar Töne vor, die Adrian dann imitierte. Es war eine Art des Auswendiglernens und geschah durch visuelles und auditives Kopieren – Lernen durch Imitation: zuerst spielte der Therapeut, dann Adrian. Es ging in kleinen Schritten voran, jedes Mal mit dem vertrauten Anfang des Stückes, ein Lernprozess im pädagogischen Sinne.

Adrian betonte wiederholt, dass für ihn das Erlernen von »Für Elise« ein Ziel innerhalb der musiktherapeutischen Behandlung bedeutete, das er erreichen wolle. Er machte deutlich, dass er damit seiner Zeit in der Psychiatrie einen Sinn verlieh. Somit konnte er durchaus auch etwas symbolisieren bzw. die Bedeutung seines Aufenthaltes einkapseln, die er mitnehmen würde, wenn er diese Institution wieder verlassen würde. Aber Adrian attribuierte »Für Elise« nach und nach mit verschiedenen Funktionen während des therapeutischen Prozesses.

Adrians Grenzenlosigkeit

Die Grenzenlosigkeit in Adrians Spiel wurde sehr deutlich, noch bevor die nächste Improvisation begonnen wurde. Adrian saß bereits am Alt-Metallophon und, während er dem Therapeuten das Alt-Xylophon zuwies, fing er auch schon das Spielen an. Der Therapeut setzte sich nun an das ihm zugewiesene Instrument direkt gegenüber Adrian, der weiterspielte ohne aufzusehen oder den Therapeuten auch nur zu beachten. Auf diese Weise konnten Therapeut und Patient die Improvisation nicht gemeinsam beginnen.

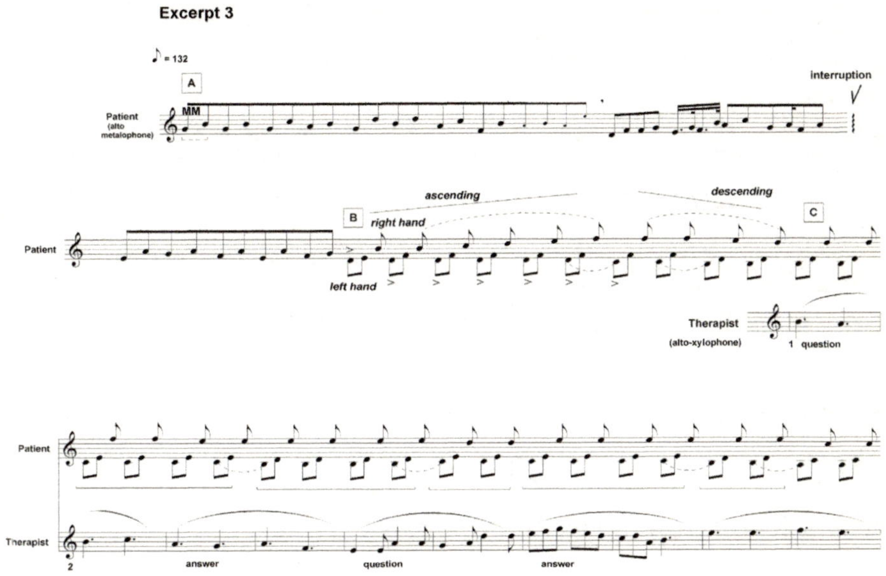

Abb. 3: Notenbeispiel (3) für »sensorial play«

Zwischen den beiden Spielern kam es zu keinerlei Kontakt. Der Therapeut konnte nur versuchen, in das weitgehend repetitive Spiel Adrians einzusteigen. Er fühlte sich wie ein Objekt, das am musikalischen Spiel nicht teilhaben durfte oder konnte. Adrian war außerdem nicht in der Lage, diese Improvisation zu beenden. Er spielte Glissandi, die das Spiel metaphorisch auslöschten. In der Konsequenz gab es keine klare Grenze zwischen dem Musizieren und dem Nicht-Musizieren.

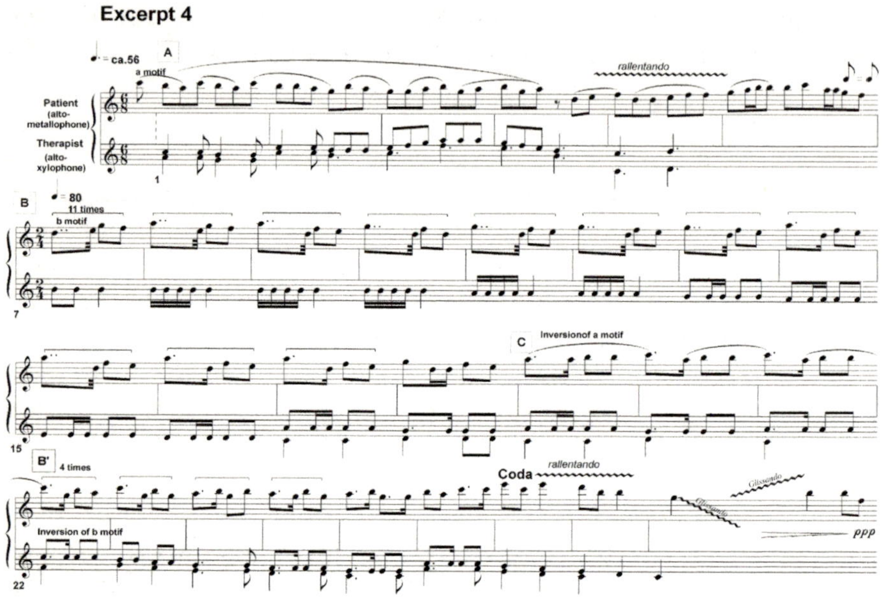

Abb. 4: Notenbeispiel (4) für »sensorial play«

Die Unfähigkeit der Abrundung

Adrian brachte jegliche verbale Interpretation zu einem abrupten Ende. Es war ihm unmöglich, auch nur für irgendetwas Resonanz entstehen zu lassen. Die Improvisation konnte keine Substanz gewinnen und wurde stets unfertig abgebrochen. Dies führte dazu, dass Adrian sich die Musik nicht aneignen konnte. Das Spiel verschwand förmlich im Nichts.

Aber die Art, in der der Therapeut die Improvisation beendete, ermöglichte Adrian mitzubekommen, wie eine Musik in eine passenden Schluss münden konnte. Intuitiv ließ der Therapeut den letzten Ton oder Akkord nachklingen (Post-Resonanz), was auch ein Merkmal späterer Improvisationen war.

Theoretische Erläuterung:
Man spricht von Post-Resonanz, wenn der Therapeut das Spiel ausklingen lässt und nicht abrupt abbricht, in der Art in der es Adrian

kontinuierlich tat (siehe Notenbeispiel 1). Post-Resonanz war hier von großem therapeutischen Nutzen. Durch das Verklingen-Lassen der Improvisation konnte das gespielte Stück innerlich in der Stille weiter klingen und das Unbewusste aktiv werden lassen. Diese Post-Resonanz umgrenzt das therapeutische Ereignis und schließt die Bestätigung ein, dass man sich in einer therapeutischen Beziehung befindet. Der Therapeut entscheidet intuitiv, wann es sinnvoll ist, mit Post-Resonanz und Stille zu arbeiten. Dies ist keineswegs als eine bewusst angewandte Technik zu verstehen, weil die Grundlage dafür das implizite Wissen des Therapeuten ist. Im Bewusstsein dieses therapeutischen Phänomens kann sich der Therapeut eine entsprechende Haltung aneignen, die wiederum in der therapeutischen Improvisation zum Ausdruck kommt.

Durch die Postresonanz war einiges des eben Gespielten noch weiter spürbar und der Übergang von Vergangenheit in die Zukunft konnte sich innerhalb der Stille verwandeln, vielleicht sogar internalisiert werden. Die Fähigkeit, eine Improvisation auf diese Weise abzurunden ist der Vorläufer einer musikalischen Form.

Einführen eines Ostinatos

In der verbalen Reflektion nach der dritten Improvisation spielte Adrian zufällig den Anfang eines Ostinatos. Er platzierte seine Schlegel auf dem tiefen Register des Alt-Metallophons und spielte sich wiederholende gebrochene Dreiklänge (a-c'-e'/a-c'-e'/b-d'-f'/b-d'-f'). Der Therapeut spürte in der Gegenübertragung, dass Adrian sich selbst mit diesem Ostinato überrascht hatte, obwohl er gleichzeitig auch klarstellte, dass es nichts mit ihm zu tun habe. Er kommentierte: »Es hat nichts mit mir zu tun. Es war einfach nur mechanisch.«

Der Therapeut ging intuitiv zum Alt-Metallophon und nahm Adrians Ostinato-Musik auf. Damit zeigte er Adrian, dass das entstandene Ostinato wichtig war und er daran einen Augenblick festhalten wolle. Das gab Adrian die Gelegenheit, melodisch über dem erklingenden Ostinato zu improvisieren, wenngleich dies nicht lang währte und Adrian nahezu augenblicklich aufhörte. Er war noch nicht bereit, eine Melodie zu kreieren, er konnte die ihm zugewiesene »Rolle der rechten Hand« nicht akzeptieren und ließ ab vom Spielen.

Theoretische Erläuterung:
Die Metaphern »Rolle der linken Hand« (Left-hand-role) und »Rolle der rechten Hand« (Right-hand-role) werden hier verwendet, um die therapeutische Beziehung zwischen Musiktherapeut und Patient zu beschreiben. Die »Rolle der linken Hand« ist eine Metapher für die Stellung des Therapeuten in der therapeutischen Beziehung mit dem Patienten, welche in einer begleitenden und unterstützenden Rolle besteht. Er bildet die harmonische Basis, in welche – metaphorisch – die Melodie des Patienten eingebettet ist und worin sie sich entwickeln kann. Auf psychologischer Ebene könnte man die »Rolle der linken Hand« als eine Art des »Containing«, »Holding« und »Resonating« bezeichnen. Der Therapeut sorgt für einen therapeutischen Raum, in dem der Patient sich bewegen und vermutlich zum ersten Mal in Einklang mit der vom Therapeuten gespielten harmonischen Grundlage spielen kann.

Sowohl Patient als auch Therapeut spielten nun in der »Rolle der linken Hand«, obwohl Adrian sich von der Musik des Therapeuten hätte mitführen lassen können. Daraus entstand ein abwehrendes Spiel – wie ein Kampf gegen den Therapeuten. Adrian hörte plötzlich auf, als ob er damit sagen wolle: »Ich kann dich nicht besiegen!« Dies kann man als eine Bestätigung dafür sehen, dass Adrian einen Streit mit den Therapeuten führte und dass er nicht bereit war, sich ihm anzuvertrauen und in die Musik mit einzusteigen, um gemeinsam zu spielen. Der Therapeut spürte eine Frustration bei Adrian. Es war für ihn interessant zu beobachten, dass Adrians Narzissmus in der Musik zum Vorschein gekommen war. Es schien, als würde Adrian auf Leben und Tod gegen jede Form der Abhängigkeit kämpfen.

4. Sitzung: »La vie en rose«

Adrian wirkte nervös. Er setzte sich auf den Stuhl und schien nicht zu wissen, was er mit seinen Händen machen sollte. Am Anfang der

Sitzung brachte der Therapeut Adrian ein weiteres Fragment von »Für Elise« bei. Nach dieser Einleitung folgte eine Improvisation. Adrian saß am Alt-Metallophon und der Therapeut am Klavier. Adrians Körperhaltung spiegelte sein »sensorial play« wieder: Seine Ellbogen wirkten, als wären sie an seine Knie geklebt und in seinem Gesicht war ein nervöser Ausdruck abzulesen. Er spielte so vor sich hin, ziellos und ohne Richtung. Während des anschließenden Gesprächs ergriff Adrian plötzlich die Schlägel, fummelte an ihnen herum und spielte erneut auf dem Alt-Metallophon. Das Ostinato-Thema der vorangegangen Sitzung tauchte wieder auf (f'-a'-c" – vier Mal). Adrian machte hier eine kurze Pause und spielte dann folgendes Ostinato-Motiv (e'-a'-c" – vier Mal), was wie eine Erweiterung des vorherigen Ostinatos wirkte. Dann hörte er abrupt auf. Intuitiv fragte der Therapeut, ob Adrian dieses Ostinato gerne weiterspielen würde und er (der Therapeut) würde in das Spiel einsteigen. Der Therapeut setzte sich an dasselbe Alt-Metallophon und improvisierte melodische Linien über Adrians Ostinato. Ein weicher, warmer und voller Klang erfüllte den sonnigen Therapieraum. Die Atmosphäre wurde melancholisch und empfindsam, sie wirkte einsam und verlassen und doch gleichzeitig auch vertraut und schön. Die Klänge verschmolzen zu einer wunderschönen Musik, so als würden die beiden Stimmen zusammengehören. Dem Therapeut kamen Bilder des Films »La vie en rose« in den Sinn, was ihm ein angenehmes Gefühl verschaffte. Es fühlte sich gut an, dass Adrian die Melodie unterstützen konnte, was ihm hier zum ersten Mal möglich war, wenngleich der Therapeut diesen Weg vorbereitet hatte. Adrian nahm an dieser Improvisation innerlich teil. Erstmalig konnte er an einem Thema »festhalten«, welches sein eigenes war, und für einen kurzen Augenblick akzeptierte er das Spiel des Therapeuten.

Plötzlich brach Adrian die Improvisation ab. Der Therapeut fügte eine kurze Kadenz an und rundete damit die abrupt unterbrochene Improvisation ab, sodass die Musik dennoch eine Art passenden Schluss fand. Vielleicht war die Melodie Adrian empathisch zu nahe gekommen oder die Musik hatte etwas in ihm berührt, denn er legte daraufhin seine Schlägel ab und sagte brüsk: »Das war okay.« Immerhin akzeptierte Adrian mit diesen Worten das Spiel zu einem gewissen Grad, wenngleich er noch nicht in der Lage war, das Ostinato als einerseits von ihm ausgehend anderseits als sicheren Boden anzuerkennen.

In der folgenden verbalen Reflexion beschrieb Adrian die Melodie des Therapeuten als eine Variation seines eigenen Ostinatos. Er hatte es gewagt, eine Weile bei seinem Spiel zu bleiben. Dies wurde durch das Melodie-Spiel des Therapeuten über Adrians Begleitung ermöglicht, was dem Ostinato eine musikalische Bedeutung gab.

»A Moment of Synchronicity«

In dieser Sitzung trat während der daran anschließenden Improvisation zum ersten Mal ein »moment of synchronicity« auf.

Theoretische Definition von »moment of synchronicity«
Innerhalb eines musiktherapeutischen Kontextes bezeichnet der Begriff »moment of synchronicity« jene Zeitpunkte, in denen eine innere Erfahrung von Patient und Therapeut geteilt wird und in denen beide sich frei und autonom in ihrem Spiel während der musikalischen Improvisation fühlen können. Diese geteilte Erfahrung tritt unerwartet und unintentional ein und lässt sich phänomenologisch[1] als Abstimmung (Attunement) des Patienten und Therapeuten innerhalb der musikalischen Parameter charakterisieren.

Sowohl Patient als auch Therapeut haben bei einem »moment of synchronicity« das Gefühl, dass es ihnen (erstmals) gelungen ist, in ein authentisches gemeinsames Spiel zu kommen und zwei musikalische Linien in eine Einheit oder ein Ganzes zu verflechten, indem sie beispielsweise im gleichen Takt musizieren. Untermauert wird diese Tatsache durch die paradoxe Erfahrung von individueller Freiheit und Autonomie. Die wechselseitige Abhängigkeit beim Erschaffen eines gemeinsamen musikalischen Objektes führt zu dem befreienden Gefühl, die Möglichkeit zu haben, Musik in einer völlig unabhängigen Art und Weise zu machen. Patient und Therapeut sind in ihrer

1 »Phänomenologisch« meint hier zwar etwas real Existierendes und Beobachtbares, aber als Teil des Konzepts von Synchronizität ergibt dies keine hinreichende Beschreibung, weil Synchronizität eher intersubjektiv erlebt wird.

Beziehung zueinander frei und können eigenständig spielen, denken, existieren und ihre eigenen musikalischen Einfälle entwickeln. Dieses Paradox bringt wachsende Autonomie im Patienten und Therapeuten mit sich, während gleichzeitig das Erkennen und die Akzeptanz von Abhängigkeit gefördert werden. Währenddessen entstehen auch kurze Momente, in denen die Klangfarben beider Spieler verschmelzen.

Die »moments of synchronicity« können sehr kurz, unerwartet und selten auftreten und als Vorstufe der Entwicklung einer musikalischen Form verstanden werden. Solche Augenblicke entstehen gewöhnlich an einer spezifischen Stelle oder dem »richtigen Moment« in einer gemeinsamen Erfahrung. (De Backer 2005, S. 276)

Adrian und der Therapeut saßen beide am Klavier. Der Therapeut ließ die Stille sich etwas ausbreiten, während Adrian tiefer in seinen Stuhl sank und erwartungsvoll schaute. Adrians erste Töne waren fragil und unsicher. Der Therapeut fügte schnell eine zweite Stimme hinzu und so entwickelte sich das Spiel zu etwas Vollerem und Schnellerem. Adrian wiederholte kleine chromatische und spannungsvolle Motive. Der Therapeut folgte Adrians Bemühungen, seine Grenzen auszuloten, aber ging vielleicht etwas zu weit in seinem dynamischen Spiel, denn Adrian hörte plötzlich auf zu spielen. An dieser Stelle setzte der Therapeut die gleiche Musik fort, Adrian stieg wieder mit ein. Das Spiel hielt eine Weile an, bis Adrian wieder plötzlich abbrach. Nun führte der Therapeut eine einladende, leise Melodie ein, und als Reaktion darauf entstand ein abwechselnder Dialog. Adrians musikalische Antwort auf diese Intervention war ein Versuch den Therapeuten nachzuahmen. Das Spiel des Therapeuten war jedoch sehr komplex und damit eine große Herausforderung für Adrian, sodass ihm die Imitation nicht richtig gelang, und sich die Atmosphäre in eine Art musikalischen Whirlpool verwandelte. Durch die Einführung von Phrasierungen wurden jedoch Raum und Struktur geschaffen, die Adrian dazu einluden, seine eigenen Ideen einzubringen und damit seinen eigenen musikalischen Platz zu finden. Adrian redete und lachte während der gesamten Improvisation, und es wirkte so, als ob er durch das Reden Kontrolle über die erklingende Musik ausüben wolle. Er fühlte sich unfähig, sich ganz in das Unbekannte hineinzubegeben, und war überrascht von dem, was hier passierte. Die Musik änderte sich plötzlich von einer ruhigen Stimmung in etwas sehr viel mehr Energiegeladenes und wurde vom Therapeuten weiter vorangetrieben. Patient und Therapeut spielten im gleichen Takt, und zum ersten Mal in der Therapie mit Adrian fühlte sich der Therapeut frei und autonom. Er wurde geführt von der Musik und konnte sich selbst hineinbegeben. Die Angst, Adrian zu verlieren, war verschwunden und der Therapeut genoss es, mit ihm zusammen zu spielen. Die Dynamik der Musik lief auf ein Chaos von tremolierenden Klangclustern auf dem Klavier zu.

Excerpt 5

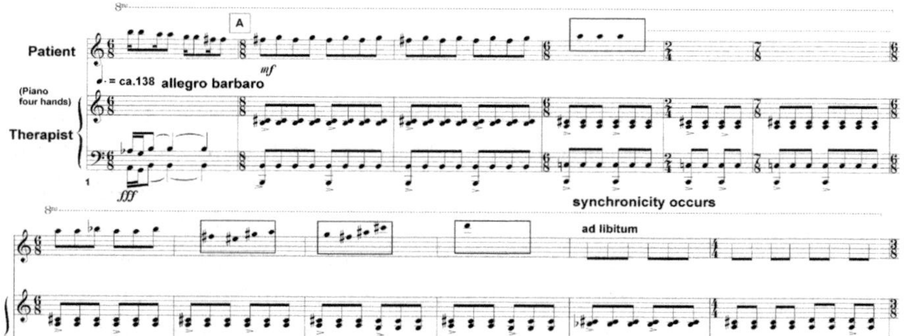

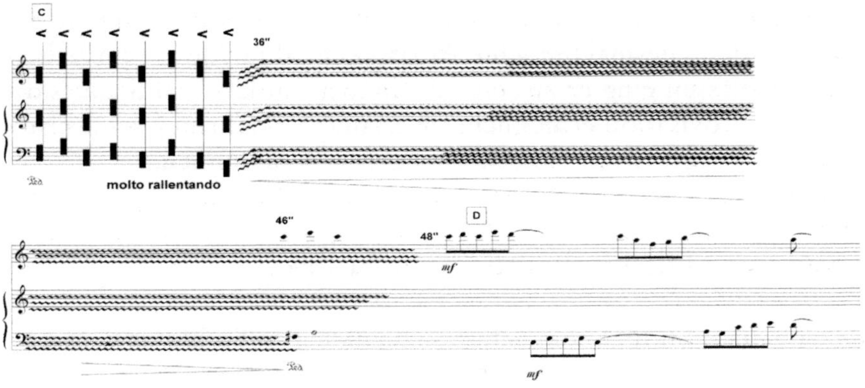

Abb. 5: Notenbeispiel (5) für »moment of synchronicity«

Dieser Abschnitt könnte als »Dunkelheit« beschrieben werden. Nachdem sich diese Musik entwickelt hatte und während die Töne des dunklen Wirrwarrs noch nachklangen, spielte Adrian einige klare Töne und begann damit eine kleine Melodie. Der Therapeut spielte als musikalische Antwort darauf eine andere Melodie. Daraus entwickelte sich eine Art abwechselnder Dialog – der Therapeut spielte eine Melodie und Adrian antwortete. Dieses abwechselnde Spiel entstand aus dem Wunsch des Therapeuten, die Improvisation fortzuführen.

Es entwickelten sich harmonische Klänge, woraus sich das gemeinsame Spiel im gleichen Taktmaß fortsetzte. Dies dauerte eine Weile an, bis das Ende mit einem Ritardando eingeleitet wurde. Es war beeindruckend, wie beide gemeinsam Stück für Stück langsamer wurden, als ob sie sich simultan »hinlegen« würden. Die letzten Töne dieser Improvisation klangen aus.

Adrian erlebte Teile der Musik als chaotisch, Ärger und Frustration beinhaltend. Dennoch hatten weder die Aggression noch der Ärger ihn während der Improvisation geängstigt. Diesmal musste Adrian diese Affekte nicht kontrollieren. Der Therapeut hatte für einen Augenblick die Freiheit erlebt, spielen zu können, ohne von Adrians Furcht vor Aggression beeinflusst zu sein. Zum ersten Mal spürte der Therapeut, dass er Adrian nicht abstützen, nicht permanent seine Grenzen berücksichtigen und auch keine Angst haben müsste ihn zu verlieren. Nach der verbalen Reflexion wurde die Sitzung beendet. Diesmal brauchte Adrian kein »Für Elise«, um sich zu fangen. Gelassen ging er zu seinem Zimmer zurück. Der Schluss der letzten Improvisation ermöglichte Adrian die Erfahrung, seine chaotischen und aggressiven Fantasien eingrenzen zu können.

5. Sitzung: »Die konfrontierende Stille«

Adrian kam pünktlich und setzte sich auf seinen Stuhl vor dem Klavier rechts neben dem Therapeuten. Er fing an, den ersten Teil von »Für Elise« zu üben. Dann seufzte er und gab mit einer Handbewegung zu verstehen, dass er aufgeben wollte – so als wollte er sagen »Das war's. Ich geb's auf.« Der Therapeut fuhr jedoch unbeirrt fort, Adrian »Für Elise« beizubringen. Als Adrian schließlich aufhören wollte zu üben, schlug der Therapeut vor, dass sie gemeinsam improvisieren könnten.

Der unerreichbare Walzer

Ohne sich vorher zu besinnen fing Adrian sofort an, melodisch zu improvisieren. Seine Klänge waren vage und fragil, als ob sie jederzeit in Einzelteile zerbrechen könnten. Kurz tauchte ein Walzer auf, der allerdings brüchig, fragmentiert und durchsetzt war mit Teilen von »Für Elise«. Durch diese Musik wich Adrian vor dem Unvorhersehbaren einer freien Improvisation zurück. Der Therapeut versuchte sich seinem Spiel anzuschließen, jedoch schien das unmöglich. Adrian erlaubte nicht, dass sich jemand in sein »sensorial play« einmischte und führte damit eine Spaltung des Zusammenspiels herbei. Plötzlich endete die Improvisation, begleitet durch die typische Handbewegung Adrians, die »das war's, ich geb's auf« ausdrückte.

Konfrontierende Stille

Adrian sagte, dass er nach einer Melodie suche, und relativ unvermittelt begann er, kurze fortlaufende Skalenfiguren in einem höheren

Register zu spielen. Diese gingen in ein Fragment von »Für Elise« über, was der Ausgangspunkt einer erneuten Improvisation war. Der Anfang war ebenso bruchstückhaft wie in der Musik davor. Der Therapeut stieg vorsichtig mit ein. Man konnte einen deutlichen Übergang von einem 2er-zu einem 3er-Takt wahrnehmen. Gefühlsmäßig verlangsamte der Therapeut das Tempo, um damit eine Möglichkeit des Innehaltens zu schaffen. Dadurch kündigte sich ein gewisses Stillwerden an, dem Adrian mit einem Rallentando folgte, aber das ihn vielleicht in Gefahr bringen könnte, das Spiel beenden zu müssen, da er die Verlangsamung der Musik und die sich ausbreitende Stille als zu bedrohlich empfand. Plötzlich erhöhte Adrian die Geschwindigkeit, als ob die Spannung des schnelleren Tempos aufrechterhalten werden müsse, und brach dann die Improvisation wieder einmal abrupt ab. Trotzdem intervenierte der Therapeut an dieser Stelle mit einer Melodie, da für ihn die Improvisation noch nicht vorbei war. Er wollte noch festhalten an Adrians auseinander bröckelndem, fragmentiertem Spiel und ihm die Möglichkeit eröffnen, sich seine eigene Musik anzueignen.

Obwohl er vorher die »Rolle der linken Hand« übernommen hatte, intervenierte der Therapeut nun explizit in der »Rolle der rechten Hand« und führte etwas Musikalisches ein: Die Musik wurde nun zu einer musikalischen Konversation, wodurch Adrian die Chance gegeben wurde, sich wieder mit dem zu verbinden, was für ihn Gegenseitigkeit bedeutete. Adrian imitierte die vom Therapeuten gespielten Melodien in einem musikalischen Wechselspiel. Der Therapeut spielte eine melodische Phrase, welche Adrian wie die Karikatur einer Schüler-Lehrer-Beziehung wiederholte. Eigentlich wurde Adrian durch die musikalischen Angebote des Therapeuten ein weitläufiger Raum zur Verfügung gestellt, um eine eigene musikalische Antwort zu formen, dennoch imitierte er lediglich die musikalische Frage. Sehr schnell gab es kein abwechselndes Spiel mehr, sondern nur Nachahmung, wobei der Therapeut die musikalische Antwort gab, die Adrian bloß wiederholte.

Nach einigen Imitationen forderte der Therapeut Adrian heraus, indem er sein Spiel immer komplizierter gestaltete, was es Adrian schwer machte zu folgen und eine Imitation unmöglich wurde. Der

Therapeut durchbrach bewusst Adrians imitierendes Spiel, weil er das Gefühl hatte, dass es nirgends hinführen würde. Adrian indes konnte mit dieser Intervention nichts anfangen – zum Beispiel konnte er keine musikalischen Variationen aus dem vom Therapeuten präsentiertem Material gestalten. Adrian war immer noch zu ängstlich, seine eigene Musik zu entwickeln und somit auch nicht in der Lage, sich mit seinen Bedürfnissen zu verbinden. Er zog es vor zu imitieren, anstatt etwas zu initiieren und ignorierte die Möglichkeiten, die ihm vom Therapeuten angeboten wurden, sich selbst auf eigene Art und Weise auszudrücken, eine eigene Stimme zu haben. Obwohl für Adrian ein therapeutischer Rahmen gestaltet wurde, in dem er diese Möglichkeit gehabt hätte, konnte er es nicht (oder entschied sich dafür, es nicht zu können). In der Psychotherapie mit psychotischen Patienten ist es ein bekanntes Phänomen, dass die unausgesprochene Frage im Raum schwebt: »Worüber möchten Sie, dass ich spreche – was möchten Sie von mir hören?«

Das imitierende Spiel wurde also unterbrochen. Der Therapeut spielte in sich geschlossene musikalische Phrasen über ein sich wiederholendes Motiv, und die Improvisation bekam eine stärkere Grundlage durch die vom Therapeuten gespielte Basslinie und das Erhöhen des Tempos. Dadurch wurde der Charakter der Improvisation freier und darüber hinaus auch dynamischer durch die Einführung von Off-Beat-Rhythmen, die Hinzunahme eines Accelerandos und eines Crescendos, was die Spannung der Musik erhöhte. Nun klang die Musik schwer, voll und dunkel.

In diesem Abschnitt der Improvisation führte der Therapeut viele neue musikalische Elemente ein, spielte etwas dominanter, was weniger Raum für Adrian bedeutete. Im Laufe der vorangegangen Improvisation hatte Adrian gezeigt, dass er mit offenen und leeren Räumen nicht umgehen konnte. Der Therapeut wollte eigentlich nicht dominant sein, eher im Gegenteil: Er versuchte, Adrian Möglichkeiten zu eröffnen, aber Adrian weigerte sich diese anzunehmen. Mit einer Reaktion, die sehr eindeutig aus seiner Gegenübertragung resultierte, füllte der Therapeut den leeren Raum für sich selbst musikalisch. Adrian zwang den Therapeuten geradezu dominant zu sein, indem er fragmentierte Melodien in unbeteiligter Art und Weise und ohne jede

Bewegung oder Energie spielte. Hätte der Therapeut nicht darauf reagiert, wäre das Spiel zu einem totalen Stillstand gekommen. Hier war der Therapeut in gewissem Sinne Adrians Stimme; die Musik, die er spielte, war nicht seine, sondern vielmehr Adrians Musik. Durch die Klänge erlebte der Therapeut den Schmerz, der durch das Fehlen (oder die Verweigerung) einer symbolischen Dimension ausgelöst wurde. Es war eher Schmerz als Trauer, denn es handelte sich um die körperliche Empfindung eines noch undeutlichen Schmerzes.

Das schwere, volle und dunkle Spiel erschuf neue Möglichkeiten die Musik zu beenden, was etwas Neues in diesem therapeutischen Prozess war. Der Therapeut fühlte, dass er dazu eher von Adrian gezwungen wurde und dass ihm in dieser Frage keine Wahl gelassen wurde. Adrian beendete die Improvisation durch das Anschlagen der höchsten Töne auf dem Klavier. Der Therapeut ließ seine letzten Töne ausklingen und setzte damit dem abrupten Ende in Adrians Improvisation etwas dagegen. Darüber hinaus zeigte er ihm eine Alternative auf, anders mit Enden umzugehen.

Anschließend reflektierte Adrian, dass es eine »schwere Improvisation« gewesen sei. Adrians Übertragung löste wiederum einen intensiven Schmerz beim Therapeuten aus. Er fragte sich, ob dies ein Nachklang des traumatischen Affekts der dissonanten Musik sei, und merkte, wie froh Adrian war, dass es vorbei war und dass die Konfrontation mit dem dissonanten, traumatischen Spiel sehr intensiv für ihn gewesen sein musste.

Es dauerte nicht lange, bis Adrian die Klaviertastatur erneut berührte. Der Therapeut dachte, dass er vor dem Gespräch davonrennen wolle. Ausschnitte aus »Für Elise« tauchten nun erneut als eine sichere, schützende, tonale, bekannte und eingeübte Art von Musik auf. Ein Festklammern daran war identisch mit der Flucht vor der Beziehung zum Therapeuten.

Den Therapeuten in die Position des Lehrers zu bringen, ermöglichte es Adrian aber immerhin, den Kontakt über einen längeren Zeitraum aufrecht zu erhalten. Dem direkten Kontakt mit dem Therapeuten wurde also ausgewichen, aber dies galt nicht für den Kontakt mit dem Lehrer. Der Therapeut distanzierte sich sowohl musikalisch als auch physisch, in dem er sich zurücklehnte. Er folgte der

Musik nicht und überließ sich seinen eigenen Gedanken. Adrian neutralisierte den Therapeuten und reduzierte ihn auf ein sicheres Objekt – einen Musiklehrer. »Für Elise« war der sichere Zufluchtsort für Adrian inmitten der Turbulenzen der Therapie.

So musste Adrian nicht einmal über »Für Elise« reden und er konnte sich dem Therapeuten als Lehrer- und als Vaterfigur fügen. In dieser Phase des Therapieprozesses war Adrian seinem »Vater« vollständig unterworfen, er konnte ihn nicht »übertrumpfen« und konsequenterweise auch nicht seine eigene Stimme benutzen, wenn er dem Vater gegenüberstand. Diese Situation war sehr bemerkenswert, da der Therapeut wusste, dass Adrian sonst nicht gehorsam war, in realen Schulsituationen niemals auf seine Lehrer hörte und stets mit ihnen stritt. Adrian empfand seine Lehrer als zu autoritär, und weil er sich diesem Regime hätte anpassen müssen, verließ er die Schule lieber. Jetzt innerhalb des therapeutischen Rahmens brachte er den Therapeuten in eine Situation, die er vorher stets vermieden hatte. Durch das Anliegen, »Für Elise« zu erlernen, verweigerte sich Adrian symbolisch seine eigene Stimme zu benutzen. Der Therapeut musste für ihn sprechen, weil Adrian das nicht für sich selbst konnte. Den Hang zur Imitation in den Improvisationen charakterisierte Adrians unterwürfige Haltung gegenüber dem Therapeuten, was verhinderte, dass er aus sich heraus sprechen musste.

Im Anschluss an sein Spiel lenkte Adrian das Gespräch tatsächlich auf seine Stimme. Er erzählte dem Therapeuten, dass er im Alter von Neun bis Zwölf im Schulchor gesungen hatte. Er hatte das Singen sehr gemocht, aber aufgehört, als er in die Kinderpsychiatrie eingewiesen wurde. Jetzt fühle er sich zu schüchtern und ängstlich, um seine Stimme zu benutzen. Adrian redete dann darüber, wie er sich selbst zu Hause einsperrte, um Kontakt mit anderen zu vermeiden. Interessanterweise behielt Adrian die ganze Zeit die Schlägel in der Hand, so als ob er sie dazu benötigen würde, um seinen Kontakt mit dem Therapeuten zu regulieren. Über sich selbst zu sprechen war noch immer zu bedrohlich, und durch das Anschlagen einiger Töne auf dem Alt-Metallophon von Zeit zu Zeit konnte er die Konversation unterbrechen und somit Kontakt vermeiden. Gerade dann, wenn Ärger und Aggression in das Gespräch kamen, nahm Adrian seinen Stuhl und setzte sich vor das Alt-Metallophon. Es wirkte, als fühlte er sich gefangen und müsste durch physische Distanz eine emotionale Distanz herstellen.

»Das Schweigen der Lämmer«

Plötzlich fing Adrian an, auf dem Alt-Xylophon in endlosen Wiederholungen und ohne jegliches Bewusstsein für sein Handeln zu spielen. Er schien vollständig abgespalten von seinem Spiel, das aus lauter losen Einzelteilen bestand. Der Therapeut versuchte mit einzusteigen und ihn am Klavier zu begleiten. Adrians »sensorial play« fügte er die »rechte Hand« hinzu. Er suchte nach verbindenden musikalischen Themen zwischen ihnen, um die Möglichkeit zu haben mit Adrian in Resonanz zu treten. Dieses Vorhaben erwies sich jedoch als sinnlos, weil Adrian das Metrum permanent wechselte. Adrian schien sich absolut destruktiv zu fühlen, weil er jeden Versuch des Therapeuten zu einem gemeinsamen musikalischem Spiel systematisch zunichte machte. Es gab kein Ziel und keine Richtung innerhalb der Musik, keine Struktur und keine Form. Seine Gegenübertragung reflektierend erlebte der Therapeut seine eigene Unfähigkeit, mit dem Spiel seines Patienten in Resonanz zu treten. Er fühlte sich ausgeschlossen und kraftlos und spürte eine ungeheuer provokative Qualität in Adrians Improvisation. Der Therapeut stellte sich die Frage, ob es sinnvoll sei, weiterhin der Musik etwas beizusteuern und entschied sich bewusst, einige Phrasen einzufügen. Plötzlich und unerwartet spielte Adrian einige Glissandi, wodurch er symbolisch alles wegwischte. Als Reaktion darauf und als Versuch dies zu stützen, spielte der Therapeut eine Basslinie, aber vermochte auch damit keine Verbindung zu Adrian herzustellen.

Durch die Hinzunahme der »linken Hand« wollte der Therapeut Adrians seelische Erschütterung in eine Form bringen und umfassen (im Sinne von Containment), was jedoch in diesem Moment nicht möglich war. Adrian brach die Improvisation abrupt ab und fragte den Therapeuten: »Hast du den Film ›Schweigen der Lämmer‹ gesehen?«

In dem Film von Jonathan Demme auf der Geschichte von Thomas Harris basierend, geht es um einen Massenmörder auf der Flucht. Die Opfer des psychopathischen Serienkillers »Buffalo Bill« sind junge Frauen, die er tötet und denen er anschließend die Haut abzieht. Das FBI engagiert die junge Studentin Clarice Starling, um den Wahnsinnigen zu finden. Sie nimmt die Hilfe von Dr. Hannibal Lecter in Anspruch, auch bekannt als der Kannibale, weil er seine Opfer »roh« mag. Sie entdeckt die Puppe eines »Todes«-Schmetterlings in der Kehle von Buffalos Opfern. Dr. Hannibal versorgt sie mit Bruchteilen von Informationen, um das Rätsel zu lösen und das Versteck von Buffalo Bill zu finden.«

Adrians Gesichtsausdruck war bei dieser Gelegenheit auffallend, weil er die Frage zu genießen schien, und wäre allein schon beim Fragen aufgeregt, um damit zu zeigen, dass ihn etwas an der Düsternis dieses Films erregte. Der Therapeut fragte sich, ob dies die wahren Ursachen seines Problems berührte.

Der Film »Schweigen der Lämmer« handelt vom Zum-Schweigenbringen der Unschuld, und in einem figurativen Sinne können die Lämmer als ein Symbol für die Unschuld der Kindheit verstanden werden. Der Therapeut fragte sich, ob Adrian eine Verbindung zwischen diesem Fakt und seiner eigenen Geschichte herstellte, und ob diese zum Beispiel die Beendigung des Schulchores und der Erstmanifestation der Psychose betraf. Denkbar war es, dass er seine Aufnahme in die Kinderpsychiatrie mit dem »Schweigen der Lämmer« verband. Vielleicht erfuhr er, dass er als unschuldiges Kind zum Schweigen gebracht wurde, als er in die Psychiatrie kam – und dass diese Stille unerträglich war. Die Stimmen des Schulchors (»himmelsgleiche Stimmen«) wurden zum Schweigen gebracht, als Adrian in psychiatrische Behandlung kam. Für Adrian war dies gleichbedeutend mit der Gewalt und Perversion in dem Film. Adrian sagte: »Ich werde auch nie wieder meine Stimme benutzen oder singen.«

Auffallend war weiterhin, dass Adrian ständig die Improvisationen unterbrach. Worte und Musik wechselten sich ab: Spielen, Abbrechen, etwas Sagen, Reden, etc. Auf der einen Seite waren diese Unterbrechungen Teil der Improvisation – Musik und Worte folgten einander. Die Musik stand in Beziehung zu dem, was Adrian sagte und deckte bestimmte Aspekte seines Innenlebens auf. Auf der anderen Seite handelte Adrian in dieser Art, damit er vor der Improvisation flüchten konnte, die möglicherweise etwas enthüllen könnte. Eine andere Tatsache war, dass Adrian kein Gespräch für längere Zeit aufrechterhalten konnte. In der Familientherapie musste er stets das Gespräch beenden, kurz den Raum verlassen und sich beruhigen; anschließend nahm er wieder an der Therapie teil. Adrian rannte immer weg, weil bloßes Reden für ihn schon zu viel war. Verbale Psychotherapie war zu bedrohlich und zu konfrontativ für Adrian. Er wollte sie nicht, und er konnte daraus keinen Nutzen ziehen. Trotzdem konnte er während der Musiktherapie zwischen Spielen und Sprechen pendeln. Obwohl er so tat, als würde nichts passieren, so geschah vom therapeutischen Blickwinkel aus sehr viel in seiner Musik.

Auch »Für Elise« war ein Ersatz für das Verlassen des Raumes. In Adrians Fall kann Musiktherapie mit verbaler Psychotherapie verglichen werden. Für ihn war Musiktherapie die einzige Möglichkeit, sich in eine psychotherapeutische Behandlung einzubringen. Musik und Worte kennzeichneten einen kontinuierlichen Prozess: Alles, was auszusprechen gewesen wäre, konnte in der Musik gesagt werden.

Das unmögliche Ende

Es folgte eine Improvisation, bei der Adrian am Alt-Xylophon saß. Er wirkte leblos und nicht in der Lage, sich in ein gemeinsames Spiel einzubringen. Für einen kurzen Moment schien Adrian sich auf den Rhythmus und das pulsierende, dunkle Spiel des Therapeuten einzulassen, aber dann distanzierte er sich mit »sensorial play«. Adrian schaute auf seine Uhr, stand unerwartet auf und sagte in fast befehlendem Tonfall: »Für Elise«! Offensichtlich hatte die Improvisation zu viel offenbart. Worte waren nicht mehr möglich und Adrian hielt sich an »Für Elise« fest, um sich selbst aus dem Morast von »Schweigen der Lämmer« zu befreien. Die Sitzung wurde mit dem Einüben von »Für Elise« beendet.

6. Sitzung: »Strawinsky taucht auf«

Adrian kam 15 Minuten verspätet. In dieser Zeit improvisierte der Therapeut am Klavier, um Adrians Abwesenheit eine Form zu verleihen. Die Musik begann abrupt mit betonten Rhythmen und einer gewissen Dramatik. Der Therapeut fragte sich, ob dies ein Ausdruck seiner andauernden Angst sei, Adrian könne die Therapie abbrechen. Die Dissonanz und Schärfe der Musik gingen in ein fließendes, dynamisches und harmonisches Spiel über. In immer gleichen Abständen spielte er einige betonte Akkorde, die zunehmend stärker in den Vordergrund traten. Es war möglich, dass diese Akkorde unerträglich stechende Schmerzen reflektierten, die wiederum von Adrians Unfähigkeit, musikalische Formen zu bilden, ausgingen.

Die Improvisation entwickelte sich in explizites melodisches Spiel und endete schließlich mit einer eindeutigen Schlusskadenz. Die Musik hatte jenen Raum ausgefüllt, in dem Adrian und der Therapeut die dringend benötigte Stille hatten erlauben können, die es wiederum dem Therapeuten jetzt ermöglicht hatte, sich auf sich selbst und auf den abwesenden Patienten einzuschwingen. Plötzlich trat Adrian ein, entschuldigte sich für sein Zuspätkommen und setzte sich auf seinen Stuhl am Klavier. Die sechste Sitzung begann mit »Für Elise«, und es gab Adrian ein sicheres Gefühl, dass er etwas in der Musiktherapie lernen konnte. Er bemerkte außerdem, dass er »Für Elise« verwendete, um Anspannungen zu lockern. Wie sonst auch spielte der Therapeut einige Fragmente, die Adrian imitierte und einübte.

Anschließend folgte eine kurze Diskussion über die nächste Improvisation. Adrian wurde gefragt, ob er alleine spielen wolle oder mit dem Therapeuten zusammen. Er gab keine Antwort, doch Adrian fing an, zwei absteigende Akkorde auf dem Klavier zu spielen: e"-c"-a' (zweimal) und d"-b'-g' (zweimal). Der Therapeut bemerkte, dass dies eine Variation des Ostinato-Motivs aus den vorangegangenen Sitzungen war.

Stille Einsamkeit in formlosen Klängen

Adrian improvisierte weiter mit diesen gebrochenen Akkorden. Obwohl er diese Musik melodiös gestaltete, entstanden trotzdem keine Melodielinien, sondern eher kurze, unzusammenhängende melodische Fragmente, die voneinander isoliert erschienen. Sie bildeten keine Einheit oder Gemeinsamkeit, und Adrian konnte zu keiner Form in seiner Musik finden. Er brach das Spielen mit einer »Ich hab genug«-Geste ab und sagte: »Ich kann es nicht ... Ich kann damit nicht umgehen.« Die Unfähigkeit zu improvisieren, war nun deutlich spürbar für den Therapeuten. Es entstand diese schmerzvolle Stille, die für Adrian so schwer auszuhalten war.

Der Therapeut durchbrach das Schweigen und spielte Adrians gebrochene Akkordfigur (e”-c”-a’). Adrian reagierte darauf mit einer anderen Melodie, welche wiederum vom Therapeuten mit einer weiteren Melodie beantwortet wurde. Es entwickelte sich ein abwechselndes Spiel längerer Phrasen, als Adrian an einem bestimmten Punkt eine kleine Sekunde in das Spiel brachte und damit die Geburt der Dissonanz initiierte. Der Therapeut wiederholte diese Dissonanz in seiner Melodie. Währenddessen erlebte er ein Gefühl von Freude und fragte sich, ob dies zu einem gemeinsamen Spiel führen würde. Die Länge der abwechselnden Phrasen vergrößerte sich, aber Adrian konnte seinen eigenen Raum nicht entwickeln, und an Stelle dessen fing er an, die Melodie des Therapeuten zu kopieren. Es lag etwas Hoffnungsloses darin, als ob nichts daraus entstehen könne. Adrian konnte keine Initiative übernehmen und versuchte den Therapeuten so genau wie möglich zu imitieren.

Der Therapeut forderte Adrian mit komplizierten Melodien heraus, die unmöglich zu kopieren waren. Nach ein paar verzweifelten Versuchen brach Adrian die Improvisation mit seiner typischen »Ich habe genug«-Geste ab. Der Therapeut musizierte jedoch weiter und begann dynamischer zu werden. Er folgte seiner Intuition und beendete das Spiel noch nicht, ließ sich stattdessen von der Musik führen und entwickelte daraus ein Kontinuum. Der Therapeut produzierte sein Spiel von innen heraus und brachte Form hinein. Adrian konnte sich selbst in diesem dynamischen Spiel wiedererkennen und stieg mit in die Musik ein. Das abwechselnde Spiel wurde schärfer, lauter, kräftiger, lebhafter und hatte eine erleichternde Wirkung. Diesmal gelang es Adrian, die Improvisation mit dem Therapeuten zusammen abzurunden und zu beenden.

»L'HISTOIRE DU SOLDAT«

Die anschließende verbale Reflexion wurde unterbrochen, indem Adrian das Spielen fortsetzte. Plötzlich entstand ein kurzes Motiv am Klavier, was er dann kontinuierlich wiederholte. Der Therapeut, ebenfalls am Klavier, versuchte in Resonanz mit Adrian zu treten. Seine Musik bestand aus Wiederholungen von Adrians kurzem Motiv. Adrian begleitete und übernahm damit die »Rolle der linken Hand«, wo normalerweise die Melodie bzw. die »rechte Hand« angesiedelt war. Der Therapeut spürte, dass Adrian noch nicht bereit war, die Melodie zu entwickeln, obwohl er ihm diese Möglichkeit geboten hatte. Vielleicht war dies der Grund, warum der Therapeut plötzlich Adrian fragte, ob sie die Plätze und damit auch die »Rollen der linken und rechten Hand« tauschen sollen.

Das Spiel setzte sich mit Adrians Begleitung nun auf der linken Seite des Klaviers fort. Er spielte sein Ostinato mit Beharrlichkeit, und der Therapeut nahm wahr, dass Adrian nun eher für eine gemeinsame musikalische Arbeit bereit war. Es entwickelte sich eine Art musikalischer Spaziergang bedingt dadurch, dass der Therapeut stark rhythmusbetont und fast heiter spielte. Die Atmosphäre erinnerte an »L'histoire du soldat«, einem klassischen Musikdrama für Violine, Bass, Klarinette, Fagott, Trompete, Posaune und Schlagwerk von Igor Strawinsky (1882–1971). Das Tempo erhöhte sich und der Therapeut spielte die Melodie in Oktaven. Es entstand ein musikalischer Marsch, wobei Adrian und der Therapeut synchron mit ihren Oberkörpern im Takt des Ostinatos wippten. Zum ersten Mal entstand so etwas wie wechselseitige Resonanz und Kontakt. Das Zusammenspiel fand ein gemeinsames und gleichzeitiges Ende.

An einigen Stellen während der Improvisation war es dem Therapeuten möglich gewesen, frei und autonom zu spielen. Adrian hatte die »Rolle der linken Hand« übernommen und der Therapeut die der rechten, vielleicht als Vorbereitung für Adrians spätere melodische Kreationen. Adrian bestätigte, dass diese Improvisation anders gewesen sei: »Ich hatte mehr eine Ahnung, was ich wollte.« Er hatte auch erfahren, dass er Kontrolle abgeben kann.

Die Möglichkeit ein gemeinsames Ende zu finden

Adrian fing mit einer weiteren Improvisation an. Er übernahm erneut die »Rolle der linken Hand« und saß noch immer auf der linken Seite des Klaviers. Es war eine Rekapitulation vorheriger Improvisationen, die anzudeuten schienen, dass Adrian etwas wieder erleben wollte, was ihm bereits früher erfahren war. Vielleicht wollte er, dass der Therapeut seinem repetitiven Ostinatospiel eine Form gab. Zwei Minuten später markierte Adrian das Ende der Improvisation, indem er das Tempo verlangsamte und dadurch Therapeut und Patient das Spiel gemeinsam beenden konnten. Es gab dem Therapeuten Hoffnung, dass Adrian doch in der Lage war, eine Improvisation zu beenden, was als Entwicklung aus den vorangegangenen Improvisationen hervorgegangen war. Adrian bat darum, die Sitzung mit »Für Elise« zu beenden. Damit zog er sich zu seinem sicheren Anker einer beruhigenden und vorhersagbaren Welt zurück.

7. Sitzung: »Das Erlauben von Stille«

Adrian kam pünktlich und der Therapeut bemerkte, dass er körperlich entspannt wirkte. Er suchte Augenkontakt mit dem Therapeuten, bevor er sich an das Klavier setzte und ein Fragment von »Für Elise« mit beiden Händen spielte. Adrian erzählte dem Therapeuten, dass die Dinge für ihn nicht gut liefen, er habe Schwierigkeiten nach draußen zu gehen. Er reflektierte auch, dass das freie Improvisieren sich noch immer sehr bedrohlich und frustrierend anfühle, weil er niemals wüsste, was als nächstes passieren würde. Jedes Mal wenn er spielen würde, könnte etwas Unbekanntes auftauchen.

Adrian brach seine Reflexion durch einige zufällige Töne auf dem Klavier ab – formloses musikalisches Gestammel, aus welchem sich kein musikalisches Zusammenspiel entwickelte, bis plötzlich erneut »Für Elise« zum Vorschein kam. Weil der Therapeut auf diesen Widerstands Adrians nicht einging, deutete Adrian durch sein Verhalten den Wunsch an, über dem Ostinato zu improvisieren, was sie nun schon öfter getan hatten. Der Therapeut würde die »Rolle der linken Hand«, Adrian die der rechten übernehmen und damit die Möglichkeit einer melodischen Improvisation erhalten.

Der Misserfolg

Der Therapeut fing mit dem Ostinato an, die Atmosphäre war ruhig und wohlwollend. Adrian imitierte dieses Ostinato, was das einzige war, wozu er in Anbetracht der Tatsache, dass es ihm unmöglich war, Melodien zu erfinden, in der Lage war. Er konnte sich nicht von seiner »Rolle der linken Hand« lösen und die der rechten und freieren Hand einnehmen. Trotz der therapeutischen Unterstützung war Adrian zu ängstlich etwas Neues zu entdecken. Bemerkenswert waren seine Verschwiegenheit und Zurückhaltung, wenn man bedachte, dass er die extremsten Fantasien hatte.

Adrian gab das Spiel ziemlich bald auf und sagte: »Ich kann das nicht.« Ohne nachzufragen, schlug der Therapeut vor die Plätze zu tauschen. Adrian willigte sofort ein und übernahm den Ostinatopart, während der Therapeut die »Rolle der rechten Hand« spielte.

Umkehr nach endlosen Rotationen

Therapeut und Patient spielten zusammen. Um Adrian in seinem unsicheren Zustand weitere Unterstützung zu geben, übernahm der Therapeut das Ostinato und entwickelte eine Melodie darüber. Es war eine unsicher gespielte Tonfolge, die als vorsichtige Antwort auf Adrians Spiel zu verstehen war. Als Adrian eine absteigende chromatische Melodie spielte (und sich von dem Ostinato löste), folgte der Therapeut mit chromatischem Spiel. Das Tempo verlangsamte sich, und es wurde ein Spielraum geschaffen, in dem rhythmisches und dynamisches Spiel entstand und die Ostinatofigur hinter sich gelassen wurde. Der Therapeut und Adrian spielten kurz gemeinsam in einem Metrum, aber Adrian war nicht gewillt, dies weiter zu entwickeln und spielte anstelle dessen etwas auf den tiefen schwarzen Tasten, was an chinesische Musik erinnerte. Auch diese Musik durfte sich nicht weiter entfalten, weil Adrian aufhörte zu spielen und eine Frage zum technischen Aspekt der Klaviermusik stellte. Während er sprach, ließ er nicht von den Tasten ab und murmelte musikalisch weiter, als ob er dadurch die Frustration ausdrückte »seine Musik« nicht finden zu können.

»Verwirrte Seele«

Adrian und der Therapeut tauschten erneut die Plätze am Klavier, der Therapeut saß nun auf der linken Seite und übernahm Adrians Ostinato. Adrian begann, eine Melodie zu improvisieren, und seine Musik wies einen Bezug zur traumartigen Musik des Therapeuten in der vorangegangenen Improvisation auf. Hier traute Adrian sich zu improvisieren. Seine Hände plumpsten nicht weiter auf die Tasten, er spielte unabhängig und schien wirklich authentisch in die Musik involviert zu sein. Der Therapeut spielte das Ostinato so schlicht und vorsichtig wie möglich und beschränkte sich selbst darauf, Adrian subtil zu unterstützen. Er war überrascht und froh, dass Adrian so lange bei dieser Musik bleiben konnte. Möglicherweise war dies eine Vorbereitung auf die Entwicklung erster musikalischer Formen. An einer Stelle spielte der Therapeut eine Oktave tiefer und grenzte sich selbst damit symbolisch von Adrian ab. Das war wie aus dem Haus herauszugehen, das Adrian nicht verlassen konnte. Entgegen der gefühlsmäßigen Erwartung seitens des Therapeuten, dass das Spiel fortgesetzt werden würde, hörte Adrian plötzlich auf. Er konnte es nicht länger aushalten oder die Improvisation zu einem strukturierten Ende führen. Es war einfach zu früh für Adrian, innerlich die gesamte Struktur aufrechtzuerhalten oder ein Ende nach seiner Fasson auszuarbeiten.

Der Therapeut spiegelte seinen Eindruck von Adrians erstmaliger Entwicklung einer Melodie verbal wieder. Adrian gab der Improvisation einen Titel: »Verwirrte Seele … sie hatte ein melancholisches Gefühl.«

An dieser Stelle fragte sich der Therapeut, warum Adrian sagte, dass er keine richtigen Worte finden könne, um seine Gefühle auszudrücken. Vielleicht hatte Adrian gar nicht das Bedürfnis in Worte zu fassen, was er empfand, weil er keine Verbindung mit seinem fühlenden Selbst herzustellen erlaubte. Adrian beschrieb seine Erfahrungen in einer negativen Art, indem er beispielsweise meinte: »Es gibt nichts zu sagen.« Und dennoch charakterisierte er die Musik gleichzeitig als »melancholisch«.

Er hatte den Kern seiner Musiktherapie nun klar definiert. Adrian realisierte, dass das, was hier passierte, essenziell war, weil es eine Verbindung zu einem Verlust aufwies. Alles deutete auf ein »Gehen lassen« hin, was mit seinen frühen Verlusterfahrungen und dem Versuch »rauszugehen«, also etwas zu verlassen, verknüpft war. Es war verwirrend für Adrian, mit solchen Gefühlen konfrontiert zu werden. Plötzlich tauchte »Für Elise« wieder auf, vielleicht weil die Gefühle für Adrian zu schmerzhaft waren, um sie aushalten zu können. Es war denkbar, dass er im psychologischen Sinne flüchtete, weil diese Konfrontation zu schmerzhaft für ihn war.

Positionswechsel von Linker und Rechter Hand

Es schien interessant, den Positionswechsel des Therapeuten näher zu beleuchten. Dieser wusste instinktiv, dass er den Platz wechseln musste, wenn er den therapeutischen Prozess in Gang halten wollte. Durch den Platzwechsel verhinderte er, dass sich das Ganze endlos wiederholen und damit bedeutungslos werden würde.

Ermöglicht wurde die Entwicklung durch den Wechsel der »Rolle der rechten und linken Hand«. Zum ersten Mal konnte sich Adrian von der »Rolle der linken Hand« während dieser Improvisation lösen, er imitierte den Therapeuten nicht mehr, und sein Spiel bekam ein Ziel. Es war ein Schritt in die abenteuerliche Phase, bei der es um das »Sich-Getrauen-Wegzugehen« in diesem Prozess ging. Adrian ließ sich auf das Antizipierende der Musik des Therapeuten ein, und es wurde klar, dass etwas Neues in Adrian ihm half loszulassen. Als der Therapeut den linken Platz einnahm, bedeutete das soviel wie zu Adrian zu sagen: »Es ist okay. Geh los!«, ähnlich wie ein Vater oder eine Mutter zum Kind sagt: »Du bist dran. Tu es selbst.« Die Vermutung liegt nahe, dass die Musik symbolisch dafür steht. Das Verlassen von endlosen Wiederholungen, führt zum Erschaffen von Musik, was wiederum zu einer Kompensation für den Verlust wird, was in diesem Fall den Verlust des traumatischen Themas bedeutet.

Der Therapeut spürte, dass er vorsichtig sein musste, um Adrian genügend Zeit und Raum zu geben, wodurch all das möglich wurde. Darüber hinaus fügte er der Musik verschiedene Variationen hinzu. Der Therapeut beteiligte sich ganz natürlich an der Musik, reagierte nicht als »Metronom-Mutter« und brachte dennoch seine ganz eigenen Wünsche mit ein. Adrian konnte sich dieses Material vergegenwärtigen und verinnerlichen und darüber hinaus seine eigene Musik machen.

Respektieren von Adrians Grenzen

Adrian wollte alleine am Klavier zweihändig spielen, aber das funktionierte nicht so richtig und plötzlich war ein lauter, hoher Cluster an Tönen zu hören. Adrian ließ seinen Ellbogen auf die Tasten fallen und den Kopf hängen. Der Therapeut schlug vor, dass er dort weiter musizieren könne, wo er stehen geblieben war. Adrian antworte: »Wenn ich das mache, drehe ich durch.« Er hatte Angst, dass die unbekannten Gefühle hervortreten würden und dass er nicht in der Lage sein würde sie zu kontrollieren. Der Therapeut gab Adrian die Antwort, dass es gut sei zu wissen, wo seine Grenzen liegen und diese zu akzeptieren. Adrian fing dann mit »Für Elise« an und fuhr damit fort bis zum Ende der Sitzung.

Für den therapeutischen Prozess war diese Stunde sehr wichtig, weil sich zeigte, dass im Unmöglichen doch immer noch Hoffnung bestand. Der Therapeut hatte sich von Adrians Destruktivität und unerträglichem Material nicht einschüchtern lassen, er blieb bei ihm und gab nicht auf, er hielt ihn, wenn Adrian das Gefühl von Hoffnungslosigkeit übermannte. Der Therapeut behielt seinen Glauben an Adrian und an die Musik an sich.

Das Verwenden des Konzeptes der »Rolle der linken und rechten Hand« war bemerkenswert in Bezug auf die Entwicklung des Ostinatos. Bis zur achten Sitzung wechselten sich Therapeut und Patient in den jeweiligen Rollen ab. Wenn Adrian das Ostinato spielte und der Therapeut darüber improvisierte, spürte Adrian, dass er sich an etwas festhalten konnte. Diese Erfahrung, ergänzt durch die Beobachtung des melodischen Spiels des Therapeuten, führte zu der Entdeckung, dass eine Melodie nicht unendlich wiederholt werden müsse, sondern linear fortgeführt werden könne. Wenn der Therapeut das Ostinato übernahm, bekam Adrian die Freiheit, seine eigene Melodie zu entwickeln.

8. Sitzung: »Musikalische Form«

Adrian kam zu spät zu diesem Termin und der Therapeut improvisierte am Klavier, während er auf ihn wartete. Der Wunsch zu improvisieren war stark, nicht weil er befürchtete, dass Adrian nicht auftauchen würde, sondern vielmehr aus dem Bedürfnis heraus, über ihn nachzudenken. Die Improvisation fing mit einigen einfachen Akkorden an, die sich schnell in harmonische und rhythmisch akzentuierte Musik verwandelten. Plötzlich tauchte Adrians Ostinato auf, und der Therapeut improvisierte melodisch dazu. Es war möglich, dass dies die Fortsetzung der gedanklichen Beschäftigung mit der vorangegangen Sitzung war, in welcher das Gefühl der Melancholie wichtig gewesen war. Es entstand die gleiche melancholische Stimmung, ohne dass sich der Therapeut dessen ganz bewusst war. Die Art der Improvisation wurde durch die Musik selbst bestimmt, und der Therapeut erkundete weiterhin das Ostinato. Die Melodie enthielt Teile des Nachdenkens des Therapeuten über Adrians Melancholie. Vielleicht fantasierte der Therapeut über die Möglichkeit musikalischer Form und das Bedürfnis, kurz zu erleben, was möglich war. Er beendete die Improvisation, und im Nachklang und melancholischer Stille wartete er auf Adrian.

Sofort nach seiner Ankunft setzte sich Adrian an das Klavier. Er erzählte dem Therapeuten, dass er ein Klavier von seinen Ersparnissen kaufen wolle und dass sein Vater glaube, er solle Klavierunterricht nehmen. Laut seinem Vater sei Klavierspielen die einzige konstruktive Aktivität in Adrians Leben. Der Therapeut merkte, dass Adrian sehr viel entspannter als sonst war, diese Geschichte sehr leicht erzählte und ebenso dem Therapeuten zuhören konnte.

Wie in den vorangegangenen Sitzungen begann Adrian mit »Für Elise«. Er fügte nun eine Begleitung aus gebrochenen Akkorden hinzu, und es war offensichtlich, dass diese eine Variation aus Adrians Ostinato war, in welchem er auch gebrochene Akkorde benutzt hatte. Der Therapeut unterbrach Adrian beim Üben und fragte, ob er über sein Ostinato nachgedacht habe. Adrian antwortete prompt, indem er es spielte. Der Therapeut saß auf der rechten Seite und improvisierte dazu.

Eine kleine Variation

Die Improvisation bestand aus drei Teilen, die durch die Unterbrechung des Ostinatos – was bereits die erste Variation darstellte – voneinander unterschieden werden konnten. Adrian verließ das Original-Ostinato und spielte eine Variation davon, welche ein anderes Metrum hatte (2/4- anstatt 6/8-Takt) und kehrte anschließend zum Ausgangs-Ostinato zurück. Die Tatsache, dass Adrian wieder zu dem Ostinato in seiner ursprünglichen Form finden konnte, bestätigte, dass er in der Lage war, bei einer Sache zu bleiben. Nun durfte der Therapeut eine Variation des Ostinatos spielen. Dennoch wurde die Improvisation abrupt durch Adrian beendet. Auch für die Reflexion ließ er keinerlei Raum, denn augenblicklich fing er wieder an zu spielen und versuchte mit beiden Händen das Ostinato und gleichzeitig eine Melodie zu spielen, obwohl ihm das technisch nicht möglich war. Daraufhin sagte er, dass er frustriert sei, und der Therapeut bot ihm an, ausschließlich melodisch zu improvisieren, was Adrian annahm.

Die gregorianische Melodie

Adrians Melodie war sehr interessant: Musikalisch brauchte er keine Unterstützung vom Therapeuten – er fügte ein inneres Metrum und ein harmonisches Schema hinzu, was der Therapeut nicht vorgespielt hatte. Die Tonfolge trug einige Charakteristika gregorianischer Musik in sich; er spielte in einem harmonischen Arrangement aber ohne zweite Stimme. Adrian umkreiste dieses innere harmonische Schema in unhörbarer Weise, aber es war implizit präsent. Dies könnte als erster Moment der Internalisierung interpretiert werden. Adrian präsentierte eine Melodie, was ein sehr wichtiger Moment war, denn während der vorangegangenen Sitzungen hatte stets der Therapeut die Melodie initiiert. Jetzt spielte Adrian seine eigene Melodie, welche sich musikalisch von den bisherigen Melodien unterschied. Obwohl seine Melodie nur erst eine vorsichtige Erkundung war, war es wichtig, dass Adrian diese aufspürte und diesen Raum ohne Intervention des Therapeuten eroberte.

Plötzlich tauchte »Für Elise« wieder auf. Der Therapeut setzte sich auf die linke Seite. Er wollte Adrians kostbaren Moment der Melodie bewahren und nicht auf den Widerstand in Form von »Für Elise« eingehen. Deshalb schlug er vor, jeweils abwechselnd eine Melodie zu spielen, was darin mündete, sich musikalische Sätze gegenseitig zuzuwerfen. Der musikalische Dialog wurde durch eine Person unterbrochen, die unvermittelt den Raum betrat, um den Therapeuten etwas Dringendes zu fragen, woraufhin Adrian sofort wieder »Für Elise« spielte. Der Therapeut fragte sich, ob Adrian dieses Stück als seinen Reizschutz verwendete und damit in seinem narzisstischen Zustand zeigen wollte, wie gut er spielen könne. Eine andere Interpretation wäre, dass dies ein weiterer Aspekt seines Widerstandes war als Reaktion auf das Eindringen einer fremden Person und das Gefühl der Verletzung des persönlichen Raumes.

Nach dieser kurzen Unterbrechung wurde die Improvisation fortgesetzt und entwickelte sich zu einem kraftvollen, dynamischen und tragenden Spiel, in welchem der Therapeut frei und autonom spielen konnte. Der Therapeut bemerkte, dass Adrian erhebliche Fortschritte im Vergleich zur vorangegangenen Sitzung gemacht hatte und ihm wurde klar, wie wichtig diese letzte Einheit gewesen war. Seit der melancholischen Improvisation wirkte Adrian viel entspannter, es war ihm möglich, mit Frustration konfrontiert zu werden und mit dem Therapeuten zusammen zu spielen. Er wollte weitermachen und das Unbekannte erkunden, spielen und sich auf die Suche nach seinem eigenen Ziel begeben. Es war, als ob er dies zum ersten Mal erlebte, noch vor ein paar Sitzungen wäre dies Adrian nicht möglich gewesen. Diese Improvisation war die Bestätigung des Prozesses, der in der letzten Stunde begonnen und in der etwas Signifikantes und Grundlegendes stattgefunden hatte – in der äußeren Form der gregorianischen Melodie mit ihrer impliziten Harmonie. Adrian beendete die Improvisation selbst mit einer melodischen Kadenz und schloss mit einer absteigenden melodischen Bewegung ab. Trotzdem war es der Therapeut, der ganz an dieser Musik festhielt und den letzten Akkord in die Stille hinein ausklingen ließ.

Improvisation auf diesem Level und mit dieser Art einer aggressiven Tendenz wäre vorher nicht möglich gewesen. Das Spiel war dynamisch aufgebaut, aber wurde vom Therapeuten nicht als eine Art Entladung erlebt. Adrian konnte noch nicht verbal über die Improvisation reflektieren und wie zuvor ließ er den Therapeuten die Musik kommentieren. Der Therapeut erfuhr, dass seine Worte Adrian erreichten und dass er sie verstand.

»Le sacre du printemps« oder ein Treffen mit Strawinsky

Adrian spielte einige zerbrechliche Töne auf dem Klavier. Eine neue Improvisation entwickelte sich, bei der die erste Phase dazu verwendet wurde einen Weg zu finden, um zusammen zu spielen. Der Therapeut führte eine Melodie im tieferen Register ein, welche Adrians hohe und dynamische Töne kontrastierte. Adrian antworte durch zweimaliges Spielen einer absteigenden Skala, wodurch die Improvisation einen neuen Verlauf nahm.

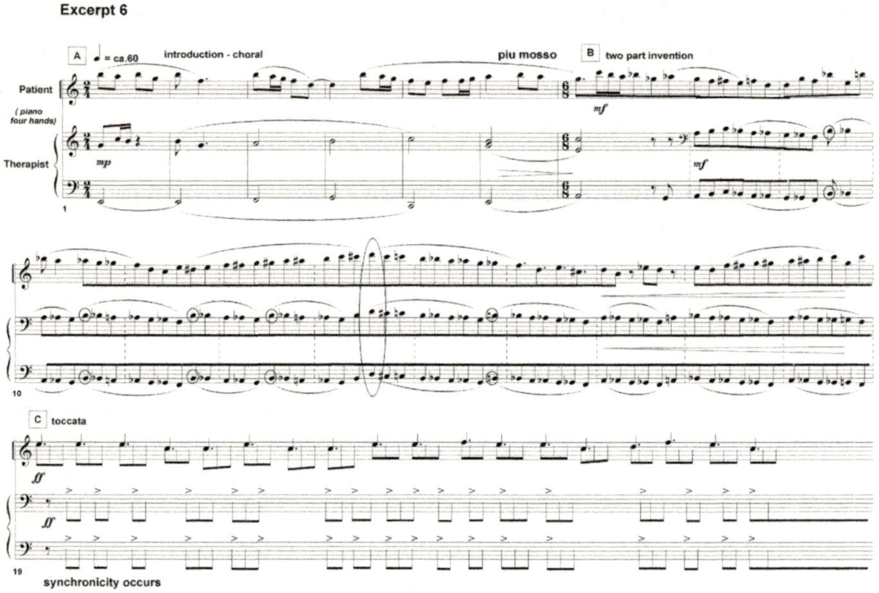

Abb. 6: Notenbeispiel (6) für »moment of synchronicity«

Es wurde ein kraftvolles, rhythmisch akzentuiertes und dynamisches Spiel. Bemerkenswert war, dass Adrian diese Art des dynamisch kraftvollen Spiels über eine so lange Zeit aufrechterhalten konnte. Er schien es zu genießen, und es gab keine Anzeichen, dass ihn diese dynamische Musik abstoßen würde, ganz im Gegensatz zu früheren Improvisationen, als er Angst hatte, sich in kraftvolles Spiel hineinzubegeben. Immerhin barg dies die Gefahr, dass es in etwas Aggressives oder Destruktives abrutschen konnte.

Der Titel, den ich der Improvisation gegeben habe »Das Frühlingsopfer« basiert auf einer Komposition Strawinskys von 1911, einem Ballet in zwei Teilen. Die Komposition ist vor allem in rhythmischer Hinsicht innovativ. Wie in der Improvisation mit Adrian gibt es statische Rhythmen in Ostinatofiguren, welche eine enorme, latente Energie erzeugen. Diese kontrastiert mit den dynamischen, irregulären Rhythmen, die sich in einer verblüffenden Geschwindigkeit immer wieder verändern.

Adrian lachte während des Spielens, obwohl es sich anfühlte, dass es noch immer bedrohlich sein könne, seine Grenzen zu überschreiten. Der Therapeut spürte aber, dass die Beziehung mit Adrian nicht länger fragil war. Während der vorangegangenen Sitzungen hatte der Therapeut oft gefühlt, dass er Adrian jeden Moment verlieren könne, aber jetzt war Adrian viel entspannter, zeigte mehr Selbstvertrauen und ließ sich von der Musik leiten. Er erkannte seine Grenzen an, und zu einem gegebenen Zeitpunkt beendete er die Improvisation musikalisch.

Adrian sagte anschließend, dass die Improvisation weiter gegangen sei, als er eigentlich beabsichtigt hatte und dass er sie aus diesem Grunde beendet habe. Dennoch war dieses vorzeitige Ende der Improvisation anders als in den vorherigen Sitzungen. In der Vergangenheit hatte Adrian stets dynamische Improvisationen vermieden, und der Therapeut hatte es nicht vermocht ihn in energetisches und lebhaftes Spiel zu verwickeln. Er hätte keine freien Variationen spielen können ohne befürchten zu müssen, dass Adrian die Improvisation abrupt beenden würde. Nun war es Adrian möglich, diesem Spiel zu folgen und der Therapeut spürte, dass er mit dem dynamischen Spiel weitermachen könne.

»Musical Form« erscheint

Adrian spielte ein kurzes Fragment von »Für Elise«. Er ließ einen Ton sehr lange nachklingen, der Therapeut rückte seinen Stuhl zurecht und spielte das Ostinato mit der linken Hand. Dadurch bekam Adrian die Möglichkeit, nach seiner eigenen Melodie zu suchen, und während dieses Zusammenspiels entdeckte Adrian auch seine »Funktion der rechten Hand«. Er machte eine Pause, antizipierte den inneren Klang und begann dann melodisch zu improvisieren.

Excerpt 7

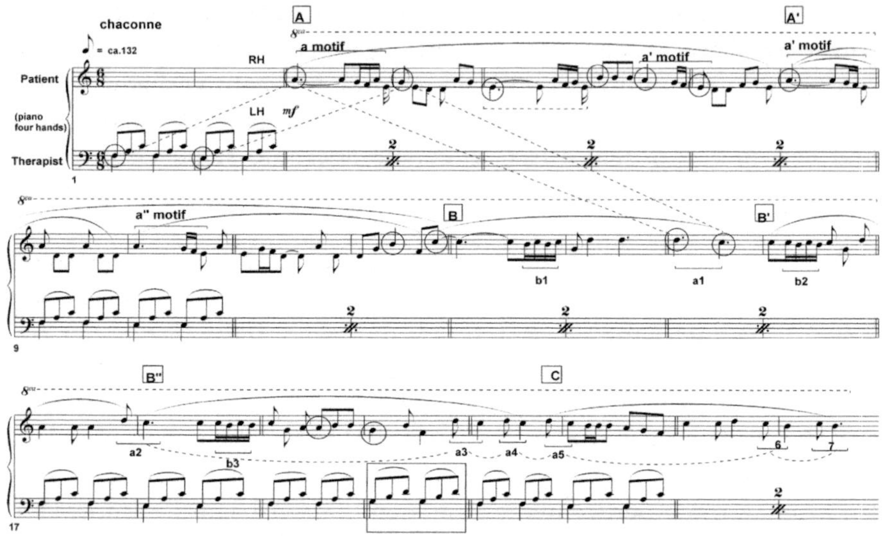

Abb. 7: Notenbeispiel (7) »musical form«

Von Beginn an wusste der Therapeut, dass Adrian bereit war sich von der Musik treiben zu lassen. Weitere melodische und harmonische Verläufe entwickelten sich aus dem allerersten Ton.

Die entstehende Melodie war nicht die, die er zu spielen intendierte, aber er folgte der Musik ohne sie kontrollieren zu müssen. Adrian war inspiriert von der Musik. Es gab deutliche lineare Entwicklungen: Phrasierung, Rekapitulation, melodische Spannung und Entwicklung, das melodische Umspielen einer einzigen Note eingebettet in die Harmonie des Ostinatos. Die »Rolle der rechten Hand« repräsentierte die Melodie und damit die erste musikalische Form.

Theoretische Definition des Begriffes »musical form«
Innerhalb eines musiktherapeutischen Kontexts bezeichnet der Begriff »musical form« eine musikalische Struktur, die innerhalb eines Symbolisierungsprozesses entsteht und aus dem Fundament hervorgeht, das während der »moments of synchronicity« aufgebaut wurde. Es können klare rhythmische und melodische Themen auftauchen, denen

weiter nachgegangen werden kann oder die variiert werden können. Musikalische Figuren können durch Phrasierungen und Pausen gekennzeichnet sein. Die musikalischen Improvisationen haben typischerweise einen klaren Anfang und ein eindeutiges Ende, welche von Patient und Therapeut gedanklich und musikalisch vorbereitet werden. Das Spiel ist stets ein intersubjektives Geschehen zwischen Patient(en) und Therapeut, die Übereinstimmung erleben können und sich frei und autonom fühlen und auf diese Weise eigenständig spielen, denken, existieren und ihre eigenen Bilder und Gedanken entwickeln können. Die Klangfarben der beiden Spieler verbinden sich.

Während dieses Vorgangs werden die Klänge, die in der musikalischen Improvisation erzeugt werden, durch etwas den Beteiligten Unbekanntes gesteuert. Die Musik tritt in Resonanz mit einem inneren Bewusstsein von etwas, das nicht länger als extern oder ohne Bezug erlebt wird. (De Backer J. 2005, S. 271–272)

Die Melodie hatte alles, was eine Melodie haben sollte: rhythmische Variation, Pausen, die Spannung der melodischen Richtung, etc. Das repetitive, endlose Spielen gehörte der Vergangenheit an und machte Platz für eine lineare Entwicklung. Der Therapeut brachte die Musik mit einer Kadenz zum Abschluss, weil er das Gefühl hatte, dass die Improvisation für Adrian genug gewesen sei. Der Nachhall und die anschließende Stille gehörten aber noch mit zu dieser Improvisation. Anscheinend war dies eine innere Repräsentation für das, was in der Musik angeklungen war. Adrian sagte, dass diese Melodie in Harmonie zu dem Ostinato gestanden hatte. Er erkannte das vom Therapeuten gespielte Ostinato als zu ihm gehörig, und die Melodie war Teil des Ostinatos gewesen.

Es folgte eine weitere Improvisation basierend auf dem Ostinato, in welcher der Therapeut sich frei fühlte, rhythmisch und harmonisch zu variieren. Alle Tasten des Klaviers wurden in das Spiel mit einbezogen, sowohl die schwarzen als auch die weißen. Adrian fühlte sich sichtlich wohl mit dieser Musik, die nun rhythmische Variationen, Triller und Wiederholungsmotive enthielt. Er hatte nicht nur eine Flexibilität seines musikalischen Materials entwickelt, sondern auch ein neues Vokabular erworben. Nach dieser Improvisation endete die Sitzung mit »Für Elise«.

Epilog

In den folgenden Sitzungen demonstrierten Adrians Improvisationen einen immer größer werdenden Grad an Freiheit. Er hatte keine Angst mehr, sich in der Musik zu verlieren. Er wehrte seine aggressiven und destruktiven Impulse nicht weiter ab, sondern lernte mit ihnen umzugehen und bemerkte dies in einer allumfassenden Perspektive. Der Therapeut musste nicht länger vorsichtig mit seinen verbalen und musikalischen Interventionen umgehen. Durch das Erreichen einer musikalischen Form konnte der Prozess der Arbeit an Adrians Problemen beginnen. Adrian kam von diesem Zeitpunkt an durchgängig jede Woche zur Musiktherapie.

Die Bedeutung von »Für Elise« nahm ab, und nach und nach konnte Adrian von seinem sicheren Übergangsobjekt loslassen. Zwei Monate nachdem er die musikalische Form in der Therapie erreicht hatte, fing er parallel zur Musiktherapie mit dem Klavierunterricht an. Er tauschte die Exklusivität von »Für Elise« zugunsten anderer musikalischer Werke, die ihn emotional berührten. So brachte er sowohl das zweite Klavierkonzert von Rachmaninow als auch Stücke von Mozart und Bach mit. Er begann Klavierkonzerte zu hören, verglich verschiedene Aufführungen und Interpretationen und suchte im Internet und in Musikläden nach Noten. Es gab einen gemeinsamen Nenner aller Werke, die er auswählte. Anfangs waren es überwiegend klassische und frühromantische Werke, später Musik der Spätromantik (wie Tschaikowski oder Rachmaninow), um schließlich wieder zu Bach zurück zu finden. Es war auffällig, dass er sich ausschließlich für Klaviermusik interessierte.

Adrian wurde unabhängiger und suchte nach neuer Musik. Die Substitution des musikalischen Objektes war essenziell. Er konnte ein Objekt (»Für Elise«) loslassen und ersetzte es durch ein anderes. Das heißt, er entdeckte, dass sein elementares Bedürfnis nicht allein bei »Für Elise« blieb, sondern dass es auch durch andere Kompositionen ausgetauscht werden konnte. Das war entscheidend für den Symbolisierungsprozess.

Adrian war nicht länger vom Therapeuten abhängig, um mehr über das Musikmachen zu lernen, sondern konnte Stücke selbstständig üben. Er lernte auch neue Stücke außerhalb des Klavierunterrichtes zu spielen. Er verwendete weniger Energie für den Klavierunterricht als für die Beschäftigung mit den Stücken, die er selbst auswählte und die er auch in die Musiktherapie mitbrachte.

Die Klavierstunden übernahmen eine symbolische Funktion und repräsentierten zunächst eine väterliche Autorität. Doch durch das Erarbeiten eigener Klavierstücke schuf sich Adrian einen Raum, in dem er unabhängig von seinem Vater und dem Klavierlehrer experimentieren konnte. Nach einem Jahr Einzelmusiktherapie schloss Adrian seine musiktherapeutische Behandlung ab, war in der Lage unabhängig zu leben und kehrte ans Gymnasium zurück.

Zusammenfassung

Musikalischer Prozess

Als Musiktherapeut bin ich besonders an dem musikalischen Prozess in diesem Fallbeispiel interessiert, den ich anhand der sieben Notenbeispiele veranschaulichen und im Folgenden erläutern will.

Das »*sensorial play*« des Patienten kann in den Beispielen 1–4 gefunden werden. Die Musik von Beispiel Nr. 1 besteht aus kurzen, für sich stehenden Fragmenten. Eine mögliche musikalische Entwicklung im Abschnitt A wird durch einen neuen Rhythmus unterbrochen (Abschnitt B, Takt 9), welcher wiederum durch eine andere Spielart gestört wird (Abschnitt Coda, Takt 33). Aus diesem Grund ist im gesamten Beispiel Nr. 1 ein fragmentierter Charakter ersichtlich (Takte 1–8; Takte 9–18; Takte 19–32; Takt 33). Dieses zerstückelte Spiel kann auch in Beispiel Nr. 3 beobachtet werden, wo Abschnitt A vom Patienten abrupt am Ende des ersten Systems abgebrochen wird und es einen Wechsel zu einem völlig neuen Spiel gibt. Beispiel Nr. 2 zeigt zwar eine kontinuierliche und gleichförmige Rhythmus- und Melodielinie, dennoch lassen sich noch keine musikalischen Einheiten aufgrund des generellen Fehlens von Phrasierung oder Struktur finden. Es ist offensichtlich, dass »sensorial play« durch die motorische Handlung des abwechselnden Spiels mit linker und rechter Hand bestimmt werden kann (siehe hierzu Beispiel 2: Takte 1–13 und im Beispiel Nr. 3: Abschnitte B und C). Der repetitive Charakter des »sensorial play« wird noch deutlicher im Beispiel Nr. 4, in welchem die a- (Takt 1) und b-Motive (Abschnitte B und C) mehrmals ohne weitere Entwicklungen wiederholt werden.

Ein weiterer signifikanter Faktor für »sensorial play« ist, dass das Ende einer Improvisation vom Patienten nicht musikalisch vorbereitet wird (s. Beispiel Nr. 1). Im Beispiel Nr. 3 erlaubt der Patient keinen gemeinsamen Beginn mit dem Therapeuten und fängt ohne Vorbereitung und ohne Bezug zum Therapeuten sein Spiel an. In Beispiel Nr. 2 wird die Improvisation abrupt durch den Patienten abgebrochen, der Therapeut spielt eine Kadenz, um die Musik abzuschließen (Takte 14–15). Durch Glissandi wird das Ende in Beispiel Nr. 4 eingeleitet und auch hier spielt der Therapeut eine Kadenz, um dem Ende eine Struktur zu geben (Takte 28–30).

Der Therapeut versucht der Improvisation Form zu geben und spielt zum »sensorial play« des Patienten in den Beispielen Nr. 2, 3 und 4 klare musikalische Phrasen. Die Richtung im Spiel stammt aus dem musikalisch angebotenen Material, und es ist deutlich, dass der Therapeut die »Rolle der rechten Hand« übernimmt. Im Beispiel Nr. 2 gibt es eine musikalische Entwicklung, über die der Patient sein repetitives, endloses Spiel präsentiert. Es fällt auf, dass das Metrum des Patienten von dem des Therapeuten getrennt ist (Takte 1–13), was andeutet, dass der Patient sich nicht in die Musik des Therapeuten einstimmen kann oder will, obwohl der Therapeut eine klare musikalische Struktur anbietet (Takte 1–15). Dies stellt einen direkten Bezug zum Beispiel Nr. 1 her, wo auch keine Struktur in der Musik des Patienten vorhanden ist. Das Nicht-Miteinander-Spielen wird in Beispiel Nr. 3 fortgesetzt, in welchem der Therapeut erneut eine musikalische Struktur zur Verfügung stellt. Es entwickelt sich ein Frage-und-Antwort Spiel, in das der Patient nicht einsteigen kann oder möchte, und wieder spielen die beiden musikalischen Parteien unabhängig voneinander. Nur im Beispiel Nr. 4 kann man das Übernehmen der »Rolle der rechten Hand« von Seiten des Patienten beobachten. Dennoch bleibt es ein repetitives Spiel, das der Therapeut durch die doppelt punktierten Rhythmen in Abschnitt B auffüllt. Die Evolution einer möglichen musikalischen Form basiert auf der Musik des Therapeuten, an welches das Spiel des Patienten sich vergeblich anzupassen versucht.

»Moments of synchronicity« tauchen in den Beispielen Nr. 5 und 6 auf. Hier gibt es eine klare rhythmische Entwicklung, die in der Musik des Patienten und des Therapeuten im gleichen Moment erscheint (Beispiel Nr. 5: Takte 2–25 und Beispiel Nr. 6: ab Takt 19). Diese rhythmische Entwicklung gibt der Improvisation darüber hinaus Struktur.

In Beispiel Nr. 5 entsteht kraftvolle, pulsierende Musik, an welcher sowohl Patient als auch Therapeut beteiligt sind (Takte 2–21). Beide übernehmen die »Rolle der rechten und der linken Hand« und arbeiten zusammen. Es gibt einen gemeinsamen Prozess, in dem pulsierende Musik in die Dunkelheit hinaus fließt, donnerndes Spiel (was als »Die Dunkelheit« bezeichnet wird), das durch den Patienten abgeschlossen wird und woraus ein sich abwechselndes, dialogierendes Spiel entsteht.

In Beispiel Nr. 6 kann das Auftreten eines »moment of synchronicity« deutlich in der chromatischen Musik gehört werden, in der Patient und Therapeut zusammen und dennoch autonom spielen (ab Takt 19). Dieses chromatische Spiel entwickelt sich weiter in Richtung pulsierender Toccata-ähnlicher Musik. Ein spezifischer Bestandteil dieser Notenbeispiele ist das kraftvolle, dynamische Spiel während der »moments of synchronicity«.

»Musical form« zeichnet sich nun ab und taucht erstmals in Beispiel Nr. 7 auf, in welchem der Therapeut ein Ostinato einführt, während der Patient eine Chaconne spielt (Takte 3–24). Es ist auffällig, dass der Patient nun zum ersten Mal seinen Anfangston der Melodie länger klingen lässt, um die Musik sich von dort entwickeln zu lassen. Phrasierungen sind in der musikalischen Form deutlich präsent, was den musikalischen Fragmenten Struktur hinzufügt. Es gibt

eine klare Melodie, eine thematische Entwicklung und ein Gespür für die Richtung. Das musikalische Motiv (Takt 3) wird mehrmals wieder aufgenommen und variiert. Das gibt der Musik eine Beständigkeit durch die musikalische Erinnerung an das Motiv.

Die Abschnitte A (Takte 3–7) und B (Takte 13–15) sind auch eine Weiterentwicklung mit Variation. Hier übernimmt der Therapeut die »Rolle der linken Hand« in einer neutralen Haltung, während der Patient in der »Rolle der rechten Hand« den musikalischen Raum vollständig erforscht. Es ist weiterhin interessant, dass der Therapeut das Ostinato in Takt 20 verändert und damit intuitiv der melodischen Linie des Patienten folgt. Dies ist ein weiterer Ausdruck oder die Bestätigung dessen, dass Patient und Therapeut an dieser Stelle ein musikalisches Team sind.

Interpretation des therapeutischen Prozesses auf der Basis der Begriffe »sensorial play«, »moments of synchronicity« und »musical form«

»SENSORIAL PLAY«

Der Patient:
In den ersten vier Beispielen zeigt der Patient zwei verschiedene Spielarten: nämlich fragmentiertes (Beispiel Nr. 1) und repetitives Spiel (Beispiele Nr. 2, 3 und 4). Im Beispiel Nr. 1 spielt der Patient in einer Art, die als eine bestimmte Entwicklung zu einer musikalischen Phrase oder Form gehört werden könnte, wenn der Patient diese Musik nicht durch unerwartete und abrupte Abbrüche während der ganzen Zeit fragmentieren würde. Diese Teile des zerstückelten Spiels stehen in keiner Beziehung zu dem, was davor geschah oder danach folgt.

Die Musik in den nächsten drei Beispielen (2, 3 und 4) lässt sich durch die Wiederholung musikalischer Zellen charakterisieren. In diesem repetitiven Spiel sind die Töne voneinander isoliert, sie sind getrennt von den vorhergehenden und den folgenden Tönen (Beispiel Nr. 2: Takte 1–13). Es gibt ausschließlich Wiederholungen und keine rhythmischen oder melodischen Entwicklungen oder Dynamik. Weder im fragmentierten noch im repetitiven Spiel kann man einen Anfang oder ein Ende erkennen.

Es ist deutlich, dass der Patient im Beispiel Nr. 1 nicht in Lage ist, den inneren Klang vorauszuhören (»anticipating inner sound«). Im Beispiel Nr. 3 kann er nicht mit dem Therapeuten gemeinsam beginnen. Das bedeutet, dass es keinen Impuls gibt, von wo aus sich etwas musikalisch entwickeln könnte. Die abrupten Abbrüche der Improvisation in den Beispielen Nr. 2 (Takt 13) und 4 (Takt 29) passieren willkürlich, das Ende wird nicht musikalisch oder mental vorbereitet. Der Patient bricht entweder plötzlich ab (Beispiel Nr. 2: Takt 13) oder macht es durch das Spielen von Glissandi unmöglich, der Improvisation ein Ende zu setzen (Beispiel Nr. 4: Takt 30). Das Gespielte kann nicht nachklingen oder innerlich verbleiben.

Das Fehlen einer wechselseitigen Verbindung der Takte und einer rhythmischen oder melodischen Entwicklung, sowie die Unfähigkeit das Spiel gedanklich einzuleiten oder abzurunden legen nahe, dass es keine innere Erfahrung in Bezug auf das entstandene musikalische Material gibt. Es scheint, als sei es nur Folge von eher automatischen Bewegungen der Hände, ohne eine Verbindung zu Wahrnehmung oder Intentionalität des Patienten. Der Ausdruck im Gesicht des Patienten lässt vermuten, dass keine emotionale Verbindung mit der gespielten Musik entsteht. Alles erscheint außerhalb des Patienten, er ist nicht in der Lage, sich sein musikalisches Spiel anzueignen. Offensichtlich besteht hier ein Zusammenhang mit der Angst des Patienten aus seinem narzisstisch-problematischen Zustand in eine Abhängigkeitsposition innerhalb der therapeutischen Beziehung zu geraten und dadurch in das Unbekannte der Musik vorzudringen. Der Patient zeigt durch abrupte Abbrüche der Musik und durch die Gleichgültigkeit seines Spiels und seiner Haltung, dass diese Bewegung hin zum Unbekannten noch zu bedrohlich ist.

Der Patient ist darüber hinaus nicht in der Lage, etwas über das entstandene musikalische Material zu sagen. Seine verbalen Äußerungen fragmentiert er durch das Spielen unerwarteter, einzelner Töne. Zwischen Spielen und Sprechen gibt es keine klare Zäsur. Dies illustriert den amorphen Charakter der Musik des Patienten.

Weiterhin leistet der Patient aktiven Widerstand gegen die freie Improvisation durch das Einführen einer Komposition »Für Elise«. Mit ihr verwandelt der Patient die Musiktherapiesitzung in Musikunterricht und den Musiktherapeuten in einen Musiklehrer. In Beispiel Nr. 2 (Takte 1–13) demonstriert der Patient eine provokative Unlust, was ebenso als Ausdruck von Widerstand gedeutet werden kann. Darüber hinaus möchte der Patient den Rahmen der Musiktherapiesitzungen kontrollieren, indem er durch sein Zuspätkommen oder seine Androhung, die therapeutische Behandlung abzubrechen, entscheidet, ob die Sitzung stattfindet oder nicht.

In den vier Beispielen findet sich keine intersubjektive Beziehung zwischen Patient und Therapeut und kein einziger musikalischer oder visueller Kontakt oder eine erkennbare Bezogenheit. Die lässige Haltung des Patienten (und ebenso des Therapeuten) zeigen die Unfähigkeit oder den Unwillen, in das musikalische Spiel oder die therapeutische Beziehung zu investieren. Der Gesichtsausdruck des Patienten drückt Angst und Unsicherheit aus. Die Abwesenheit von Intersubjektivität lässt sich sehr gut in Beispiel Nr. 3 in der Einführung des Spiels beobachten.

In den Beispielen Nr. 2, 3 und 4 kommen die Spieler zu keiner Gemeinsamkeit in der Klangfarbe. Nicht einmal der Therapeut schafft es, seine eigene Klangfarbe in irgendeiner Art an die des Patienten anzupassen. Besonders deutlich erlebt der Therapeut im Beispiel Nr. 2 (Takte 1–13), dass sein Klang nicht dem des Patienten entspricht. Er kann nicht an dessen Spiel anknüpfen und kann weder mit dem Patienten als auch mit sich selbst eine Resonanz erzeugen. Gleiches gilt für den Patienten. Auch er vermag es nicht mit sich selbst, dem Therapeuten oder dem musikalischen Spiel in einer wie auch immer gearteten Verbindung zu sein.

Der Therapeut:
In den vier dargestellten Beispielen existiert der Therapeut nicht als ein Gegenüber für den Patienten. Es wird keine einzige Interaktion möglich.

In Beispiel Nr. 2 fühlt sich der Therapeut vollkommen gefangen in der therapeutischen Beziehung. Seine Aktionen und Interventionen leiten sich aus der Zerbrechlichkeit der therapeutischen Beziehung, sowie der Unsicherheit und Angst des Patienten ab. Aus diesem Grunde kann der Therapeut nicht das spielen, was er eigentlich möchte. Nach der Improvisation drückt sich die Angst des Patienten in der betont lässigen Haltung des Therapeuten aus, welche als ein Resultat der Angst dem Patienten zu nahe zu kommen, angesehen werden kann. Der Therapeut kann dem fragmentierten oder repetitiven Spiel des Patienten keine Form geben oder aufrechterhalten, weder musikalisch noch psychisch. In Beispiel Nr. 2 (Takte 1–13) wird der Therapeut musikalisch in das »sensorial play« des Patienten förmlich hineingezogen. Er beginnt zu klimpern und endet in sinnlosem, unzusammenhängendem und endlosem Spiel.

In den verschiedenen Improvisationen versucht der Therapeut, seine und die Musik des Patienten zu halten, in dem er die letzte Note oder den letzten Akkord ausklingen lässt. Dies macht der Therapeut, um eine die Erinnerung an das gespielte Material aufrecht zu erhalten und um einen möglichen Übergang zu nachklingender Stille zu schaffen bzw. einen psychischen Raum zu kreieren, in dem das Gespielte gehalten werden kann. Der Therapeut erlebt die Musik des Patienten als endlos und leer.

»Moments of Synchronicity«

Der Patient:
»Moments of synchronicity« im Spiel des Patienten entstehen in den Beispielen Nr. 5 und 6. Im Beispiel Nr. 5 entwickeln sich eine neue Atmosphäre und eine andere Klangfarbe, die als »Dunkelheit« charakterisiert werden könnte.

Im Spiel des Patienten taucht eine musikalische Struktur auf (Beispiel Nr. 5: Abschnitt A, Takte 2–21, 22–24; Abschnitt C Takt 25 und Sekunden 36–48" sowie Abschnitt D ab Sekunde 48"), die vom Therapeuten aufgenommen und verstärkt wird. Dadurch wird es dem Patienten möglich, ein eher aggressiv gefärbtes und dynamisches Spiel fortzuführen.

Der Patient erlaubt sich, eine eigene Klangfarbe herzustellen und muss aber nicht abbrechen, obwohl er unter Umständen mit traumatischem Material in Berührung kommen könnte. Beide Spieler entwickeln eine innere Erfahrung von Freiheit und Autonomie, die sie miteinander teilen. Die Angst des Therapeuten, dass der Patient sich in aggressiven oder destruktiven Impulsen verlieren könnte, verschwindet augenblicklich. Dem Patienten gelingt es, der Dynamik zu folgen, und auf diese Weise kann er der Musik eine gewisse Form geben, wenngleich er auf die Unterstützung des Therapeuten angewiesen ist. Der »moment of synchronicity« in den Beispielen Nr. 5 (Takte 4–15) und 6 (ab Takt 19 bis zum Ende) erscheint für beide Spieler absolut unerwartet. Die Musik entwickelt sich aus sich selbst heraus, so als ob die Spieler keinerlei Kontrolle darüber haben.

Der pulsierende und rhythmische Charakter der Musik tritt deutlich hervor (Beispiel Nr. 5: Takte 2–11 und Beispiel Nr. 6: ab Takt 19 bis zum Ende). Obwohl die Musik auf einem Harmonie-Instrument wie dem Klavier gespielt wird, ist das Zusammenspiel eher vom Rhythmus geprägt. Es kommt zu einem komplexen rhythmischen Spiel mit Offbeats und Akzentwechseln auf Seiten des Therapeuten (Beispiel Nr. 6: Takt 19 bis zum Ende). Beide Spieler sind überrascht von der Art der Musik und genießen sie offensichtlich.

Die hörbare Stille in Beispiel Nr. 5 (Abschnitt C: Sekunden 46–48") ist beeindruckend. Die Musik klingt hier langsam in »Dunkelheit« aus, wodurch eine leichte Ruhe entsteht und sich ein abwechselndes melodisches Spiel anschließt. In Beispiel Nr. 6 kann der Patient seine Grenze spüren und andeuten, indem er es schafft, die Improvisation durch gekonnte Abrundung zu beenden. Dennoch kann man das Vorhandensein musikalischer Form noch nicht bestätigen, weil die musikalische Entwicklung ausschließlich auf rhythmischer Ebene stattfindet und sich nicht auch im harmonischen oder melodischen Spiel fortsetzt.

In den »moments of synchronicity« kommt das Subjektive zum Vorschein. Patient und Therapeut sind zwei gleichberechtigte Menschen, die zusammen spielen. Der Therapeut wird ein Subjekt in der Beziehung zum Patienten, und die häufig von ihm gesuchten Blickkontakte zum Therapeuten bestätigen das Zusammenspiel. In beiden Beispielen kann man den »moment of synchronicity« ebenso im körperlichen Ausdruck beider Spieler entdecken. Patient und Therapeut bewegen sich synchron zum Takt der pulsierenden, dynamischen Musik.

Im Beispiel Nr. 6 kurz vor dem »moment of synchronicity« tanzen die Finger beider Spieler (Takte 8–18). Es ist wie ein Fingerballet, eine Ouvertüre zu einem Tanz. Das bereitet dem Patienten ein großes Vergnügen, was sich auch in seinem Gesichtsausdruck widerspiegelt.

Der Therapeut:
In den »moments of synchronicity« fühlt sich der Therapeut als eine autonome Person, die sich von der Musik leiten lassen kann und nicht länger in der Übertragung oder in der angespannten Haltung des Patienten gefangen ist. Der Therapeut kann von dem vorsichtigen Spiel ablassen, die bedingt durch die Abhängigkeit der Übertragung des Patienten zunächst notwendig gewesen war. Der Therapeut erlebt nun, dass der Patient innerhalb des intersubjektiven Therapiebereichs deutlich mehr zulassen kann. Er spürt, dass er den Patienten nun nicht mehr »verlieren« würde, wenn das Spiel dynamischer wird. Der Patient kann sich nun in die Musik begeben und sich ihr auch anvertrauen, wofür das Spiel mit Offbeat-Rhythmen und Akzenten ein klarer musikalischer Ausdruck ist. Der Therapeut erlebt ein befriedigendes Gefühl durch diese Art des Musizierens, und das spiegelt sich auch in seinem dynamischen Spiel wider.

Musical form

Das Konzept der musikalischen Form kann erstmals in Beispiel Nr. 7 – direkt an den »moment of synchronicity« in Beispiel Nr. 6 anschließend – beobachtet werden. Denkbar ist, dass es dieser »moment of synchronicity« war, dem die Entstehung der »musical form« zu verdanken ist.

Der Patient:
Er erlaubt sich ein kurzes, aber nötiges Voraushören des inneren Klangs, von wo aus sich die erste Note einer tonalen Melodie entwickelt. Die Melodie ist in eine harmonische Struktur eingebettet, die

der Therapeut dem Patienten zur Verfügung stellt, nämlich dem Ostinato, welches der Patient in den vorherigen Sitzungen kreiert hatte (Beispiel Nr. 7: Takte 1–24). Der Patient übernimmt eindeutig die »Rolle der rechten Hand« und entwickelt ein autonomes musikalisches Spiel, indem er sich vom musikalischen Ostinato des Therapeuten tragen lässt. Dies bedeutet so viel wie das Zulassen von Abhängigkeit.

Die Musik des Patienten atmet durch die natürliche Phrasierung seiner Melodie. Diese Tonfolge verfolgt mühelos eine Richtung, und es wird deutlich, dass der Patient sich durch die Musik leiten lässt und von dieser inspiriert wird. Jedes musikalische Fragment und jede Note stehen in Bezug zu den vorangegangen und den folgenden Tönen. Es ist eine lineare Entwicklung, was die Fähigkeit musikalische Gedanken zu entwickeln auf Seiten des Patienten bestätigt.

Es entsteht eine musikalische Improvisation, die alle musikalischen Elemente enthält. Es gibt einen klaren Anfang, melodische Themen und Variationen, Dynamik, strukturierte musikalische Phrasen, Pausen und Phrasierungen, Spannung und Auflösung, das Umspielen einer Note, musikalische Wiederaufnahme und eine innere musikalische Struktur.

Der Patient kann sich seine gespielte Musik aneignen und erlebt sie nicht mehr als fremd. Deshalb kann er das Erlebte und die Musik verbal reflektieren.

Der Therapeut:
Beeinflusst von der Gegenübertragung übernimmt der Therapeut die »Rolle der linken Hand« im wörtlichen wie auch im bildlichen Sinne. Dadurch, dass der Therapeut das Ostinato des Patienten spielt, wird es diesem ermöglicht, seine eigene Melodie darauf aufzubauen (Beispiel Nr. 7: Takte 3–24). Die linke Hand, der Therapeut, hält sich musikalisch neutral und wird Zeuge der sich entwickelnden Form in der Musik des Patienten (Beispiel Nr. 7: Takte 1–24). Darüber hinaus kann der Therapeut den emotionalen Gehalt der Musik empfinden und erlebt von der ersten Note an, dass der Patient sich dieser Musik bemächtigen kann. Sich selbst kann der Therapeut als Subjekt in Relation zum Patienten wahrnehmen.

Dieser Einzelfall hat gezeigt, dass Musik die Kapazität hat, zahllose Möglichkeiten zu eröffnen, um die unbeschreibbaren Aspekte der menschlichen Psyche zu berühren. Verursacht wird dies durch die wortlose Erfahrung einer Einheit, die einen psychotischen Patienten, der sich in seiner einsamen Welt gefangen hält, fasziniert, und sich dennoch auf eine spielerische, künstlerische Erfahrung in der Musiktherapie einlassen kann. Durch den Austausch von Klängen, Bildern und Worten kann etwas entstehen, das ihn von der entfremdeten Sicherheit seines unflexiblen inneren Skripts befreit und es durch die vorübergehende Freude an einer kleinen Melodie ersetzt. Auf diese Weise ist Musiktherapie eine einzigartige Behandlungsmethode für psychotische Patienten.

Literatur

Bion, Wilfried R. (1967): Second Thoughts. Selected Papers on Psycho-Analysis. London (Maresfield Library).

De Backer, Jos (1996): Regression in music therapy with psychotic patients. Nordisk Tidsskriftfor Musikkterapi 5, 24–30.

De Backer, Jos; Van Camp, Jan (2003): Herhaling en muzikale vorm in de psychose. In: Smet, Johan, Van Bouwel, Ludi en Vandenborre, Rudi (Hg.): Spreken en Gesproken Worden. Psychoanalyse en Psychosen. Leuven (Garant) S. 163–180.

De Backer Jos (2005): Music and Psychosis. The transition from Sensorial Play to Musical Form by psychotic patients in a music therapy process. Unpublished doctoral dissertation, University of Aalborg.

Dührsen Sabine (1999): Handlung und Symbol: Ambulante analytisch orientierte Therapie mit Psychosepatienten. Göttingen (Vandenhoeck & Ruprecht).

Fonagy Peter; Target Mary (1996): Playing with Reality. Part I: Theory of Mind and the normal Development of Psychic Reality. International Journal of Psychoanalysis 77, 217–233.

Fonagy Peter; Target, Mary (2000): Playing with Reality. Part III: The Persistence of dual Psychic Reality in Borderline patients. International Journal of Psychoanalysis 81, 853–874.

Freud, Sigmund (1925): Die Verneinung. Gesammelte Werke, Band XIV. Frankfurt (Fischer).

Lacan, Jacques (1955): On a Question premilary to any possible Treatment of Psychosis. In: Ecrits: A Selection. London (Tavistock/Routledge).

Lacan, Jacques (1981): Le Séminaire, Livre III, Les Psychoses (1955–1956). Texte établi par Jacques-Alain Miller. Paris (Seuil).

Metzner, Susanne (2001): Psychoanalytische Musiktherapie. In: Decker-Voigt, H.-H. (Hg.): Schulen der Musiktherapie. München (Ernst Reinhardt).

Ogden, Thomas H. (1997): Reverie and Interpretation. Sensing Something Human. New Jersey (Jason Aronson).

Peuskens Jozef; Pieters Guido; Vermote Rudi (1988): Psychofarmaca in de Behandeling van Psychotici. Verpleegkundigen en Gemeenschapzorg 1, 26–33.

Rosenfeld, Herbert (1971): Contribution to the Psychopathology of Psychotic States. In: Doucet, P.; C. Laurin (Hg.): Problems of Psychosis. Amsterdam (Excerpta Medica) S. 103–118.

Smet, Johan; Van Bouwel, Ludi; Vandenborre, Rudi (Hg.): Spreken en Gesproken Worden. Psychoanalyse en Psychosen. Leuven (Garant).

Tustin, Francis (1990): The Projective Shell in Children and Adults. London (Karnac Books).

Van Bouwel, Ludi (2003): Van een projectiescherm naar een mentale ruimte: Residentiële psychotherapie met jonge psychotische patiënten. In: Smet, J.; Van Bouwel, L.; Vandenborre, R: (Hg.): Spreken en Gesproken Worden. Psychoanalyse en Psychosen. Leuven (Garant) S. 119–144.

Van Camp, Jan (2003): Tijd en tijdloosheid in de psychose. In: Smet, J.; Van Bouwel, L.; Vandenborre, R: (Hg.): Spreken en Gesproken Worden. Psychoanalyse en Psychosen. Leuven (Garant) S. 145–163.

Von Klippe zu Klippe geworfen, jahrlang ins Ungewisse hinab

Musiktherapie und Depression

Susanne Metzner

Doch uns ist gegeben
Auf keiner Stätte zu ruhn;
Es schwinden, es fallen
Die leidenden Menschen
Blindlings von einer
Stunde zur andern,
Wie Wasser von Klippe
Zu Klippe geworfen,
Jahrlang ins Ungewisse hinab.

Aus dem Schicksalslied von Johannes Brahms, Text Friedrich Hölderlin

Erste Therapiesitzung

Frau Lange, eine zierliche, 74 jährige Patientin mit blaugrauen Augen und strohfarbenem, ordentlich gekämmtem aber offenbar lange nicht gewaschenem Haar, betritt zusammen mit mir den Musiktherapie-Raum in der psychiatrischen Klinik, schaut sich flüchtig um und steuert dann mit etwas schwerfälligen Schritten auf einen Stuhl zu, der neben dem Klavier ganz am Rande des Raumes steht, und setzt sich. Mit einem Blick, der Frage und Mühsal zugleich enthält, schaut sie mir zum ersten Mal, seit wir uns begegnet sind, direkt ins Gesicht. Erwartet sie, dass ich mich ans Klavier setze, um ihr etwas vorzuspielen? In mir entsteht ein eigentümlich verstocktes Gefühl. Verstockt in mehrfacher Hinsicht: Es ist ein Gefühl einer muffig-hölzernen Bewegungsunfähigkeit und zugleich eines steckengebliebenen Trotzigseins. Kein Zustand, in dem mir nach Klavierspielen zumute ist. Ich muss mich aufraffen, um sie freundlich zu fragen: »Sie möchten, dass ich Ihnen etwas vorspiele?« Währenddessen setze ich mich langsam und wie unter Zwang auf den Klavierhocker – innerlich hoffend, dass mir durch den Zeitgewinn ein Einfall kommt, wie ich mich aus dieser unfreiwilligen Situation wieder befreien kann. »Deswegen haben Sie mich ja wohl hierher gebracht, Sie sind doch Musiktherapeutin, sogar Professorin«, antwortet sie mit leiser Stimme. Immer noch fällt mir nichts ein, in meinem Kopf bewegt sich nichts.

Es sind Gefühle, die im Zusammenhang mit der Antriebslosigkeit und Sinnlosigkeit stehen. Erst im Nachhinein werden mir differenzierte Begriffe dazu einfallen: beklemmend unbeweglich, unterschwellig vorwurfsvoll, nicht eigentlich öd und leer, sondern eher voll gestopft, festsitzend und darum so unerträglich lahm. Zunächst jedoch geht es darum, das Gefühlskonglomerat als Ganzes erst einmal anzunehmen, was in jeder Depressionsbehandlung aufs Neue eine Herausforderung für mich ist. Um das festsitzende Geschehen als Anknüpfungspunkt für die Behandlung nehmen zu können, bin ich im Moment zunächst darauf bedacht, mich nicht gänzlich damit zu identifizieren und lähmen zu lassen, aber gleichzeitig die Patientin mit ihrem Leid auch nicht zurückzuweisen, indem ich diese Gefühle ignoriere oder überspiele.

Anstelle einer Antwort öffne ich also langsam den Klavierdeckel. Mir schlägt ihr ungewaschener Geruch entgegen, der mir draußen auf dem Gang, als ich die Patientin von der Station abgeholt hatte, nicht als so stark aufgefallen war. Ihre ordentlich wirkende Kleidung – karierter Faltenrock, Bluse mit Pullover darüber – lassen erahnen, dass sie sich um ihre äußere Erscheinung bemüht. Mein Bemühen um Wohlwollen vermag die sich ausbreitenden aversiven Gefühle nicht einzugrenzen. Vielleicht merke ich den Geruch nicht mehr, wenn ich einfach spiele, versuche ich mich innerlich zu überreden, aber meine Finger, Hände, sogar die ganzen Arme fühlen sich lahm an, wie eine Last, und ich merke, dass ich diese Last nicht einfach abschütteln kann. Also lasse ich meine Hände auf dem Schoß liegen. Mein linker Fuß findet das Pedal des Klaviers, das der Dämpfung der Töne dient, drückt es leicht nach unten, rutscht dann ab und lässt das Pedal dadurch wieder hochschnappen. Das macht ein dumpfes Geräusch, das wie ein unterdrückter Schlag klingt. Es gibt einen kurzen Nachhall. Ich mache das noch einmal. Nun ist es eindeutig, dass es kein Versehen war. Ich schaue Frau Lange nicht an, sondern starre auf das Holz des Klaviers vor mir. Die Oberfläche, die Farbe, die Maserung. Es ist ein billiges Klavier, geht mir durch den Kopf. Ich seufze innerlich, frage mich aber auch, warum mir das nun gerade in diesem Moment auffällt.

In mir entsteht die Fantasie einer Musik, die einzig aus diesem Pedalgeräusch entsteht. Unterdrückter Schlag, noch einer, und dann einfach nichts mehr.

Frau Lange sagt, dass es sich nicht gehören würde, das Pedal schnappen zu lassen. Die Stimme der Patientin klingt jedoch nicht so streng und zurechtweisend, wie nach dem Inhalt der Worte zu vermuten gewesen wäre. Dieser kleine Anflug von Weichheit lässt mich eine Antwort finden, nämlich dass sich im Leben furchtbar vieles nicht gehören würde. Mutig geworden, ergänze ich, dass es auch sein könne, dass man das Ungehörige in einem bestimmten Moment als das einzig Richtige empfindet. Und auch dass dieser Therapieraum hier schon einiges Unerhörtes ausgehalten hat. Das alles klingt etwas banal, fungiert jedoch als eine Art Fluchtpunkt.

Wieder eine Pause, die mir erst angenehm, nach einer Weile aber zunehmend belastend vorkommt. Es ist Frau Lange, die das Schweigen löst, indem sie mich fragt, ob es hier keine Noten gäbe. Auch ein Fluchtpunkt? Der darin enthaltene Vorwurf amüsiert mich ein bisschen, aber ich nehme die Frage ernst. Schließlich ist es ja auch eine Leistung der Patientin den beklemmenden Zustand des Schweigens zwischen uns zu beenden, und sie kann es ja auch tatsächlich nicht wissen. So kann ich die Frage einfach verneinen und die Gelegenheit nutzen, Frau Lange über die Möglichkeiten in der Musiktherapie zu informieren. Am Ende der Erläuterungen ist auch die vereinbarte Zeit von 30 Minuten fast abgelaufen, sodass wir die Sitzung beenden und ich die Patientin zurück zur Station begleite. Wir verabreden uns für die nächste Sitzung in fünf Tagen.

Interpretation I

In der ersten Therapiesitzung von Frau Lange ist noch kein wirklicher Behandlungsvertrag geschlossen, geschweige eine Indikation für ein aktives oder rezeptives Verfahren der Musiktherapie getroffen. Zu spärlich sind die Informationen, zu gering scheinen die Möglichkeiten der Patientin, sich an der Kontraktgestaltung zu beteiligen. Dennoch reicht das vorliegende Material aus, einige, wenn auch vorläufige Einschätzungen über die Situation vorzunehmen.

Die Patientin, die sich trotz ihrer Depression auf eines der im Raum befindlichen Instrumente, auf das Klavier, zubewegt hat, ist möglicherweise etwas irritiert, dass ich als Therapeutin ihr nicht von mir aus etwas vorspiele. Es entsteht eine Situation, in der es noch in der Schwebe ist, wie es weitergehen wird, insbesondere auch durch mein nondirektives und weitgehend abstinentes Verhalten als Therapeutin.

Aus psychoanalytischer Sicht können die emotionalen Reaktionen der Therapeutin – in diesem Fall die Gefühle der Lähmung, des Unwillens, der Aversion, der Unlebendigkeit – als Gegenübertragungen angesehen werden bzw. als Reaktionen auf die Mitteilungen den Patientin. Die aus der Gegenübertragung resultierende, gleichzeitig jedoch auch zufällige (?) Handlung, das Klavierpedal schnappen zu lassen, und das Geräusch verändern augenblicklich für beide Interaktionspartnerinnen die bis dahin richtungslose Situation, geben ihr Bezugspunkt und Ausrichtung. Zum einen entwickelt die bis dahin mehr oder weniger mit der Unbeweglichkeit der Situation beschäftigte Therapeutin eine Fantasie, nämlich die Vorstellung einer ungewöhnlichen Musik. Und zum andern, was nicht unbedingt zu erwarten war, reagiert die Patientin, indem sie sich auf das Ereignis bezieht und sich über ihr Denken und ihre Erwartungen verbal äußert. Es sind winzige Ansätze der Bewegung und der Gestaltung darin zu erkennen, die direkt an das emotionale Erleben anknüpfen, aber auch auf eine Konfrontation zusteuern. Das Banale in den Äußerungen der Therapeutin wirkt dem neutralisierend entgegen und mildert das Konfrontative etwas ab. Die Notwendigkeit eines objektiven und darum auch neutralen Dritten zwischen ihnen, wird sozusagen bestätigt, indem die Patientin nach den Noten fragt. Die Therapeutin vollendet die Wendung zum Rationalen, was insofern zu diesem Zeitpunkt als konstruktiv zu werten ist, als dass es in der Behandlung depressiver Patienten um einen Balanceakt geht: Ein nur wenig strukturiertes Vorgehen, das am ehesten die intrapsychische und interpersonelle Realität zutage zu befördern vermag, kann jedoch an die Wertvorstellungen der Patienten stoßen und daher leicht zur Entwertung der Therapie oder der Therapeutin führen. Hingegen fördert ein stärker strukturiertes Vorgehen zwar in der Regel zunächst die Zuversicht, dass die Therapie von Erfolg gekrönt sein würde, führt jedoch auch zur Anpassung der Patientin an die vermeintlichen Erwartungen ihrer Therapeutin, was letztlich kein Gewinn für die zukünftige eigenständige Lebensgestaltung darstellen würde. (vgl. Tonn 2003)

Musiktherapeutisches Konzept

Psychoanalytische Musiktherapie wird hier als ein Behandlungsansatz verstanden, bei dem sich der therapeutische Prozess durch das interaktionelle Aushandeln innerseelischer Vorgänge und deren Bearbeitung in der musikalischen und außermusikalischen Übertragungsbeziehung konstituiert. Die zentrale Hypothese ist, dass ein latenter, lebensgeschichtlich geprägter Sinn manifeste Erscheinungen evoziert und modelliert und zwar unter Berücksichtigung der für das Ich notwendigen Abwehr, der Grenzen der Darstellbarkeit, der individuellen Gestaltungspotenzen und der Plastizität der Außenwelt. Symptome, so auch diejenigen, die zum Störungsbild der Depression gehören, werden nach dieser Auffassung als sinnvolle, äußere, wenn auch nicht immer leicht durchschaubare Erscheinungen für ein unbewältigtes psychisches Geschehen aufgefasst. Sie erübrigen sich, wenn ihre Ursachen, d.h. unbewusste Konflikte in der therapeutischen Beziehung wiederbelebt, erkannt und durchgearbeitet sind. Dennoch wäre es zu kurz gegriffen, hier das Prinzip einer einfachen Kausalität von Ursache und Wirkung anzunehmen, vielmehr geht es um einen Sinnbegriff, der gerade nicht der Frage »warum« zugeordnet werden kann.

Zunächst einmal sind Sinn und Bedeutung nicht unabhängig von den Kontextbedingungen zu sehen. Zudem wird Sinn nicht immer gefunden, sondern er wird einem Gegenstand, einer Situation auch gegeben. In der therapeutischen Beziehung ist er das Ergebnis von längeren, wechselseitig gestalteten Abstimmungsvorgängen von Therapeutin und Patientin und einem gemeinsamen sich daraus entwickelnden emotionalen Verstehensprozess. Dieser spielt sich sowohl im Gespräch als auch in den mimisch-gestischen oder auch musikalischen Interaktionen ab.

Musiktherapie kann daher in Ergänzung zu der o.g. Definition auch als ein Behandlungsansatz verstanden werden, der ästhetisches Empfinden und Denken als notwendige Bedingung für das Zustandekommen und die Gestaltung von Kontakt und Beziehung integriert. Handlungsfähigkeit und Bewusstseinsbildung – dieser Begriff muss sehr weit gefasst werden – sind demzufolge hochgradig verwoben mit ästhetischen Empfindungsqualitäten, die zum einen kognitive Akte (Vorstellung, Reflexion, Erkenntnis u.a.) zum andern soziale Interaktionen als konstitutives Element begleiten (vgl. Metzner 2005). Ästhetisches Empfinden vermittelt zwischen äußeren Eindrücken und inneren Interpretationsmustern. Es beruht auf der gleichzeitigen Wahrnehmung von Welt und eigener Person, d.h. von subjektiv »inneren« Schemata und subjektiv »äußerer« Welt. Während des Improvisierens werden diese vielgestaltigen und doch gleichzeitig ablaufenden Vermittlungsprozesse in besonderer Weise angeregt, d.h. insbesondere durch Extremisierungen der ästhetischen Erfahrung evoziert. Ohne sie würde sich der Mensch seiner sonst vorherrschenden, regulären Zustände nicht gewahr werden. Die daraufhin einsetzende innere Ordnungssuche ermöglicht im Schutz der Therapie die probeweise Dekonstruktion von Gewohnheiten, Denkmustern und Moralvorstellungen.

Doch kann Musiktherapie auch als ein Behandlungsansatz verstanden werden, bei dem mimetisches Handeln und körperlich-sinnliche Interaktionen den therapeutischen Prozess konstituieren. Diese Definition beruht auf der Hypothese, dass Interpretationen der Außenwelt (einschließlich der gesellschaftlichen Bedingungen) nicht nur Produkte einer intrapsychischen Zensur sind, sondern hochgradig verwoben sind mit den ältesten, archaischen Schichten des Subjekts. Anders formuliert: Aus dem Spiel der Relationen und Konstellationen von Klängen, Gegenständen, räumlichen Gegebenheiten und Körpern erwachsen die Konstruktion und die Erfahrung von Wirklichkeit. Anders als in der rationalen Wirklichkeitserfassung, die auf das einzelne isolierte Erkenntnisobjekt bezogen ist und Abstraktion wie auch Verallgemeinerung anstrebt, bleibt Mimesis immer eine Angelegenheit der Besonderheit, verzichtet auf Bestimmtheit und sichert so den Reichtum der Entdeckung von Überraschungen.

Die Einbeziehung von improvisierter Musik in die Therapie führt also im Vergleich zu einer überwiegend verbal organisierten Psychotherapie zu einer eminenten Aufwertung der konkreten, gelebten Existenz, der Impulse, der Einfälle und der Zufälle. Die besondere Betonung – und damit schließt sich der Kreis zum Sinnbegriff – liegt auf dem Erleben von Sinnhaftigkeit. Dies ermöglicht den Übergang von der Vorstellung eines an sich seienden Sinns zur Anerkennung von Sinn in einer dreidimensionalen Ausrichtung. Die Semiotik von Improvisationen umschließt Sinn als Geste der Äußerung (syntaktische Dimension), als Effekt von sozialer Verknüpfung, die von jedem Spieler während des Spiels selbst und eigenverantwortlich hergestellt wird (pragmatische Dimension) und schließlich als Möglichkeit von unbekannten Bedeutungen (semantische Dimension). Der Reiz der musikalischen Improvisation besteht nicht zuletzt auch im Spiel mit Umdeutungen. Im musikalischen Ereignis wird nicht einfach nur sinnhafte Kontur gefunden (z. B. im Zusammenhang mit der Biografie) oder erfunden (z. B. im Zusammenhang mit dem Zufall), sondern in der Auseinandersetzung von körperlicher, psychischer, sozialer und auch gesellschaftlicher Realität wird ein Raum von Bedeutungen nach eigenen Gesetzen hervorgebracht. Musiktherapie, so sehr konzeptuelle Vereinheitlichungen inzwischen auch ausgearbeitet worden sind, bleibt somit letztlich immer eine Angelegenheit der Besonderheit. Darin liegt ihre Chance, vielleicht auch ihr Auftrag innerhalb der Kultur.

Zweite Therapiesitzung

Wieder steuert Frau Lange auf den Stuhl neben dem Klavier zu und setzt sich. Ich hatte sie diesmal nicht von der Station abholen müssen, weil sie inzwischen freien Ausgang genehmigt bekommen hat. An ihrem Äußeren hat sich nichts verändert. An unsere ungewöhnliche Sitzkonstellation – ich sitze wieder am Instrument – habe ich mich zwangsläufig gewöhnt. Der Blickkontakt zwischen uns ist möglich, wird jedoch nicht erzwungen, weil meine natürliche Blickachse sich ja auf das Klavier und nicht auf sie richtet.

Die vor uns liegende Zeit erscheint mir jedoch wie ein gähnendes Loch. Ich befrage die Patientin – ein bisschen zu gewollt – nach ihrem früheren Klavierspiel, von dem ich aus zweiter Hand weiß. Doch die Antworten sind so karg, dass mein (künstlicher) Anlauf im Nichts endet und ich weder einen Eindruck von dem Stand ihres früheren Könnens gewinnen kann noch von ihren musikalischen Vorlieben. Ich versuche es noch einmal anders, hätte mir aber eigentlich schon vorher denken können, dass die Einladung, einmal probeweise meinen Platz am Klavier einzunehmen, ausgeschlagen wird. Das habe keinen Zweck, ist die Begründung.

Ich überlege, dass sich eine Beziehungssituation zwischen uns etabliert, die darin besteht, dass ich in ihrer Fantasie die Expertin bin (jedoch mein musikalisches Können nicht vorführe) und sie dadurch mit dem lange Verlorenen und auch jetzt für sie Unerreichbaren konfrontiere. Zugleich macht sie sich wiederum mit ihrer Verweigerung unerreichbar und führt mir meine Unfähigkeit, den therapeutischen Prozess in Gang zu bringen, vor Augen. Na fein, schießt es mir durch den Kopf, und unmittelbar nach der Ironie folgt eine Welle des Grolls, der Scham und des Misstrauens. Gegenübertragung? Wenn ja, so frage ich mich, handelt es sich wohl eher um eine konkordante oder eine komplementäre Gegenübertragung? Ich spüre dieser Frage eine Weile nach. Dass wir schon wieder eine längere Zeit schweigen, fällt mir nicht unangenehm auf. Vielmehr scheint es ausreichend zu sein, still beieinander zu sitzen und eigenen Gedanken nachzuhängen.

Das Lied »Ich weiß nicht, was soll es bedeuten, dass ich so traurig bin« kommt mir in den Sinn. Ein nicht so selten zitiertes Lied im Zusammenhang mit Musiktherapie, aber diesmal empfinde ich die ruhige Melodie nicht wie sonst als tröstend. Und der Text des sog. Loreley-Liedes von Heinrich Heine, in dem es um Sinnlichkeit, Sehnsucht und Untergang geht, kommt mir wegen der Schönheit und Jugendlichkeit der Loreley im Kontrast zu der alten Frau, die hier bei mir sitzt, sogar zynisch vor. Ich nehme den Einfall aber dennoch zum Anlass, um meine wieder eingetretene Lähmung in den Händen zu überwinden und zumindest etwas am Klavier zu spielen. Ich spiele zuerst einige Akkorde und dann vorsichtig tastend eine ausgedachte Melodie, die ich jedoch vorzeitig zu einem Abschluss bringen muss, weil ich nicht wirklich weiter weiß. Frau Lange fragt mich, ob ich das Lied kennen würde, was ich verneine. »Sie?« frage ich zurück. »Ach – nein«. Die Antwort kommt unerwartet schnell. Sie weicht ganz offensichtlich aus, was ich nicht verstehe, weil ihre Frage positiv erstaunt geklungen hatte. Ich setze nach. »Aus Ihrer Jugend?« »Nein, nein, das kann man nicht kennen.« Ein merkwürdiger Wortlaut ist das, finde ich und bin höchst irritiert. Mir kommt es auch so vor, als wäre da ein heimlicher Stolz.

Ich kann damit im Augenblick nichts anfangen und insistiere nicht weiter. Stattdessen frage ich Frau Lange, ob es genug für heute sei. Nicken. Ob sie gern Begleitung zurück zur Station hätte? (Mein Wunsch ist es, die vereinbarte Zeit von 30 Minuten auszuschöpfen). Wieder ein Nicken. Ich mache einen Terminvorschlag für die nächste Sitzung in zwei Tagen. Sie erwidert daraufhin, sie wüsste nicht, ob sie dann noch da sei. Ich versichere, dass ich den Termin für sie reservieren würde und dann ja sehen werde, ob sie zu mir kommt. Wir erheben uns von den Stühlen, verlassen den Raum, gehen den Gang entlang und die Treppe hinauf zurück zur Station. Ihre Absätze, die hart auf dem Linoleumfußboden klingen, erschüttern mich, aber wir finden ohne Umstände ein gemeinsames Tempo unserer Schritte. An der Stationstür huscht sie direkt in ihr nahegelegenes Zimmer, ohne noch ein Wort oder einen Blick mit mir zu tauschen.

Gedanken nach der 2. Therapiesitzung

In der Nachbereitung der Stunde notiere ich, dass es anscheinend immer wieder um das Unerreichbare, vielleicht auch das Unerreichte ging und dass jegliches Begehren oder gar Aufbegehren ins Stocken geraten sind. Aber die Beziehung zwischen uns ist doppelt determiniert, denn ich übernehme auch Selbstobjekt- und Containerfunktionen, indem ich mich beispielsweise an ihrer Stelle ans Klavier setze und das quälende Nicht-Spielen-Können zu überwinden suche.

Das improvisierte Lied gibt mir ein Rätsel auf, zumal ich es nicht mehr rekonstruieren kann. Das ist sehr ungewöhnlich. Die Amnesie verhindert, dass ich Nachforschungen nach Herkunft und Inhalt des Liedes betreiben kann. Bleibt nur die Analyse der aktuellen Therapieszene. Groll, Scham und Misstrauen sind emotionale Bestandteile und auch das Lied von der Loreley, das ich nicht gespielt habe, weil es mir zynisch vorkam. Ich wähle rationale Mittel, um mich wieder zu fassen und forsche nach, was es mit dem Lied auf sich hat. Hier finde ich einen möglichen Schlüssel: Während in der Zeit des Nationalsozialismus die Bücher von Heinrich Heine wegen seiner jüdischen Abstammung und seiner geradezu prophetisch anmutenden Kritik am deutschen Nationalismus verbrannt wurden, blieb das Loreley-Lied im Volksgebrauch. Es stand sogar neben einigen anderen seiner vertonten Gedichte in den deutschen Schulbüchern, allerdings versehen mit der Herkunftsangabe »Dichter unbekannt«.

Diese Spur, d.h. das Lied und seine Geschichte in Kombination mit den Vorgängen in der therapeutischen Beziehung und der beteiligten Affekte lassen mich darüber nachdenken, dass der Nationalsozialismus im Leben der Patientin eine wichtige Rolle gespielt hat und vielleicht auch im Zusammenhang mit der Depression steht. Ich gehe in meiner augenblicklichen Hypothesenbildung sogar soweit, dass Frau Lange in meinem improvisierten Lied wahrscheinlich ein Lied aus ihrer Jugend im Nationalsozialismus erkannt hat, das ich nicht kenne und als Angehörige der Nachkriegsgeneration zugegebenermaßen auch tatsächlich nicht kennen will.

Aus der Notwendigkeit der Verleugnungsabwehr und der Art der Affekte – Misstrauen, Groll, Scham, heimlicher Stolz –, die noch ohne einen Sinnzusammenhang im Raum stehen, folgere ich, dass, wenn es in der Therapie mit Frau Lange darum gehen könnte, Beweglichkeit und Gestaltungsimpulse anzuregen, die Verschwiegenheitsgrenze bewahrt werden und dennoch Verschwiegenes in seiner Wirkung erspürt werden muss.

Rahmenbedingungen, aktuelle Vorgeschichte, Indikation

Die stationäre Einzelmusiktherapie mit Frau Lange umfasste 8 Sitzungen à 30 Minuten während ihres Klinikaufenthaltes von 6 Wochen und war eingebettet in einen multidisziplinären Behandlungsansatz. Neben der pharmakologischen Behandlung, den sozialpsychiatrischen Aktivitäten auf der Station, den Gesprächen mit der behandelnden Ärztin und dem Bezugspfleger, nahm Frau Lange noch an einer Ergotherapie-Gruppe für ältere Menschen teil. Der multidisziplinäre Behandlungsansatz – dies war in unserer Abteilung unumstritten – ist auch in der stationären Depressionsbehandlung Basis der Therapie. Nicht nur, dass auf diese Weise einem ganzheitlichen, bio-psycho-sozialen Störungsverständnis Rechnung getragen wird, sondern es wird der Passivität aufseiten des Patienten entgegengewirkt, weil ihm auch gewisse Entscheidungsfreiheiten und Mitgestaltungsmöglichkeiten bei der Wahl von Therapien eingeräumt wie auch abverlangt werden.

Frau Lange war von der inneren Abteilung desselben Krankenhauses auf die psychiatrische Station verlegt worden. Zwar gab es diverse somatische Erkrankungen, deretwegen sich die 74jährige kurz nach Weihnachten selbst eingewiesen hatte, und die zu behandeln waren, unter anderem Magengeschwüre, Herzinsuffizienz, Obstipation und Spannungskopfschmerzen, doch die Patientin war den Kollegen dort durch ihr ungewöhnliches Verhalten aufgefallen. Sie verweigerte ärztliche Untersuchungen wie eine Magenspiegelung oder das EKG, wusch sich nicht und schlief kaum, sondern geisterte nachts auf dem Krankenhausflur herum. Zudem gab sie sehr widersprüchliche Angaben über ihre Beschwerden und über ihre Lebenssituation. Anamnestisch waren keine somatischen oder psychiatrischen Vorerkrankungen bekannt. Die konsiliarisch hinzugezogene Psychiaterin diagnostizierte eine schwere depressive Episode (ICD 10 F 32.2.) und schloss psychotische Symptome aus, hielt die Patientin jedoch für suizidal. Die Anhaltspunkte dafür reichten zwar nicht für eine geschlossene Unterbringung aus, konnten aber die Verlegung in die psychiatrische Abteilung begründen. Es gab Anzeichen einer Gegenwehr aufseiten der Patientin, die jedoch schwach und diffus waren, was zum einen ihrer psychischen Erschöpfung zuzuschreiben war, zum anderen aber auch einen verschlüsselten Wunsch nach Hilfe enthielt. Unter der Antrieb steigernden Medikation strebte Frau Lange schon bald auf die Entlassung nach Hause zu.

Die Einzelmusiktherapie begann in der zweiten Behandlungswoche mit zwei Sitzungen wöchentlich à 30 Minuten. Zwei weitere mögliche Sitzungen fielen wegen ärztlicher Untersuchungen aus. Die Indikationsstellung für die Musiktherapie entstand aus a) der Einschätzung des Teams, dass Frau Lange für die Dinge, die sie ganz offensichtlich inmitten ihrer Verweigerung und ihrer Widersprüche verschwieg, eine andere Art der Annäherung als die des Gespräches benötigte, und b) der Bereitschaft der Patientin. Sie hatte nämlich, wie sie in der Visite sagte, in ihrer Jugend Klavier gespielt, im Chor gesungen und hatte immer noch eine grundsätzlich positive Einstellung zur Musik.

Dritte Therapiesitzung

Frau Lange erscheint pünktlich zum verabredeten Termin, trägt eine frische Bluse und hat inzwischen die Haare gewaschen. Wir setzen uns in der nun schon bekannten Konstellation. Ohne dies bereits vor der Sitzung im Sinn gehabt zu haben, folge ich einem Einfall und schlage Frau Lange vor, mir in unseren Musiktherapie-Sitzungen ein Stück aus ihrer Lebensgeschichte zu erzählen, was ich dann am Klavier frei improvisierend musikalisch so beantworten würde, wie es mir spontan in den Sinn käme. Ich könne allerdings nicht garantieren, dass es immer schön klinge. Die Patientin lässt sich auf meinen Vorschlag ein. Ich schreibe es ihrer Neugier zu, die in diesem Augenblick stärker ist als ihre Sturheit und (scheinbare) Gleichgültigkeit, und freue mich. Sie nimmt sich Zeit, überlegt eine ganze Weile und beginnt dann zu erzählen. Ihre Stimme klingt dabei zwar nicht so brüsk wie in unseren sonstigen kurzen Dialogen. Aber sie ist überwiegend tonlos, wenn auch mit einem gewissen Timbre, in dem ich das junge Mädchen, das Frau Lange auch einmal war, durchklingen höre. Oder ist es nur Einbildung? Ich werde mir erst im Verlauf der Erzählung dessen sicherer.

Nach dem Krieg hätte sie gern ein Pädagogikstudium mit den Fächern Musik und Geografie machen wollen, jedoch keinen Studienplatz erhalten. Daraufhin habe sie zwei Jahre die Handelsschule besucht, um die Zeit zu nutzen. Es wäre das Naheliegendste gewesen, und sie habe sich dort auch sehr wohl gefühlt. Nette Lehrerinnen, die sich sehr für ihre Schülerinnen eingesetzt hätten und eine gute Klassengemeinschaft. Nebenher habe sie privaten Klavierunterricht gehabt, bei Prof. K. – ob ich den kennen würde? (Ich schüttele verneinend den Kopf.) Er sei ein ganz besonderer Mensch gewesen, alle hätten ihn geliebt. Er hätte auch zwei Chöre geleitet, sie sei in beiden gewesen. Bach, Brahms, Mozart, Haydn – all die großen Chorwerke – Oratorien, Motetten, Kantaten – hätten sie einstudiert und aufgeführt. Sie macht eine lange Pause. Ihr Vater habe ursprünglich mal Geige gespielt, fährt sie dann schließlich fort, ihre Mutter sehr schön gesungen, nur ihr Bruder habe kein Instrument gespielt. Keiner habe wirklich Verständnis dafür gehabt, dass die Musik damals zu ihrem zentralen Lebensinhalt wurde. (Pause) Naja, es sei auch eine fürchterliche Zeit gewesen, alle hätten nur an materielle Dinge gedacht. (Pause) Das könne sich heute auch keiner mehr vorstellen, was es bedeutete, zur Schule zu gehen und zu lernen, wenn der Magen kracht und man völlig verkrampft ist vor Kälte. (Pause) Ihre früheren Freundinnen seien in alle Winde verstreut gewesen, hätten aber wenigstens den Krieg überlebt. Manche Briefkontakte würden teilweise bis heute bestehen. Sie seien ja nun alle alte Frauen. (Längere Pause.) Meistens würde aber doch nur über Krankheiten geklagt, was ja überhaupt nichts bringen würde, sagt sie und blickt mich dabei an, als suche sie meine Bestätigung ihrer Tapferkeit.

Ich empfinde dies als eine Art Schlusspunkt und wende mich dem

Klavier zu. In meinem Kopf wirbelt es durcheinander, die Chorwerke, die Liebe zum Professor, die Kälte, Vaters Geigenspiel, die Handelsschule und die alten Frauen, die über Krankheiten klagen. An der Kälte und dem Jungsein, der jung gebliebenen Stimme, die selbst nicht klagt, bleibe ich innerlich hängen und beginne zu spielen. Eine zweistimmige Invention von J.S. Bach kommt mir spontan in die Finger, d-moll in sehr langsamem, aber gleichmäßigem Tempo; zuerst nur das Motiv der aufsteigenden Tonleiter, dann noch einmal begleitet von einem Orgelpunkt der linken Hand, und schon bald freier werdend, eigene modulierende Melodielinien, die sich schließlich mehr und mehr aus der Tonalität befreien, ohne das Tempo zu ändern; Akkorde der linken Hand ergreifen Besitz von der rechten, es werden Cluster daraus, 20–25 Tasten eng beieinander, liegendes rechtes Pedal, weich angeschlagene arhythmische Wiederholungen, die nur noch minimal in ihrer Binnenstruktur verändert werden. Die lineare Fortbewegung kommt ganz und gar zum Stillstand, alles wirkt wie ein einziger Raum. In ihm singt das Klavier wie ein ganzer Chor. Klangschichten und Obertonspiel wechseln in den Farben, suggerieren Veränderungen, die keine sind, bis alles verklingt und als letztes die d-moll-Linie sich daraus löst, nun allerdings absteigend über zwei Oktaven von der rechten zur linken Hand übergehend den Bogen zum Anfang schlagend und zu einem Ende auf der Tonika kommend.

Lange, nachdem der letzte Nachhall verklungen ist, blicke ich hinüber zu meiner Patientin, die gedankenverloren dasitzt, dann einen tiefen Atemzug nimmt und zur Uhr über der Tür schaut. Ich frage: »Genug für heute?« »Hm«, erwidert Frau Lange und erhebt sich. Ich begleite sie zur Tür und erwähne vor der Verabschiedung noch den nächsten Termin.

Vierte bis sechste Therapiesitzung (Zusammenfassung)

In den folgenden drei Therapiesitzungen setzen wir das begonnene Procedere fort. Es gibt eine Art stummer Übereinkunft darüber, dass dies der richtige Weg für uns ist, jedenfalls ergreift keine von uns die

Initiative, etwas daran zu ändern. Frau Lange erscheint von sich aus zur Therapie und meldet sich selbstständig ab, als zweimal die oben bereits erwähnten ärztlichen Untersuchungen terminlich dazwischen kommen. Dies werte ich als Anzeichen für die Festigung des Kontraktes, und es gibt noch weitere Indizien, dass die Patientin die Behandlung annehmen kann. So wird vonseiten des Pflegepersonals berichtet, dass sie nun jede Nacht durchschläft und von sich aus auch zu den anderen Therapien, nicht nur zur Musiktherapie geht.

In unseren Sitzungen bestimmt Frau Lange Inhalt und Länge ihrer Erzählungen nach eigenem Ermessen. Ich habe keine Vorstellung davon, ob sie sich darauf vorbereitet oder ob sie ihren spontanen Einfällen folgt. Es ist nicht immer deutlich, ob sie mir etwas erzählt oder ob die Sätze eher nur laut gewordene Erinnerungen sind. Jedenfalls macht sie zuweilen lange Pausen, versinkt in ihrem Schweigen. Ich vermeide es weitgehend, ihr Fragen zu stellen, nur dann, wenn ich etwas akustisch nicht verstanden habe. Oft weiß ich nicht, ob meine Musik einsetzen soll oder noch nicht. Meist sind es zwei, einmal auch drei Improvisationen pro Sitzung, die zu den verschiedenen Episoden gespielt werden. Sie fallen sehr unterschiedlich aus. Volkstümliche Weisen oder Sonatenstückchen fließen wie Zitate einer vergangenen Zeit hier und da ein, auch präpariere ich hin und wieder das Klavier, verfremde den Klang oder spiele im Innenraum. Insgesamt sind die Improvisationen jedoch von Vorsicht, im Extremfall von Befangenheit und Unterdrückung geprägt. Die Vorsicht generiert sich zum Teil aus meiner bewussten Absicht, ihre Hörgewohnheiten nicht durch freies, atonales Spiel allzu sehr zu kompromittieren, Befangenheit und Unterdrückung, sicher eher aus Gegenübertragungsgefühlen. Und dennoch ist die wechselseitige Bezogenheit von Improvisation und Narration nie ganz offensichtlich, direkt oder gar illustrativ. Vielmehr wird die respektvolle Zurückhaltung von uns beiden Akteurinnen gleichermaßen gewahrt, indem in einer Art künstlerischem Schaffensprozess eine spannungsvolle Polarität zwischen wechselseitiger Beeinflussung und Eigenständigkeit gesucht und aufrechterhalten wird. Die Erzählungen erscheinen sozusagen im Lichte der Musik und die Musik im Licht der Erzählungen.

Trotz der Übereinkunft zwischen uns und der unübersehbaren Wirkungen außerhalb der Therapie ist dieser Prozess keineswegs leichtgängig, vielmehr quälend in seiner Brüchigkeit, »blindlings von einer Stunde zur andern, wie Wasser von Klippe zu Klippe geworfen«, wie es im Text von Hölderlin heißt. Die Musikstücke sind unaufgezeichnet ein für allemal verklungen. Dies ist insofern bedeutungsvoll, als in der Absenz der Musik, die auch durch einige Beschreibungen hier nicht wirklich aufgehoben ist, Verlusterleben und Wissen um die Vergänglichkeit bewahrt sind. Indes lässt sich aus den Fragmenten und aus einigen Zusatzinformationen zur Zeitgeschichte nach vier Sitzungen eine Lebensgeschichte rekonstruieren. Sie bietet für den geschulten Leser weit mehr Anknüpfungspunkte für Fragen, Einschätzungen und Interpretationen, als ich hier *kursiv* einflechte.

Frau Langes Geschichte

Frau Lange wurde im Jahr 1925 in einem Vorort von Berlin als erstes Kind gutbürgerlicher Eltern geboren, vier Jahre später kam nach zwei Fehlgeburten das zweite Kind, der Bruder der Patientin zur Welt. Frau Lange beschreibt sich als ein fröhliches, sehr aktives, manchmal unbändiges, hellblondes Mädchen. Sie sei Vaters Liebling gewesen. Eine gewisse Dämpfung erhielt sie jedoch mit dem Eintritt in die Schule. Sie kam im Unterricht nicht so richtig mit und als erst nach gut einem Jahr erkannt wurde, dass die schwachen Leistungen mit ihrer starken Kurzsichtigkeit zusammenhingen und sie eine Brille bekam, waren die Rückstände nicht mehr so leicht aufzuholen. Als 1933 Adolf Hitler in Deutschland die Macht übernahm, trat der Vater in die NSDAP ein, die Mutter in die so genannte Frauenschaft, und ab 1935 kam die damals 10jährige voll und ganz in den *für uns heute zweifelhaften* Genuss der nationalsozialistischen Erziehung. Frau Lange berichtete – *allerdings sehr zögerlich und mit wachem Blick für meine mimischen Reaktionen*, dass sie im BDM (Bund deutscher Mädel) schöne Dinge gemacht hätten, Singen, Wandern, Naturkundeunterricht, Sport, Säuglingspflegekurs u.v.m.. Anscheinend bot der BDM eine gewisse Kompensationsmöglichkeit zur

Schule, denn sie fühlte sich wohl in der Gemeinschaft und übernahm letztlich auch die Rolle einer BDM-Führerin. Währenddessen hatte sie sich schulisch so weit stabilisiert, dass sie die höhere Schule besuchen konnte, und zwar den hauswirtschaftlichen Zweig, auf dem die Mädchen *im Sinne der nationalsozialistischen Ideologie* im Hinblick auf die zukünftige Frauen- und Mutterrolle gebildet wurden. 1943 machte sie ihr Fachabitur und leistete dann ein Jahr lang den Reichsarbeitsdienst in der Landwirtschaft fernab ihres Elternhauses ab. *Selbst- und Objektrepräsentanzen hatten sich offenbar in einer Wir-Struktur formiert, bei der eine Dialogstruktur zwischen Ich und einem Du in den Hintergrund gedrängt war.*

1944 nahm sie zum Sommersemester ein Pädagogikstudium in Göttingen auf, wurde nach einem halben Jahr jedoch wie alle anderen Erstsemestlerinnen als Wehrmachtshelferin eingezogen, kam zunächst in die Rüstungsindustrie nach Sachsen-Anhalt und dann zur Reichswetterdienstschule nach Böhmen. Der Vater war aufgrund volkswichtiger Tätigkeit nicht zum Kriegseinsatz beordert, der jüngere Bruder entkam knapp dem Aufruf zum Volkssturm kurz vor Kriegsende. Die Familie blieb vom Krieg äußerlich unversehrt. Doch in der Zwischenzeit wurde im Jahr 1941 – die Patientin war also 16 Jahre alt – die Parkinsonsche Erkrankung bei der Mutter diagnostiziert, die schleichend begann und innerhalb von 10 Jahren progredient bis zum Vollbild verlief. *Was dies für die Entwicklung einer jungen, vitalen Tochter bedeutet haben mag, kann man sich vielleicht ausmalen, Frau Lange äußerte sich diesbezüglich nicht.*

Während Eltern und Bruder nach dem Krieg in den Westen gingen, blieb sie wegen der heimlichen Liebe zu einem älteren, verheirateten Mann am Heimatort im Osten des Landes, im deutlichen Widerspruch zu den dort neu entstehenden gesellschaftspolitischen Strukturen und sozialistischen Idealen. Ihre Bemühungen um einen Studienplatz scheiterten wegen ihrer einstigen NSDAP-Zugehörigkeit. Mangels Alternativen besuchte sie die Handelsschule, wurde danach Buchhalterin in verschiedenen Firmen, ohne je wirklich Fuß zu fassen. Im Privaten konzentrierte sie sich auf das Chorsingen und auf ihr Klavierspiel, das sie niemals vorführte, weil sie sich so schämte für ihr vermeintlich flach klingendes Spiel. Ihr Lehrer, einem bedingt durch die ehemalige Parteizugehörigkeit suspendierten Professor, wurde zu einer wichtigen Leitfigur. *Ich hatte den Eindruck, dass ihre obsessive Liebe zur Musik sowohl im Zusammenhang mit dem Verlust an Werten und an Orientierung nach 1945 stand als auch mit einer erotischen Anziehung zu Professor K.*

Ihr innigster *bewusster* Wunsch, einmal selbst eine Familie zu gründen, erfüllte sich nicht. Sie hatte mehrere intime Beziehungen, teils zu verheirateten Männern, teils aber auch zu Frauen. Beides musste aus gesellschaftlichen Gründen geheim bleiben. *Es waren Beziehungen von Menschen, die an der verlorenen Zeit festhielten und sich als außerhalb stehend empfanden. Sie halfen der jungen Frau Lange nicht, das vom Nationalsozialismus geprägte Frauenideal der Familienmutter abzulegen und eine neue, für sie selbst befriedigende weibliche Identität auszubilden.* Der geliebte Bruder heiratete, mit ihrer Schwägerin verband sie indes keine Zuneigung, *im Gegenteil, so schien es. Es war eine Stelle in ihrem Bericht, bei der ich regelrecht erschauerte und ich kalten Hass zu spüren meinte. Hier wagte die Patientin es einmal, mir Einblick in ihre sonst unterdrückte Heftigkeit und Leidenschaftlichkeit zu gewähren.* Frau Lange verlor den Kontakt zu ihren Eltern, weil sie sich nicht mehr geliebt und nicht anerkannt fühlte. Ende der Fünfziger Jahre floh sie über Umwege in den Westen, kurz danach starben erst der Vater und dann die Mutter. Sie nahm mehrere minderwertige Arbeitsstellen an, die sie jedoch wieder verlor, weil sie sich letztlich doch nicht unterordnen konnte. Auch verlor sie durch den Umzug ihre musikalischen Bezugsorte, den Klavierunterricht, den Chor, für die sie sich keinen Ersatz suchte. *Es war die einzige Stelle, bei der mir überhaupt keine Musik einfiel und ich meine Bestürzung verbal zum Ausdruck brachte.* Das Leben sei auch so vergangen, war ihre Antwort, *und sie bestätigte damit meinen Eindruck einer ungeheuren Härte, mit der sie sich von der eigenen Empfindsamkeit abschottete.*

Über die folgenden Jahrzehnte erfuhr ich in den drei Therapiesitzungen kaum mehr als Stichworte, die Frau Lange zwischendurch einmal in ihren ja ohnehin nicht chronologischen Erzählverlauf einstreute: Ende der 60er Jahre Umzug in die Großstadt und Wohnung zur Untermiete bei einer alten Dame; in den 70er Jahren Liebesbeziehung zu einem älteren und wohlhabenden Mann, der sie heiraten wollte, was sie jedoch ausschlug; über 20 Jahre Anstellung als Buchhalterin bei einer Baufirma bis zur betriebsbedingten Entlassung kurz vor der Pensionsgrenze; danach einige Urlaubsreisen in Gebiete, die sie in den 30er Jahren mit ihren Eltern bereist hatte und Pflege von Hobbies wie Lesen, Briefeschreiben, Rätselraten und Musikhören.

Gedanken vor der siebten Therapiesitzung

Für mich drängt sich immer mehr die Frage in den Vordergrund, ob sich überhaupt das Ausmaß der subjektiven Beteiligung und Betroffenheit einschätzen, geschweige empathisch mitfühlen lässt. In ihrer Jugend und den jungen Erwachsenenjahren hatte ein zentraler Anspruch von Frau Lange gelautet, unter allen Bedingungen zu funktionieren, und zwar ohne jegliche Rücksichten auf individuelle Bedürfnisse, auf subjektives Begehren und auf Belastungsgrenzen. Dies half den Menschen, so wahrscheinlich auch ihr, die Zumutungen während des Krieges und die Strapazen danach zu überleben. So gesehen scheint die aktuelle Erkrankung von einem über Jahrzehnte währenden Lebensgefühl unterlegt, von dem die Patientin bisher selbst gar nichts gemerkt und für das sie folglich kein Problembewusstsein hat. Doch wie verhält es sich hier mit meinem Problembewusstsein? Beinhaltet nicht jeder Versuch einfühlenden Wahrnehmens die Gefahr, nur meine eigene »Normalität« zu reproduzieren und den eigentlichen Gegenstand des Interesses – nämlich ihre »Normalität« – zu verpassen, ohne dies überhaupt zu bemerken? Auch erkenne ich zunehmend bei mir die Tendenzen der überheblichen und missbilligenden Nachfolgegeneration, nämlich mit dieser offensichtlich einmal ursprünglich vorhandenen jugendlichen Begeisterung für den Nationalsozialismus und den so genannten Führer auch tatsächlich überhaupt nichts zu tun haben zu wollen. Ich kann die Verleugnung der von Deutschen verübten Greueltaten nicht verstehen und, ehrlicher: ich will sie nicht verstehen. Somit sind meine Entwertung und ihre einstige Idealisierung wohl zwei Seiten einer Medaille.

Vor diesem Hintergrund haben die in meiner Gegenübertragung

wahrgenommenen Affekte, Misstrauen und heimlicher Stolz, für Frau Lange wahrscheinlich eine regulierende Funktion in unserer Beziehung ebenso wie die Symptome der Spärlichkeit, Brüchigkeit und Tonlosigkeit: Sie machen Sinn, wenn es darum geht, einerseits die eigene individuelle Geschichte in ihren Ausmaßen, in ihren vielleicht schier unerträglichen Widersprüchen und ihrer gesellschaftlichen Verflochtenheit nicht fühlen zu müssen, und andererseits genau diese Geschichte vor dem entwertenden Zugriff der nächsten Generationen, der ich als Therapeutin ja angehöre, zu bewahren.

Die Musik ist in der Therapie mit Frau Lange mir selbst, so begreife ich, eine wirklich große Hilfe. In ihr ist die Kluft zwischen uns Frauen einerseits dargestellt, andererseits auf bestimmte Weise aufgehoben. Oder anders: Die Patientin und ich sind in Beziehung mit der Differenz zwischen uns.

Siebte Therapiesitzung

Zu Beginn der siebten Stunde meint Frau Lange, ihr würde nichts einfallen, was sie erzählen könnte. Ich kann keinen Affekt darin spüren, der mich leiten könnte und frage daher, ob ich zum »Nichts-Einfallen« etwas spielen soll. Im gleichen Augenblick merke ich, dass ich mich mit der paradoxen Aufgabe, Einfälle zum Nichts-Einfallen zu produzieren, in eine Sackgasse manövriert habe. Es scheint nur die Flucht nach vorn zu geben – auch in Anknüpfung an meine Gedanken vor der Stunde. Ich ergreife sie, ohne eine Antwort von ihr abzuwarten, indem ich einen mächtigen Akkord im fortissimo greife und mich anschließend in eine wilde Improvisation stürze, einen rasenden Strudel, nicht wirklich gewalttätig aber ungeheuer machtvoll; auch nicht bewusstlos, denn ich kann mich immer noch darüber wundern, dass meine Finger tatsächlich so schnell laufen können; den möglichen Konflikt mit der therapeutischen Rolle für den Moment hinter mir lassend, spiele ich, bis ich nicht mehr kann und höre dann einfach auf, völlig schnörkellos, unprätentiös.

»Etwas ist mit mir durchgegangen«, sage ich. »Es war – gut«, erwidert Frau Lange und versinkt in einer ihrer Pausen, in der ich die

Orientierung verliere und sich einzig das Gefühl des Festsitzens breit macht. Aber ich bin inzwischen etwas daran gewöhnt und kann warten. Plötzlich sagt sie, dass im letzten Jahr ihr Bruder verstorben sei. Mir kommen für einen Moment die Tränen in die Augen, was sie mit erstauntem Blick zur Kenntnis nimmt, ohne noch mehr dazu zu sagen.

Ich fasse diese Situation nicht als eine auf, in der ich jetzt spielen soll. Daher sage ich nach einer Weile zu ihr, dass jetzt wohl weder Reden noch Spielen das Richtige wäre, ob wir vielleicht einen Spaziergang durch den Park machen wollen. (Ich greife das gemeinsame Gehen über den Klinikflur nach der ersten Sitzung damit auf.) Sie lehnt dies ab, weil sie nicht die richtigen Schuhe anhabe und sich nicht schmutzig machen wolle. Ob wir die Schuhe von der Station holen sollten? Nein, dann wäre die Zeit ja auch schon um. Ob sie gehen möchte? Oder noch ein Weilchen bleiben? Gehen.

Interpretation II

Mit der Information vom Verlust des Bruders und meiner emotionalen Reaktion darauf wird der längst begonnene Dialog zwischen uns nicht länger niedergehalten. Gleichzeitig wird der Auslöser für die aktuelle Depression deutlich. Im engen Sinnzusammenhang damit steht das seit der Jugend depressiv ausgeprägte Lebensgefühl, jenes Weiterlebenmüssen unter allen Umständen und das Nichttrauernkönnen um das Verlorene (vgl. Mitscherlich 1998). Davon nicht zu trennen ist die Vermeidung der Situation, jemanden etwa mit den eigenen Belangen zu belasten, was in der aktuellen Therapie als Neigung, die Sitzungen vorzeitig zu beenden, schon mehrfach sichtbar geworden ist. Es handelt sich um eine Art der interpersonellen Abgrenzung, eine Trennung, bei der es nur ein Entweder/Oder zu geben scheint, ein Dasein oder Wegsein, Leben oder Tod. Auch ist anzunehmen, dass sich in dieser Problematik die aufgrund der äußeren Kriegs-Umstände unvollendeten Loslösungsprozesse der jugendlichen Kriegsgeneration von ihren Eltern spiegeln. Typisch wäre, dass sich dies in der Geschwisterbeziehung fortgesetzt hat. Die durch äußere oder familiäre Belastungen betroffenen Geschwister gehen trotz aller Rivalität häufig eine lebenslang anhaltende, sehr verlässliche und gegenseitig unterstützende Beziehung ein (vgl. Radebold 2005, S. 91). Wenn ein Geschwister stirbt, kommt der/die Überlebende mit den – triebtheoretisch formuliert – libidinösen und aggressiven Triebimpulsen in Berührung, die seit der Kindheit in der Allianz gebunden waren, und kann mit einer schweren Verlassenheitsdepression oder gar mit Suizidalität reagieren. Darüber hinaus rührt der aktuelle Verlust an all das Verlorene während des Krieges und danach, auch an persönliche Zukunftswünsche und an die nationalsozialistischen Ideale, die nicht nur aufgegeben werden mussten, sondern über die zu sprechen ein Tabu war und weiterhin ist.

Zusätzlich erschwerend muss für Frau Lange die Parkinson-Erkrankung der Mutter gewesen sein, die zu deren zunehmender Abhängigkeit und Bedürftigkeit geführt hat. Denkbar ist, dass Frau Lange im Einklang mit den vorherrschenden Geschlechterstereotypien mittelfristig einen Teil der Pflege ihrer Mutter übernehmen sollte, doch sie hat sich diesem Anliegen verweigert. Es werden wohl Schuldgefühle und Wiedergutmachungswünsche daran beteiligt gewesen sein, als sie nach dem Tod der Eltern minderwertige Arbeitsstellen annahm. Auch die Tatsache, dass sie in der aktuellen Therapie die Beziehung zur Mutter mit keinem Wort erwähnt, ist nicht nur und schlechthin typisch für viele depressiv erkrankte Menschen, sondern weist in diesem individuellen Fall auch auf komplexe Schuldgefühle hin, hier den Eltern und besonders der Mutter wie auch dem Nationalsozialismus gegenüber als Moral und internalisiertem Lebensrahmen. Intrapsychisch bilden sie indes einen legierten, weitgehend unverarbeiteten Komplex. Nicht zu integrieren sind ureigene und somit individuelle Wünsche nach Selbstverwirklichung, Autonomie und Triebbefriedigung. Frau Lange sucht Lösungen in der heimlichen Beziehung zu einem älteren, verheirateten Mann und sublimiert diese in der Liebe zur Musik. Die Objekte ihres Begehrens bleiben jedoch ebenso wie ihr autonom begehrendes Selbst ein Leben lang für sie unerreichbar. Sie kann sie nicht ergreifen und erst recht nicht halten. Der Schmerz darüber, dass es doch geht bzw. gegangen wäre – und wenn auch im Gedenken an frühere Liebe(n) – wäre überwältigend. Die Suizidgefahr wäre, wenn sie ihre verpassten

Möglichkeiten mit Bewusstsein erfassen würde, in einem solchen Moment groß, doch dazu kommt es in dieser stationären Behandlung nicht.

Anstelle dessen wird ein Teil dieses intrapsychischen Geschehens durch die Handlung der Therapeutin externalisiert, zunächst durch die impulsive Flucht nach vorn in einer selbst hergestellten, unlösbaren Situation, und dann in einer machtvollen Improvisation, in der sie sich selbst nicht versteht und ihre Potenz, über die sie sich selbst wundert. Es sind Themen der Adoleszenz, die hier anklingen, und es ist Frau Lange selbst, die all dies in den Zusammenhang mit ihrem Verlusterleben bringen kann. Allein die Information vom Tod des Bruders vermag sie noch kundzutun, ihre emotionale Betroffenheit bleibt indes unterdrückt. Zu lang ist die dahinter stehende Geschichte, zu groß der betroffene psychische Bereich, zu eng gesteckt der therapeutische Rahmen der zeitlich begrenzten stationären Behandlung, zu ambivalent die (Übertragungs-)Beziehung zur Therapeutin als Frau und als Angehörige einer anderen Generation.

Ein Aspekt, der in der Handlung der Therapeutin hervortritt und die aktuelle Beziehung zwischen den beiden Frauen beleuchtet, berührt die einstigen homosexuellen Beziehungen der Patientin und verweist damit letztlich auch auf die Beziehung zur (kranken) Mutter. Es sind Vitalität, Begehren und Mut, die die Patientin einst vorangetrieben haben. Verloren gegangen sind diese Strebungen nicht, nur verborgen unter den Schichten des depressiven Erscheinungsbildes und in die Vorstellungen der Patientin über ihr ureigenes In-der-Welt-sein nicht integrierbar.

Letzte Therapiesitzung

In der achten und letzten Therapiesitzung einen Tag vor der Entlassung, auf die sie gedrängt hatte, greift Frau Lange das Thema vom Tod ihres Bruders nicht wieder auf. Anstelle etwas von sich zu erzählen, fragt sie mich nach meinem beruflichen Werdegang, erkundigt sich nach meinem Studium und welche Instrumente ich von all diesen, die im Raum stehen, denn wirklich gelernt habe. Ich gebe ihr bereitwillig die Auskünfte, die sie gern haben will, weil ich auch nicht das Gefühl habe, dass sie mir zu nahe tritt. Vielmehr habe ich den Eindruck, dass sie nach Gemeinsamkeiten sucht und sie diese Informationen mit nach Hause nehmen will. Es nimmt einige Zeit in Anspruch. Kurz vor Ende der Sitzung fragt sie mich, nachdem sie zuvor erfahren hatte, dass ich einst Blockflöte studiert hatte, ob ich die Bachkantate »Meine Seufzer, meine Tränen« kennen würde, ein selten gespieltes Werk. In der Tat habe ich sogar selbst schon einmal bei einer Aufführung mitgespielt, denn in dieser Kantate sind zwei obligate Blockflöten gesetzt. Ich verschweige die Aufführung, und meine nur, fast mehr zu mir selbst, wie ungewöhnlich es sei, dass in einer der Arien die Blockflöten unisono spielen. Sie nickt und ergänzt, dass das gerade wegen der Intonation schwer zu spielen sei. Etwas verbietet mir nachzufragen, woher sie diese Kenntnisse hat und in welcher Beziehung sie zu dem Stück steht. Vielmehr habe ich den Eindruck, dass wir weniger über das Stück oder seine Bedeutung in ihrem Leben, sondern über uns sprechen. Vielleicht über die Schwierigkeit zwischenmenschlicher Übereinstimmung. Wir schweigen wieder, sitzen in dieser eigentümlichen Konstellation am Klavier, jede versunken in ihren eigenen Gedanken. Am Ende der Therapie – diesmal minutengenau – erhebt sich Frau Lange, und ich folge ihrem Impuls. Sie geht mit mir zur Tür und verabschiedet sich mit einem angenehm warmen Händedruck und einem »Leben Sie wohl«. Ich bleibe zurück, fühle mich stumm und etwas traurig.

Nachtrag: Es ist nicht das letzte was ich von ihr höre. Zehn Monate nach ihrem Aufenthalt wird Frau Lange tot in ihrer Wohnung gefunden. Die Todesursache wird nicht eindeutig festgestellt. Bei der Nachricht kommt mir ihre Stimme in den Sinn, die sagt: »Das Leben ist auch so vergangen.« Etwas daran ist für mich unendlich traurig und tröstlich zugleich. Vielleicht die in der Formulierung versteckte Hommage an das Leben und das mutige Eingeständnis, dass sie nicht Alles davon geschafft hat.

Zusammenfassung

Die stationäre Einzelmusiktherapie mit der 75jährigen, depressiv erkrankten Patientin umfasste 8 Sitzungen à 30 Minuten in einem Zeitraum von 6 Wochen und war eingebettet in ein Gesamt-Behandlungskonzept auf psychodynamischer Grundlage. Die Patientin litt unter einer komplexen somatischen und psychischen Störung, die als schwere Depression diagnostiziert wurde, und zeigte Verhaltensweisen, die im Kontakt durch Verweigerung und Verleugnung akzentuiert waren. Die Indikation für die Musiktherapie wurde seitens des multidisziplinär zusammengesetzten Teams gestellt. Die Einschätzung, dass die Patientin nicht nur verbale Kommunikationsmöglichkeiten benötigte, um sich artikulieren zu können, war dafür leitend. Die Patientin selbst war für die Musiktherapie motiviert aufgrund ihrer positiven Einstellung zur Musik, die biografisch eine wichtige Rolle gespielt hatte.

In der den musiktherapeutischen Prozess begleitenden Differentialdiagnostik zeigte sich das Vollbild einer schweren Depression nur sehr kurz. Vielmehr handelte es sich um die Überlagerung einer pathologischen Trauerreaktion nach dem unerwarteten Tod eines nahen Angehörigen und einem bereits jahrzehntelang anhaltenden depressiven Lebensgefühls herrührend von einer besonderen familiären Belastung und von Kriegs- und Nachkriegserlebnissen. In einer etwas weitergehenden, jedoch nicht vollständig belegbaren Interpretation der Psychodynamik, war es der Patientin nicht möglich, ihre Wünsche nach Verbundenheit und Liebe vom verlorenen familiären Lebensrahmen aus der Zeit des Nationalsozialismus zu lösen und sich der Realität in Gestalt möglicher Beziehungen zuzuwenden. Anstelle dessen identifizierte sie sich mit dem verlorenen Objekt mit der Folge der Ichverarmung und Versteinerung. So wie Freud (1917) ausführt, nimmt das Ich auf dem Umweg über die Selbstbestrafung Rache an den ursprünglichen Objekten, deren Verlust identifikatorisch am Selbst erlebt wurde.

Die spezielle musiktherapeutische Methodik, bei der die Patientin aus ihrer Biografie erzählte und die Therapeutin dazu frei improvisierte, entstand aus den Interaktionen während der ersten beiden

Sitzungen. Leitend waren a) die räumliche Position, in die sich die Patientin zur Therapeutin und dem Klavier begeben hatte, b) das Handeln der Therapeutin, das, wie sich in der Analyse zeigt, keineswegs nur als Agieren, sondern auch als averbale Intervention zur Herstellung einer emotionalen Beziehung aufgefasst werden kann und c) die Spur, die in der zweiten Sitzung durch zwei Lieder gelegt wurde und die auf die Bedeutung der Zeit des Nationalsozialismus im Leben und die psychische Entwicklung der Patientin hinwies.

Die einzelnen Therapiestunden waren gekennzeichnet von vorzeitiger Beendigung, vor allem aber von teilweise quälend langen Schweigephasen, in denen sich das Erleben von Absenz und von Nichtigkeit des Persönlichen spiegelte. Patientin und Therapeutin setzten sich dem aus und nutzten um den Preis mangelnder Sicherheit und Geborgenheit den Vorteil von Authentizität. Hinzukam, dass sich in der Beziehung von Therapeutin und Patientin ein nach und nach deutlicher werdender Generationenkonflikt abzeichnete. Dorthinein spielten auch die in der deutschen Gesellschaft weitgehend unverarbeitete Schuldthematik und die damit einhergehenden typischen Tabuisierungen.

Der Musik kamen in dieser Therapie mehrere, zum Teil als außergewöhnlich zu bezeichnende Funktionen zu: Die Kompositionen waren zum einen Auslöser von Erinnerung und gemeinsamer Fantasie, zum andern – insbesondere die Lieder – Spuren, die auf verborgene, teils konfliktvolle Bedeutungen hinwiesen. Die Improvisationen hingegen waren Widerhall von Lebenserzählungen und Material mit eigenständigem Sinn; sie waren auch Anzeichen für Verschwiegenes und Medium von Zufall und Impulsen; und schließlich Symbol für das Verlorene und gemeinsamer Bezugspunkt der beiden Frauen.

Der therapeutische Prozess durchlief trotz der geringen Stundenzahl deutlich erkennbare Phasen. In den beiden Anfangssitzungen, wurden das Setting sowie das minimal strukturierte Vorgehen vereinbart. Die Therapiesitzungen 3–6 beinhalteten die Biografiearbeit und festigten das therapeutische Arbeitsbündnis. Höhepunkt der Therapie war die 7. Sitzung. In ihr konnte, befördert durch die gegenübertragungsgeleitete Improvisation der Therapeutin, der Sinnzusammenhang zwischen dem aktuellem Auslöser der depressiven Episode und dem biografisch determinierten Lebensgefühl deutlich sowie das in der Depression abgewehrte Gefühl der Trauer zumindest punktuell frei werden. Die letzte Stunde bildete einen Abschluss, indem die Patientin aktiv die Ebene der Realbeziehung zur Therapeutin suchte und es Anzeichen dafür gab, dass die positive Beziehungserfahrung in der Musiktherapie für die Patientin gewinnbringend gewesen ist.

Die Symptomverbesserung war Ergebnis des Zusammenwirkens verschiedener Bestandteile der Behandlung. Für eine Suizidalität gab es keine manifesten Anzeichen mehr. Die Patientin wurde in die ambulante Weiterbehandlung entlassen, was auch angesichts der fragilen Kapazität für weitere emotionale Mobilisierungen adäquat erschien. Der Tod 10 Monate später konnte nicht ursächlich geklärt werden, sodass offen bleibt, ob es ein Suizid war.

Ausblick: Einige Gedanken zum Verhältnis von Musik und Depression in der Musiktherapie

Nach musiktherapeutischer Auffassung ist Musik ein ästhetischer, nicht aber zwangsläufig harmonisch-geordneter Gegenstand. Es wird grundsätzlich davon ausgegangen, dass jede Art von Klangproduktion, also auch ein Geräusch eine subjektive Bedeutung haben kann, die sich stets in einem interpersonellen und in einem gesellschaftlich-kulturellen Kontext befindet (vgl. Kasseler Konferenz 1998). Einen starken Einfluss auf diesen Musikbegriff haben die Entwicklungen, die das 20. Jahrhundert hervorgebracht hat. Wie auch in den anderen Künsten, geht es hierbei unter anderem um Ausdrucksgestalten, die das seelische Erleben eher von seiner leidvollen, von seiner eigensinnigen, von seiner ungelösten Seite her zum Thema haben. Das gilt zweifellos auch für einige Bereiche der Popularmusik, ohne hier darauf näher eingehen zu können. Daher lässt sich zwar etwas pauschal aber für diesen Zusammenhang ausreichend sagen, dass durch die Versagung von Harmonie der Verlust und der brennende Wunsch nach ihr deutlich werden. Eine Konfrontation mit dieser Thematik sucht allerdings nur eine kleine Gruppe von Zuhörern, sodass die zeitgenössische ernste Musik nur eine Randposition auf dem Musikmarkt einnimmt. Befriedigender und im Alltag häufiger gesucht, sind eher die Entwürfe von Harmonieentwicklungen in der klassischen Musik. Sie werden einer Sehnsucht entgegengestellt, ohne sie jedoch dauerhaft stillen zu können. Folgerichtig, aber ohne sich konkret auf einen bestimmten Musikstil zu beziehen, nennt Ernst Bloch Musik den »Ruf ins Entbehrte« (1973, S. 1244).

Das Entbehrte – in der Tat können Trauerprozesse oder melancholische Stimmungen, sogar Niedergeschlagenheit und Verzweiflung durchaus einen mächtigen Antrieb für Komponisten bilden, kreativ zu werden. (Selbst-)Zeugnisse darüber finden sich in allen Bereichen der Kunst, so z.B. auch bei Johannes Brahms, der im Blick auf eine dauerhafte Stellung und auf eine Partnerschaft scheiterte, sich unnütz und unbehaust auf der Welt fühlte und Selbstmordgedanken hegte (vgl. Deutsch 1997). Auch Bach, der zweite in diesem Fallbeispiel erwähnte Komponist, dessen Eltern starben, als er noch ein Kind war, wusste was Verlust ist, und hat Kummer, Schmerz, Wehmut, Mühsal in zahllosen Kompositionen thematisiert.

Doch haben Verstimmungen oder die unter dem Begriff Melancholie fallende Schwermut nicht viel gemeinsam mit dem heute definierten klinischen Störungsbild der Depression (vgl. Quindeau 2005). Insbesondere die schwere Form der Depression ist, wenn man Blochs Aussage paraphrasiert, ein erstickter Ruf, bei dem das Entbehrte nicht mehr vermisst bzw. nicht mehr wahrgenommen werden kann. Übertragen auf Musik hieße dies: Damit ein depressiver Mensch sich in der Musik ausdrücken, wiedererkennen und verstanden fühlen kann, müsste sie sein wie erstorbene Zeit, zusammengeschnürter Klang, festgefahrene Melodie, verstummte Dynamik, Richtungslosigkeit, ohne Suche nach Auflösung und ohne Trost.

Etwas günstiger verhält es sich, wenn in der Depression das Entbehrte noch gewusst und kompromißhaft ins Unerreichbare verlegt und ausweglos beklagt werden kann. Dann gehört Musik, so wie sie auch Menschen vor ihrer depressiven Erkrankung im Alltag zum Beispiel zur Entspannung, zur Aktivierung, zur Behebung von Verstimmungen verwendet haben, aufgrund ihrer Beweglichkeit, ihrer Dynamik, ihren Stimmungen wenigstens noch zu etwas, wenn auch Unerreichbarem in der Außenwelt.

Immerhin besteht die Chance, dass z.B. mithilfe lebensgeschichtlich bedeutsamer Musikstücke, die gerade in der Therapie alter Menschen eingesetzt werden (reproduktiv und rezeptiv), an wichtige Stationen der Biografie und an früher bedeutsame Beziehungen angeknüpft werden kann und Ressourcen geweckt werden können. Allerdings ist die individuelle Bedeutung von Musikstücken oder Liedern mit ihrem historischen und soziokulturellen Kontext verschränkt. So gehören in Deutschland nationalsozialistische Lieder oder auch Musikstücke, die während des Dritten Reiches für bestimmte Zwecke funktionalisiert wurden, zu gesellschaftlich tabuisierten Themenbereichen. Sie können plötzlich innerhalb einer musiktherapeutischen Beziehung virulent werden und eine unbewusste Dynamik erzeugen, ohne dass dies aufgrund einer transgenerationalen Abwehrkollusion überhaupt bemerkt wird. Wie in dem vorliegenden Fallbeispiel deutlich wird, kann sich eine spezifisch musiktherapeutische Problemstellung auftun mitsamt ideologischen, ethischen und geschlechtsspezifischen Implikationen, die von der musiktherapeutischen Fachöffentlichkeit bisher nicht ausreichend kommuniziert geschweige diskutiert worden ist.

Wenn es darum geht, ein aktives Musiktherapieverfahren einzusetzen und mit depressiv erkrankten, alten Patienten gemeinsam zu improvisieren, sind die alters- und krankheitsbedingten Einschränkungen zu berücksichtigen. Da in der Depression insbesondere die Kreativität nahezu vollständig zum Erliegen gekommen ist (vgl. Hau 2005), ist nicht zu erwarten, dass wesentliche Impulse für die Gestaltung der Musik von den Patienten selbst kommen können. Der besondere Nutzen von (aktiver) Musiktherapie, der in der Anregung von Kreativität gesehen wird, wird meist erst zu einem späteren Zeitpunkt innerhalb der Therapie greifen. Sollte dies den Therapeuten dazu veranlassen, Strukturangebote zu machen oder eigene kreative Einfälle zu verwirklichen, ist immer zu reflektieren, ob sie nicht möglicherweise dazu dienen, selbst der bedrückenden Gegenübertragungs-Situation zu entkommen. Dies ist zwar nicht verwerflich, kann jedoch die therapeutische Beziehung einseitig fixieren und den Patienten in seiner Entwicklung hindern, insbesondere dann, wenn für die Ausbreitung der Symptomatik, die ja zu behandeln ist, kein

Platz mehr gelassen wird. Hier hinein spielt auch der zweite Vorzug, der im Zusammenhang mit Musiktherapie immer wieder genannt wird: Die Anregung zur nonverbalen Kommunikation durch Musik. Dagegen ist nicht grundsätzlich etwas einwenden, aber ich stelle zur Diskussion, ob nicht gerade die Musik (im weitesten Sinne) in der Musiktherapie mit depressiven, alten Patienten und Patientinnen dem Zwang zur Kommunikation auch etwas entgegenzusetzen mag. Denn Musik kann Verschwiegenheitsgrenzen wahren und gleichzeitig den Wirkungen des Verschweigens und des Verschwiegenen in der Beziehung einen Ausdruck verleihen.

Literatur

Bloch, Ernst (1973): Das Prinzip Hoffnung. Bd. 1–3. Frankfurt a. M. (Suhrkamp).

Deutsch, Wilhelm Otto (1997): Der Tod und Johannes Brahms. Zu Brahms' 100. Todestag am 3. April 1997. http://www.w-o-deutsch.de/brahms/ Zugriff am 7.4.2006.

Freud, Sigmund (1917): Trauer und Melancholie. In: ders.: Studienausgabe, hg. v. A. Mitscherlich u. a., Bd. III, Frankfurt a. M.. 1975.

Hau, Stephan (2005): Kreativität und Depression. In: Hau, S., Busch, H-J., Deserno, H. (Hg): Depression – zwischen Lebensgefühl und Krankheit. Göttingen (Vandenhoeck & Ruprecht) S. 46–76.

Hau, Stephan; Busch, Hans-Joachim; Deserno, Heinrich (Hg) (2005): Depression – zwischen Lebensgefühl und Krankheit. Göttingen (Vandenhoeck & Ruprecht).

Metzner, Susanne (2005): Following the Tracks of the Other. Therapeutic Improvisations and the Artistic Perspective. Nordic Journal of Musictherapy, 14 (2) 2005, pp. 155–163

Mitscherlich, Alexander und Margarethe (1998): Die Unfähigkeit zu trauern. Grundlagen kollektiven Verhaltens. München (Piper), 15. Auflage.

Quindeau, Ilka (2005): Weiblichkeit und Depression. In: Hau, S., Busch, H-J., Deserno, H. (Hg): Depression – zwischen Lebensgefühl und Krankheit. Göttingen (Vandenhoeck & Ruprecht) S. 125–143.

Radebold, Hartmut (2005): Die dunklen Schatten unserer Vergangenheit. Stuttgart (Klett-Cotta).

Thesen der Kasseler Konferenz (1998). Musiktherapeutische Umschau 19, 232–235.

Tonn, Cornelia (2003): Den Stillstand zum Klingen bringen. Musiktherapeutische Umschau 24 (2), 120–133.

Mein allein ist das Land meiner Seele

Phantasie, Erinnerung und Realität in der (musik-) psychotherapeutischen Langzeitbehandlung einer Frau mit einer schizoaffektiven Psychose

Ingo Engelmann

Das Unheimliche (ist) jene Art des Schreckhaften, welche auf das Altbekannte, Längstvertraute zurückgeht.
Sigmund Freud

Der Beginn der Behandlung

Februar bis Juni 1992 (10 Wochen stationär, 2 Wochen Tagesklinik) – akutpsychiatrische Kriseninterventіon, Diagnostik, Pharmakotherapie

Als ich Frau Schumacher kennen lernte, war sie 54 Jahre alt. Sie arbeitete als Architektin in einem Architekturbüro und war auch an der Renovierung und Sanierung des Gebäudetraktes beteiligt gewesen, in den vier Jahre zuvor unsere Psychiatrische Abteilung neu eingezogen war. Nun kam sie in diese Klinik erstmals als Patientin mit der Einweisungsdiagnose einer reaktiven Depression. Sie hatte zuvor nie psychiatrische oder psychotherapeutische Hilfe in Anspruch genommen.

Die Stationsärztin, die bei den ersten beiden stationären Aufnahmen für Frau Schumacher zuständig war, gewann schnell den Eindruck einer gepflegten und differenzierten Frau. Im Gespräch behandelten die beiden dann allerdings fast ausschließlich Themen, die mit dem Körper und seinen Störungen zu tun hatten. Emotionale Dinge kamen nicht ins Gespräch, fanden keine Worte. Nur einmal reagierte

Frau Schumacher erkennbar emotional: bei der sorgfältigen körperlichen Aufnahmeuntersuchung brach sie in Tränen aus und sagte, so intensiv habe sich schon lange niemand mehr ums sie gekümmert. Dafür sei sie sehr dankbar. Danach war der emotionale Kontakt zwischen der Patientin und dem Behandlungsteam über Monate wie abgeschnitten. Nur nebenbei erfuhren wir durch den Ehemann von Frau Schumacher, dass in dieser Zeit der ersten stationären Behandlung ihre Pflegemutter verstarb, bei der Frau Schumacher im Alter von 9 bis 22 Jahren gelebt hatte. Mit ihr selbst war darüber nicht zu sprechen. Frau Schumacher äußerte sich ausschließlich über ihre körperlichen Beschwerden. Das machte die Ärztin so besorgt, dass sie sich um verschiedene körperbezogene Verdachtsdiagnosen kümmerte. So wurde zum Beispiel durch spezielle Untersuchungen sichergestellt, dass es sich bei der Schwäche und Zerschlagenheit von Frau Schumacher nicht um frühe Symptome einer Multiplen Sklerose handelte. Zur umfangreichen apparativen Diagnostik gehörten Computer- sowie Kernspin-Tomografie, was 1992 nicht zum Standard jeder Untersuchung zählte. Die gesamte Diagnostik ergab keine von der Norm abweichenden Befunde.

Frau Schumacher machte ihrer Umgebung große Sorgen. Aber sie sorgte sich auch selbst um sich und vor allem um Funktionen ihres Körpers, die gemeinhin als selbstverständlich gelten: Reflexe, Atmung, Kreislauf. Sie befürchtete immer, es könne da unmittelbar etwas passieren. Als sie nach den neun Wochen der ersten Klinik-Sequenz, die vor allem der Diagnostik gedient hatten, in die Psychiatrische Tagesklinik wechselte, fühlte sie sich dort von Anfang an völlig fehl am Platze. Ihre Sorgen um die Funktionen ihres Körpers wurden dort nicht somatisch-ärztlich, sondern psychodynamisch aufgegriffen, und das verstand sie nicht. Sie brach diese Behandlung nach zwei Wochen ab und begab sich in die renommierte neurologische Fachabteilung eines anderen Hamburger Krankenhauses, aber die Untersuchungen dort brachten keine neuen Ergebnisse zu Tage.

Wenige Tage später kehrte sie ratlos auf unsere psychiatrische Station zurück. Sie hatte den depressiven Rückzug zuhause nicht ertragen wollen und können. Dieses Mal blieb sie ein halbes Jahr. Ihr depressiver Zustand spitzte sich zu. Sie fürchtete, dass ihre Atmung im nächsten Moment aussetzen würde, und war über Monate hinweg sicher, dass sie bald sterben müsse. Zeitweise zog sie sich ganz ins Bett zurück. Aber sie kam recht regelmäßig in die Gruppenmusiktherapie.

Die Inszenierung beginnt in der Gruppe

Juli 1992 bis Januar 1993 (28 Wochen stationär) – Der therapeutische Kontakt wird geknüpft – Gruppenmusiktherapie (zweimal wöchentlich 90 Minuten, 30 Sitzungen) – 30 Einzelgespräche (ein- bis zweimal wöchentlich)

Ich begegne Frau Schumacher erstmals in der Gruppenmusiktherapie, die ich zusammen mit meiner Kollegin in gleichberechtigter Co-Therapie leite: fünf Patienten treffen sich zweimal in der Woche für anderthalb Stunden, um gerahmt von Vor- und Nachbesprechung eine aktive Improvisation zu gestalten, deren Dauer meist zwischen 20 und 40 Minuten liegt. Frau Schumacher nimmt seit einigen Wochen an der Gruppenmusiktherapie teil. Sie spielt auf der Blockflöte, die sie von früher kennt, und schnarrt (wie ich finde) nervtötend auf der Kalimba. In der siebten Sitzung erzählt sie ganz zum Schluss etwas unvermittelt von einem mysteriösen Telefonanruf, der sie nächtens erreichte und den sie nicht verstanden habe. Es sei um einen Todesfall gegangen. Mehr können wir nicht erfahren.

In der nächsten Stunde wirkt sie *noch genauso kalt und leer wie letztes Mal* (zit. aus den Verlaufsprotokollen). Es stellt sich heraus, dass es bei dem Todesfall, den sie ganz ohne persönliche Zuordnung erwähnt hatte, um ihren Pflegevater ging. Pflegevater und -mutter waren ihr Onkel und ihre Tante gewesen (die Schwester ihrer Mutter), zu denen sie in der Nachkriegszeit geschickt worden war. Die Pflegemutter war vor wenigen Wochen verstorben (wie wir durch den Ehemann erfahren hatten), und nun so kurze Zeit später eben auch der Pflegevater. Sie könne nicht trauern, sagt Frau Schumacher.

In der Improvisation suchen wir (die teilnehmenden Patienten, meine Kollegin – SM und ich – IE)[1] nach Klängen für das, was wir eben im Vorgespräch gehört haben. Zunächst bleibt die Suche ohne erkennbares Ergebnis. Dann verdichtet sich die Improvisation und es beginnt mein innerer Film, den ich im Anschluss an die Stunde im Protokoll festgehalten habe.

Ich beschränke mich auf eine Conga und schlage einen dumpf-dröhnenden Landsknecht-Wirbel – so klingt es, wenn eine Hinrichtung vorbereitet wird. Keiner der Mitspieler reagiert, also muss ich für mich selbst sorgen. Meine Gedanken wandern zu Frau Schumacher und ihren verstorbenen Pflegeeltern, die sie jetzt erstmals direkt hier in der Gruppe erwähnt hat. Mein Trommel-Rhythmus löst sich in seiner Strenge etwas auf, ist keine Begräbnis- oder Todesmusik mehr, sondern durchwachsener: Synkopen, Triolen, Stolperstellen mischen sich hinein. SM spielt Akkordeon. Tango geht mir durch den Kopf: dunkle nasse Straßen mit leeren und einsamen Kneipen, darin der Tango, ein Paar fliegt nur dem Ausdruck, der Augenblick, wo Tod sich und Leben küssen. Ich fühle mich unglaublich wohl in diesem Augenblick, schließe die Augen, nur den Synkopen und Verzögerungen und der Bittersüße dieses sehr körpernahen Spiels mich widmend.

Das Spiel bewegt sich, klackende Vielfalt von Trommeln und Schellen weitet sich aus, perlende Klaviertöne darin (SM) und eine Stimme (IE).

Große Akkordbögen, von farbenfrohen Dissonanzen durchzogen wie ein Abendrot mit violetten und fast grünlichen Schlieren. Ich sitze inzwischen neben Frau Schumacher, irgendwie will ich ihr näher sein. Es ist wie ein Sonnenuntergang, der sich durch die Explosion einer riesigen Giftgasfabrik in den unwahrscheinlichsten Farben färbt. Wir sitzen da und genießen das Schauspiel von ferne im Bewusstsein der Tödlichkeit, die es am Ort des Geschehens hat.

1 SM und IE stehen für die Therapeutin (Susanne Metzner) und den Therapeuten (Ingo Engelmann)

Frau Schumacher sagt im Nachgespräch, während der Improvisation sei eine große Last irgendwie von ihren Schultern genommen worden. Im Protokoll notiere ich noch, dass ich den ungewöhnlichen Impuls verspüre, ihr ein Gesprächsangebot zu machen, aber ich tue es nicht: zuständig für Einzelgespräche ist die Stationsärztin. Das will ich respektieren. Aus Vor- und Nachgesprächen sowie den Improvisationen gestaltet sich eine Szene, die unausgesprochene Bezogenheit und unaussprechliche Unbezogenheit enthält sowie den Wunsch, daraus mehr zu machen (was zunächst am Konzept der Klinik und der Zuständigkeiten scheitert).

Kurz darauf verlässt die Stationsärztin die Klinik, die bisher Frau Schumacher behandelt hatte. Ich übernehme mit großem Interesse die Federführung für die Behandlung. Meine Doppelfunktion als Einzeltherapeut und Gruppenmusiktherapeut muss zwar bedacht und beobachtet werden, aber ich sehe darin auch die Chance, einen bisher nicht gefunden Zugang zu entdecken. Bedeutsame Themen für die Behandlung sind in der Musiktherapie schon angeklungen: die Vergiftung der Welt, Tango, Körper und Wohlempfinden, Strenge und Leere. Neben der Gruppenmusiktherapie sehe ich nun Frau Schumacher auch in den Morgenrunden auf der Station, in der Visite und für ein bis zwei Einzelgespräche in der Woche. Die Gespräche sind zäh und oft vorzeitig am Ende. Ich gebe mir große Mühe, parteiisch und engagiert an Frau Schumachers Zielen zu arbeiten, wenn ich denn eine Ahnung davon bekommen könnte, was ihre Ziele sind, was sie ersehnt oder wovor sie sich schützen muss. Sie selbst ist auf dieser Suche mindestens so ratlos wie ich und kann daher keine große Hilfe sein. Ich weiß zunächst nicht so genau zu unterscheiden: spürt Frau Schumacher mein Entgegenkommen und mein Interesse an ihrer Person nicht und reagiert deshalb nicht darauf? Oder spürt sie es, wenn vielleicht auch nur vorbewusst, und muss gerade deshalb alles dafür tun, dass zwischen uns eine Kluft bestehen bleibt? Komme ich ihr schon durch mein Interesse zu nahe? Es ist schwer, Distanz zu wahren, ohne gleichgültig zu wirken.

Sie versteht es mich auszuschalten, indem sie wichtige Absprachen über Urlaubsregelungen und Behandlungsrahmen in meiner Abwesenheit zu klären versucht, und zwar bevorzugt mit Oberärztin oder Chefarzt (also meinen Vorgesetzten). Diese Fragen gehören aber in die Behandlungsverantwortung des behandelnden Arztes oder Psychologen, also zu mir! Warum reagiere ich innerlich mit so viel Ärger und Gekränktheit? Für mich sieht es so aus, als müsse sie beweisen, dass ein revoltierender Körper wie ihrer einen Arzt und keinen Psychologen braucht. Ein subtiler Kampf zwischen uns zieht sich über Wochen hin, bis ich allmählich das Gefühl bekomme, dass ich akzeptiert werde. Mittlerweile dauert diese Behandlungsphase nun aber schon vier Monate an. Das Thema unserer sich vorsichtig entwickelnden Verständigung ist die Entlassung (zugegeben: eine paradoxe Entwicklung: wenn es losgeht, naht der Abschied). Im Behandlungsteam entwickeln wir die Zielvorstellung, dass das Ende der Behandlung von Frau Schumacher selbst gefunden werden soll.

In der Gruppenmusiktherapie gibt es eine Improvisation, nach der Frau Schumacher feststellt: Jetzt kann sie sich verabschieden. Später höre ich die Improvisationsaufzeichnung an und beschreibe meine inneren Reaktionen in Bildern und Worten.

Eine wild entschlossene Kakophonie aus Psalter-Missbrauch, Glockenschrillen und Flexaton wird nur mühsam durch das Klavier (SM) gebündelt und am totalen Bersten gehindert. Eine Flöte (Frau S.) irrt darin hilflos hin und her, mal fast verschwunden, wieder deutlicher erkennbar. Beinahe unsichtbar bleibt ein Mitspieler an der Kantele. Heulen, Jammern. Plötzlich sind es zwei Flöten (Frau S.; IE), die da jammern, gemeinsame, traute Zweisamkeit. Zornig über diese Verbindung fetzt die Psalter-Spielerin ihre Säge. Als die zweite Flöte, eine Lotusflöte, die ihr eigenen Möglichkeiten freierer Tonalität auslotet und jault und quietscht (IE), warnt grollend der Gong vor zu viel Übermut (oder Echtheit). Der Grundklang wird lauter, rollender, die Klage baut einer Grundsee von bisher unübersehbarer Wucht auf, wie wird das enden? Auf das wilde Wasser folgt ein vertrockneter, verbrannter Wald, giftige Nebel über knackenden Hölzern, einige Sterne funkeln kalt. Da wieder die alte Klage, drei Töne abwärts, di-da-da, di-da-da, ein Irrlicht. Wetterleuchten (IE). Die Richtung wird klarer, gliedert sich rhythmisch, reiht die Klage ein. Zwei Trommeln wirbeln dumpf im Gegentakt, in finsterem Wettstreit treiben sie den Weg ent-

lang, während Klavier (SM) und Flöte (IE) in schmerzlichen Dissonanzen auch ihre Angst eingestehen und sich gegenseitig stützen. Ein fester Weg ist erreicht, der Marsch geht ungehindert und in gutem Tempo voran, ein entschlossener Marschgesang hilft durchhalten. Da – Rast. Klage. Trommel. Chaos – was nun? Keiner mag mehr so recht weitergehen, aber ein gemeinsames Nachtlager ergibt sich nicht. Ein Feuer wird entzündet, der Tanz der Klage beginnt, nachtlanges Ritual. Der Flöte hat sich die zweite erneut zugesellt, Altflöte (IE) zur Sopranflöte (Frau S.) nun. Kraft und Klage, Energie und Verzweiflung, zwei Gesichter. Die Tänzer halten parallele Töne aus, lange, dissonant, Unheil wird unwirksam, weil es offensiv benannt wird: Seht her, da ist es, was soll es uns nun noch können?! Ein Sekundenintervall, einen Halbton auseinander, zehnmal parallel von den beiden Flöten, zwanzig Mal, und immer wieder, immer noch, keine Auflösung, keine Verschmelzung. Und doch liegen sie sich am Ende in den Armen, was für ein Paar, sinken zusammen, leise klingt es aus.

Das Schlussbild ist schillernd: eine Umarmung beschreibe ich im Hörprotokoll, im Stundenprotokoll halte ich fest, dass es trotz aller Gemeinsamkeit zwei getrennte Wesen sind, die da am Schluss zueinander stehen. Über die Bedeutung dieser klanglichen Landschaften und der ablaufenden Prozesse können wir mit Frau Schumacher nicht ins Gespräch kommen. Es bleibt nur der Eindruck: das war etwas ganz Wichtiges. Und mir bleiben meine Gegenübertragungsphantasien mit ihren ganzen erotisierten Anteilen, der existenziellen Bedrohung, der Einsamkeit und der Suche nach dem Anderen, der Begegnung. Nach 28 Wochen Dauer wird diese Behandlungssequenz Anfang Januar 1993 beendet.

Frau Schumacher ist lebendiger geworden und hat sich ernsthaft mit psychologischen Themen beschäftigt: was will ich von meinem Therapeuten, was will der Therapeut von mir, und wie komme ich hier wieder raus? Dabei hat sie immer wieder gezeigt, dass Antworten auf solche Fragen von ihr nicht direkt gegeben bzw. gefunden werden, sondern dass sie sich in szenischen Gestaltungen finden. Dazu setzt sie alle Beteiligten im Behandlungsteam ein, ihren Ehemann und sich selbst. Insbesondere in der Gruppenmusiktherapie konnte sie die klanglichen Inszenierungsmöglichkeiten nutzen, um die Polarität von Bezogenheit und Abschied darzustellen. Dabei spielte eine wesentliche Rolle, dass sie mit dem Tod von Tante und Onkel wichtige Bezugspersonen verloren hatte.

Probe zu dritt

Juli und August 1993 (6 Wochen stationär); Januar bis März 1994 (12 Wochen stationär) – Psychiatrische Kriseninterventionen mit Pharmakotherapie einer depressiven Psychose – 30 Einzelgespräche (zweimal wöchentlich 30 Minuten) – Paarmusiktherapie (einmal wöchentlich 60 Minuten, 10 Sitzungen)

Fünf Monate später kommt es im darauf folgenden Sommer zu einer nächsten stationären Behandlung, die dieses Mal aber »nur« sechs Wochen dauert. Dieses Mal bin ich von Anfang an zuständig schon für die Aufnahme von Frau Schumacher und setze die therapeutisch orientierte Behandlung fort. Auslöser für die Krise war, dass nun die leibliche Mutter von Frau Schumacher verstorben ist. Aber auch über diesen Verlust ist mit Frau Schumacher nicht recht ins Gespräch zu kommen. Es bleibt im Verborgenen, warum diese Architektin, lebenserfahrene Ehefrau und Mutter so verschlossen bleibt. Die Diagnose passt sich in kleinen Schritten an die Erfahrungen im Umgang mit Frau Schumacher an: aus der »reaktiven Depression« war zunächst die Diagnose einer depressiven Psychose geworden. Hinzu gekommen war der Eindruck einer borderline-ähnlichen Störung auf niedrigem Strukturniveau mit psychotischen Einschüben. Beeindruckend sind als Symptome die körpernahen Ängste und die tiefen Stimmungseinbrüche.

Nach der kurzen stationären Stabilisierung drängt Frau Schumacher auf schnelle Entlassung. Zuhause setzt sie bald die neuroleptische Medikation gegen die psychotische Destrukturierung ab und kehrt dann in völlig desolater Verfassung Ende 1993 wieder auf die Station zurück. Sie war nur noch auf allen Vieren durch die Wohnung gekrabbelt und hatte nur noch stereotype Sätze vor sich hin gemurmelt wie »weil nichts bleibt weil nichts bleibt wie es war …« (das stammt aus einem Lied von Hannes Wader: »Heute hier morgen dort«)[2] oder »Helf mir einer!«. Als ich das Aufnahmegespräch mit ihr führe, ist sie massiv schuldwahnhaft: sie sei nicht »krankenhausfähig« – ein Begriff, den ich noch nie von einem Patienten gehört habe, sie sei zu krank, der ganze Körper sei kaputt. Das alles sei ihre eigene Schuld, und deshalb müsse sie jetzt wieder nach Hause.

Unter erheblichem Nachdruck veranlasse ich sie zu bleiben. Die schweren Symptome (v.a. Denkstörungen, Realitätsverkennungen) klingen unter der Medikation relativ schnell wieder ab. Die Zuspitzung der psychiatrischen Erkrankung von Frau Schumacher belastet die eheliche Beziehung deutlich spürbar, sodass wir uns in den Einzelgesprächen mit der Ehe, ihren Konflikten und Ressourcen immer wieder beschäftigen. Wir führen auch mit dem Ehemann gemeinsam Gespräche zu dritt. Die Gespräche werden erschwert dadurch, dass Frau Schumacher über sich und ihren Zustand kaum Auskunft geben kann, emotionale Schwingungen werden nicht spürbar. Die Gespräche ähneln oft Labyrinthen oder Teufelskreisen, in denen wir uns verfangen. In der Gruppenmusiktherapie hatte sich Frau Schumacher ein Jahr zuvor selbst mitteilungsfähiger erlebt. Allerdings war ihr Abschied in der Gruppe für sie so prägnant gewesen, dass sie sich nicht vorstellen kann, einen neuen Anfang in einer Gruppe zu machen. In dieser Situation stellt sich der Einfall ein, die erlebten Vorteile der Musiktherapie mit dem Thema des ehelichen Verhältnisses zu verknüpfen, indem wir zu dritt mit den Eheleuten und mir eine Paarmusiktherapie versuchen. Wir vereinbaren eine Sequenz von zehn Sitzungen. Weder Frau Schumacher und ihr Mann noch ich wissen genau, auf was wir uns einlassen. Das Moment schwer überschaubarer Interessenkonflikte taucht erneut auf: wo früher die Gleichzeitigkeit von Einzel- und Gruppentherapeut zu bedenken war, ist es hier die zwischen Einzeltherapeut und Paartherapeut.

Einerseits hat Frau Schumacher einen Vorsprung ihrem Mann

2 Im Refrain heißt es dort: »So vergeht Jahr um Jahr / und es ist mir längst klar / Dass nichts bleibt, dass nichts bleibt wie es war«. Einige Jahre später hören Frau Schumacher und ich in einer Einzeltherapiestunde einen Song der Deutsch-Rapperin Cora E. an mit dem Refrain »Es wäre heut nicht wie es ist, wär es damals nicht gewesen wie es war…«

gegenüber: aus über 30 Sitzungen Gruppenmusiktherapie kennt sie den Raum, die Instrumente und das Medium. Außerdem bin ich *ihr* Therapeut. Andrerseits ist auch Herr Schumacher in gewisser Weise im Vorteil: er ist ein Mann, wie ich. Es könnte sein, dass er in der Mann-Frau-Verständigung mit seiner Ehefrau Beistand oder Verständnis von einem anderen Mann, dem Therapeuten, erfährt. Eine interessante Dreiecksgeschichte. Beide buhlen um mich in den Improvisationen, begegnen sich aber auch als Paar neu und unerwartet. In der dritten Stunde ergibt sich eine Konstellation, in der Herr Schumacher und ich mit dem Rücken zu seiner Frau sitzen. Da hört sie auf zu spielen, empört (wenn man so einen starken Ausdruck bei ihr überhaupt benutzen darf) und das merken wir beide deutlich. Sie kann auch auf der Flöte fiepen und quengeln, wenn ihr etwas nicht passt, und das hört man besser als bedeutungsvolles Verstummen. Sie schweigt oder bringt zum Schweigen, ist beileibe nicht nur Opfer.

In der fünften Stunde (Halbzeit) ergibt sich ein Gespräch, das die ganze Stunde ausfüllt, wir machen gar keine Musik. Die beiden sprechen darüber, wie in ihrer Beziehung die Emotionalität und die Rationalität aufgeteilt sind: er ist der rationale Typ, sie ist für die Emotionen zuständig. Diese Charakterisierung kommt für mich ziemlich überraschend, Frau Schumacher als Vertreterin der Emotionalität – das war in den zurückliegenden Jahren der Behandlung allenfalls punktuell zu bemerken. Herr Schumacher bewundert seine Frau dafür, wie sie, mit den Affekten einer Mutter ausgestattet, die Erziehung des Sohnes bewältigt hat (da hat er sich ganz herausgehalten). Diese Bewunderung ist ganz ernst gemeint: er findet wirklich toll, wie sie das gemacht hat. Gleichzeitig kann er damit natürlich seine Drückebergerei bezüglich der Vaterrolle legitimieren. Dabei ist sie sehr in Sorge gewesen über die Rollenzuweisung der emotionalen Mutter, weil sie mit den Gefühlen nicht vertraut und souverän war, sondern es einfach so gut gemacht hat, wie es ging, ein wahrer Ritt über den Bodensee war das, wie fast das ganze Leben lang. Immer hatte sie Angst allein zu bleiben, insbesondere damals, als ihr Mann vor einigen Jahren so krank war, dass sie schon den Priester zur letzten Ölung bestellt hatte. Dieses Gespräch beeindruckt mich tief durch die Ernsthaftigkeit, mit der die Eheleute sich Rückmeldungen geben über innere Themen, über die sie nie miteinander gesprochen hatten, und durch die tiefe Liebe, die die beiden miteinander verbindet. Das Fehlen jeglicher Vorwürflichkeit macht mich als Therapeuten vielleicht auch etwas skeptisch (im Sinne einer »déformation professionelle«). Aber ich schätze die geringe Ausprägung jeglicher Kritik (oder Aggression?) als ihre Grundhaltung und eigene Quelle von Kraft, die die beiden dringend brauchen.

Schmerzlich ist für beide wie auch für mich die Feststellung, dass sie immer wieder an Grenzen ihrer wechselseitigen Hilfsbemühungen stoßen, weil sie ohne die Vermittlung des triangulierenden Therapeuten keinen schwingungsfähigen Kontakt erklingen lassen können. In den Improvisationen kommt es wiederholt zum Stocken, wenn ich mich aus lebendigen Prozessen herausziehe. Die beiden Eheleute wundern sich, *»dass sie hier etwas gemeinsam machen, was zuhause nicht gehen würde«* (Protokoll 7. Stunde), aber es geht immer wieder nur, wenn ich mit dabei bin.

In meiner Erinnerung an die Paarmusiktherapie spielt die Jahreszeit eine große Rolle. Es ist Winter, und eine Stunde muss ausfallen, weil ich durch den fast zwanzig Zentimeter hohen Neuschnee nicht nach Hamburg durchkommen kann. Ich drehe nach zwei Stunden auf halber Strecke um und fahre wieder nach Hause, der Verkehr Richtung Stadt steht still. Ich komme nicht durch zum Ehepaar Schumacher, das vergeblich auf mich wartet vor dem Musiktherapieraum. Nicht pflichtgemäß anzukommen – das habe ich seit der Schulzeit nicht mehr erlebt. Irgendwie komme ich mit meiner eigenen Geschichte in Berührung, Schneechaos damals und heute, und ich bin gleichzeitig väterlicher Therapeut und Sohn, der die Eltern nicht erreicht.

Auch in der darauf folgenden Stunde liegt hoher Schnee, alles ist gedämpft, ich bin da, aber es ist anders: als wenn alles andere, frühere, unter dem Schnee verborgen liege, begegnen wir uns sehr gegenwärtig. Ein Bild von Frau Schumacher fällt mir ein: in der Gruppenmusiktherapie hatte sie ihre Vorstellung während einer Improvisation zu beschreiben versucht, es war ein weißer Raum ohne Tür oder Fenster. In der Gruppe hatte das ein bisschen nach Gefängnis ausgesehen, hatte unangenehm und bedrohlich gewirkt.

Hier in der Paarmusiktherapie bietet das in Schnee eingeschlossene Therapiezimmer mit den gedämpften Klängen einen Raum großer Achtsamkeit und gegenseitiger Wahrnehmung. Ein weißer Raum, der nicht bedroht.

Die Beendigung der 10-Sitzungs-Sequenz fällt Herrn Schumacher deutlich schwerer als seiner Frau. Mit der für dieses Paar selbstverständlichen Rücksichtnahme tritt sie etwas in den Hintergrund, damit er sich verabschieden kann. In der zehnten Stunde gibt es eine fast vierzig Minuten dauernde Improvisation, die ihr Mann und ich mit einem Schluss-Duo von fast zehn Minuten abschließen. Er sitzt am Klavier, ich spiele Gong, Klangschale und Becken. Es ist eine meditative Musik, swingend, prall und emotional, wie er es sich nie hätte träumen lassen. Er spürt genauso wie ich, dass das eine ganz besondere Atmosphäre ist, und wir sind sehr »aufgeweicht« dabei – Tränen sind nicht weit weg, Wärme und Wohl-Fühlen machen sich breit in mir. Ich wünsche ihm sehr, dass er einen Raum finden kann, wo er sich mit diesen Seiten weiter begegnen kann, aber wir stoßen hier auch an Grenzen unserer gemeinsamen Arbeit: ich bin für seine Frau da, das ist wichtig, und es ist nach dieser Paararbeit deutlicher denn je.

Abschließend rege ich an, dass die beiden die Paarmusiktherapie bei einer mir gut bekannten und paartherapeutisch erfahrenen Musiktherapeutin fortsetzen. Sie hören mir aufmerksam zu, aber es scheint für sie nicht in Frage zu kommen. Mein Interesse daran, dass sie dieses Kapitel mit jemandem fortsetzen, der nicht in komplizierte Loyalitäten gegenüber den Ehepartnern verwickelt ist, lockt sie nicht. Nach den vereinbarten zehn Sitzungen und drei Monaten stationärer Behandlungsdauer wird Frau Schumacher entlassen, ohne dass sie einen guten Plan entwickelt hat, wie sie ihre weitere ambulante Behandlung regeln will.

Wir hören Vergangenes und planen die Zukunft

Mai bis Dezember 1994 (26 Wochen stationär) – Pharmakotherapie – 30 Einzelgespräche (ein- bis zweimal wöchentlich 20–30 Minuten) – Rezeptive Einzelmusiktherapie (10 Sitzungen)

Zwei Monate später wird Frau Schumacher erneut von ihrem Mann auf die Station gebracht. Sie hatte den niedergelassenen Neurologen (zu einem Psychiater hatte sie nie gehen wollen) zum Absetzen der Psychopharmaka bewegt, und schnell waren ihre körperbezogenen Missempfindungen wieder so stark geworden und hatten sie so gequält, dass der Mann es nicht aushalten konnte, wie sie zuhause leidet. Das klingt paradox, bezeichnet aber die Situation treffend: Nicht Frau Schumacher beendet ihre Leiden durch den Gang ins Krankenhaus, sondern ihr Mann kann es nicht ertragen. Er beantragte die Einrichtung einer rechtlichen Betreuung, die er selbst übernahm, und sie wird per Gerichtsbeschluss gegen ihren Willen in der Klinik untergebracht, bis sie nach zwei Wochen »freiwillig« zur Weiterbehandlung bleibt.

Im Aufnahmegespräch erzählt sie mir, heute Morgen habe ihr Kopf »daneben gelegen«. Sie leidet unter Empfindungslosigkeit am ganzen Körper. Dieses Mal ist sie in den ersten Wochen außerstande sich zu pflegen. Das sieht man besonders an den Haaren, die sie nicht bürsten kann, weil das so weh tut, und an den Fingernägeln, die sie nicht kürzt. Daraus ergibt sich dann ein wahrhaftes Struwwelpeter-Bild, das bei der sonst immer so penibel gepflegten Dame besonders erschüttert. Sie reagiert mit Unverständnis oder schroffer Ablehnung auf jeden Versuch, ihren Zustand verstehen oder gar auf Bedeutungen hin untersuchen zu wollen.

Meinem eigenen Konzept und dem der Abteilung zufolge bin ich in personaler Kontinuität weiterhin für die Behandlung zuständig. Ich bin ihr Therapeut (auch wenn sie das zurzeit kaum selbst so wählen würde oder könnte – ich treffe die Entscheidung für uns beide). Soweit die Klarheit – die allerdings nur den Rahmen betrifft. Aber was sollen wir beide miteinander tun? Ich kenne Frau Schumacher seit zwei Jahren, in denen sie fast 12 Monate stationär behandelt wurde. Ich kenne sie aus über dreißig Sitzungen Gruppenmusiktherapie, aus zehn Sitzungen Paarmusiktherapie, aus vielen, vielen Einzelgesprächen. In diesen Stunden sind oft bewegende Eindrücke entstanden. Aber eigentlich kenne ich sie doch wenig, weiß wenig aus ihrem Leben und finde keinen Zugang zu ihr – außer in nebulösen Gegenübertragungsgefühlen von Wärme, Interesse und Zuneigung sowie Leere, Frost und Staubwüstenei. Die Behandlung besteht immer wieder aus Ausharren, Aushalten, Durchhalten. Was konkret in der Behandlung stattfindet, ergibt sich aus der Erinnerung an gelungene oder gescheiterte Wege, die wir schon probiert haben, und aus neuen Einfällen. Frau Schumacher zeigt die Grenzen der Gespräche auf und hat wiederholt die Bedeutungen der improvisierten oder komponierten Musik erkannt oder erkennen lassen.

Ich schlage also vor, dass wir angesichts ihrer Überforderung durch alle kommunikativen Alltagsleistungen ein neues Kapitel aufschlagen: rezeptive Einzelmusiktherapie. Da muss sie erst mal gar nicht viel selbst tun, sie sitzt mit mir in meinem Therapiezimmer und hört zu (oder auch nicht). Wir sitzen zweimal in der Woche gemeinsam da, ich bringe ein Musikstück mit, etwa einen Satz aus einer Mozart-Sinfonie, etwas von Mendelssohn-Bartholdy oder die ersten beiden Sätze aus Haydns Sinfonie Nr. 93. Die Auswahl der Musik geschieht nicht nach bestimmten Zielsetzungen (z.B. »aktivieren« oder »Freude induzieren«). Vielmehr versuche ich herauszufinden, wie Frau Schumacher auf Musik reagiert, was es für Unterschiede in den Reaktionen gibt, oder auch ganz allgemein: wie wir uns das Leben gemeinsam etwas leichter machen können. Wir finden keine Gesprächsthemen – dann hören wir eben musikalische Themen. Fachpublikationen schlagen vor, in der rezeptiven Musiktherapie keine bekannten Stücke zu verwenden, um emotionale oder kognitive Voreingenommenheiten zu vermeiden. Ich entscheide mich aber auch für bekannte und beliebte Melodien wie die »Moldau«, weil es ein wunderschönes Stück ist und weil die Vorerfahrungen mit einem so wunderschönen Stück in der Therapie wichtiges Material darstellen oder liefern können. Frau Schumacher sagt, in diesem Raum könne sie besser zuhören als zuhause. Bei der Musik von Haydn erinnert sie sich an einen Bettler in Paris, der ihr über das Haar strich, als sie Geld in seinen Hut warf. Jetzt hatte sie das gleiche Empfinden, die Musik von Haydn habe ihr über das Haar gestrichen. Und plötzlich war das Haar nicht mehr so empfindlich. Ihr Atem ist nicht abgeschnitten, wenn wir Musik hören, sie spürt Muskelanspannungen, die sie kennt von konzentriertem Zuhören. Aber ansonsten ist das Erleben oft flach, wirkt wie emotionales Niemandsland.

In der zehnten Stunde hören wir die »Moldau« aus Smetanas Zyklus »Ma Vlast« (Mein Heimatland). Beim Hören beginnen Frau Schumacher Tränen über die Wangen zu laufen. Das erlebe ich zum ersten Mal, sie reagiert sehr direkt und sehr emotional, und das erwischt mich unerwartet: in den letzten Stunden hatte ich meine ganze Geduld und Gelassenheit mobilisieren müssen, um durchzuhalten. Jetzt sitzt sie und weint. Sie erzählt von ihrer Kindheit in Friedland in Böhmen, von dem Großvater in Bodenbach an der Elbe, von ihrer Kindheit ohne den Vater, der im Krieg gefallen ist, als sie vier Jahre alt war, von der Flucht nach Thüringen und weiter nach Westen.

Bisher waren wir im Behandlungsteam davon ausgegangen, dass Frau Schumacher in Thüringen geboren wurde. Von den ersten sieben Jahren in Böhmen hatte ich nichts gewusst. Die Auswahl der böhmischen Nationalmusik hatte also auch nicht gezielt mit Frau Schumachers Biografie zu tun, zumindest nicht bewusst. Jetzt hat sie über die Musik Kontakt zu diesen frühen und verschwiegenen Jahren gefunden und emotional reagiert, geweint. Sie staunt selbst darüber, dass sie das kann, und von dieser Stunde an haben wir ein Fundament, auf dem wir Psychotherapie beginnen können. Wir sind uns noch in der »Moldau«-Stunde einig, dass wir nicht weiter Musik anhören werden. Nach dieser Sternstunde, meint Frau Schumacher, kann durch das Hören von Musik eigentlich nichts mehr angeregt werden, was der Rede wert wäre (das ist etwas idealisiert, aber die Stunde war wirklich eindrucksvoll). Es käme uns fast pietätlos vor, einfach so weiter »irgendwelche Musikstücke« anzuhören. Wir stehen staunend vor dieser Erfahrung und möchten sie unangetastet lassen, sie soll einzigartig bleiben, das klingt alles etwas überhöht, weil wir so ver-wundert sind. Aber wie wird es nun weitergehen? Der verbleibende Teil dieses stationären Aufenthalts bleibt der Planung vorbehalten, was nach der Entlassung geschehen wird, wenn das Leben »draußen« weitergeht. Da wiederholt sich etwas: wie schon 1992 können wir die gewonnene Verständigung nur dafür nutzen, über die Trennung, die Entlassung zu sprechen. Dieses Mal soll sich das Muster aber nicht einfach wiederholen, sondern wir versuchen daraus zu lernen.

Der Weg zu einem anderen Vorgehen ist nicht ohne Stolpersteine.

Wie soll das aussehen mit der weiteren Behandlung? Bisher war bei den fünf Entlassungen, die es schon gegeben hat, die Klärung der ambulanten Weiterbehandlung in die Hände des Ehepaars gegeben worden. Es gab eine Hausärztin, einen Neurologen, einen ärztlichen Tanztherapeuten (der ehemals Schulkamerad des Ehemannes gewesen war). Es gab eine Zeitlang eine ambulante Gruppenmusiktherapie mit fünf anderen Frauen bei einer angehenden Musiktherapeutin. Und irgendwie war eigentlich immer alles Flickwerk geblieben, unzulänglich, wenig verbunden. Wir entwerfen im Behandlungsteam die Vorstellung einer kombinierten medikamentösen und psychotherapeutischen Weiterbehandlung auch nach der Entlassung. Die beiden Säulen werden ultimativ miteinander verbunden: ohne eine kontinuierliche und fachlich ausgewiesene ärztlich-medikamentöse Behandlung in der Psychiatrischen Ambulanz wird es keine Psychotherapie geben, für die ich in unserem integrierten Konzept zur Verfügung stehe. Die Erfahrungen mit der rapiden Verschlechterung ihrer Verfassung, wenn sie die Medikamente absetzt, sind präsent und bedrohlich. Frau Schumacher tut sich schwer, diese Bedingung zu akzeptieren. Sie wehrt sich gegen den Druck, aber wir erhalten den Druck aufrecht, weil wir keinen anderen Weg sehen, als durch Druck ein Gespür für Notwendigkeiten aufrecht zu erhalten. Gemeinsame Gespräche mit Ehemann, Stationsarzt und mir als Psychologen (drei Männer »gegen« Frau Schumacher) münden angesichts einer sich immer wieder durchsetzenden Starrköpfigkeit von Frau Schumacher in Drohungen: wenn sie sich einer gezielten und konzertierten Behandlung widersetze, würde sie möglicherweise in ein Pflegeheim gehen müssen. Frau Schumacher beugt sich dem Druck und willigt ein in die integrierte ärztlich-psychotherapeutische Behandlung.

Als Frau Schumacher Ende 1994 nach erneut halbjähriger stationärer Behandlung entlassen wird, war sie von den vergangenen 32 Monaten fast 20 Monate im Krankenhaus gewesen. Sie ist jetzt fast 57 Jahre alt. Wir vereinbaren zunächst zweimal wöchentlich und bald dann einmal wöchentlich Gespräche.

Die ambulante Psychotherapie beginnt

Dezember 1994 bis April 1995 (4 Monate ambulant), April bis Juni 1995 (10 Wochen stationär) – Pharmakotherapie einer schizoaffektiven Psychose mit paranoider Symptomatik – Einzeltherapie (zweimal wöchentlich 30 Minuten stationär, 16 Sitzungen/einmal wöchentlich 50 Minuten ambulant, 16 Sitzungen).

Frau Schumacher ist voller Neugier, aber auch Skepsis gegenüber unserem neuen Vorhaben. Worüber soll man denn die ganze Zeit sprechen, wenn sie zweimal in der Woche für eine halbe Stunde in mein Therapiezimmer kommt? Wird uns, wird ihr denn immer etwas einfallen? Oder, so fragt sie ganz nebenbei mal, sollen wir nicht doch wieder anfangen Musik zu hören?

Sie spricht von einem Traum, den sie hatte: sie war ein Baby, das seinen Kopf nicht halten konnte. Mir fällt dazu ein, wie sie vor einem Jahr sich immer sorgte, ihr Kopf würde nach vorn abfallen, wenn sie nicken würde – sie könnte ihn nicht halten. Überhaupt sei ihr die Zeit auf Station vorgekommen wie ein Traum, sagt sie eine Stunde später. Es hat den Anschein, als wache sie langsam auf aus diesem Traum. Wir fühlen immer noch nichts Reales, richtige, gegenwärtige Gefühle sind Mangelware. Aber als Frau Schumacher von ihrem Großvater berichtet, der ein Haus im böhmischen Bodenbach an der Elbe hatte, wird es warm. Der Großvater war Instrumentenbauer. Vor allem Geigen baute er und probierte sie dabei immer wieder aus, sie saß dann in seiner Werkstatt auf dem Tisch und sah und hörte ihm zu. Es roch nach Holzleim, sagt sie, und überall gab es kleine Schraubzwingen und so winzige Werkzeuge. Ein bittersüßes Gefühl von Heimat durchzieht den Raum (17. Stunde). Der Großvater und der Musiktherapeut scheinen ähnlich zu klingen, Übertragungsanmutungen stellen sich ein. Der Therapeut erhält die Rolle eines guten Objekts.

In unseren Gesprächen geht es ansonsten viel um die Selbstständigkeit von Frau Schumacher, die durch die Behandlung (wie sie zumindest indirekt zum Ausdruck bringt) eingeschränkt wird. Außerdem nimmt sie Hilfe in Anspruch – kann sie das, darf sie das? Therapeut, Ehemann, andere Männer – da gibt es schon immer wieder mal Übereinstimmungen, Machtfragen klingen an, Fragen nach Verlässlichkeit. Sie möchte sich durchsetzen, am liebsten in der Medikamentenfrage. Sie möchte die Therapietermine ausdünnen, reicht nicht ein Gespräch alle vierzehn Tage? Inzwischen treffen wir uns nicht zweimal in der Woche für eine halbe Stunde, sondern einmal 50 Minuten. Nach zwanzig Therapiesitzungen kommt Frau Schumacher in eine ernsthafte Krise, als ihr Mann wegen einer geplanten Operation ins Krankenhaus muss. Sie entscheidet sich freiwillig, angesichts ihrer sich deutlich verschlechternden Verfassung wieder in die Klinik zu gehen.

Als sie deswegen Ende April 1995 aufgenommen ist, wird es schnell unübersichtlicher, und angesichts der von ihr aktuell wiederholt geäußerten Suizidgedanken entscheiden wir im Behandlungsteam, sie wieder gerichtlich unterzubringen. Es sieht auf den ersten Blick aus, als sei es wie immer. Aber etwas ist anders. Es gibt einen Wechsel in der Station, was wegen der wichtigen Beziehungskontinuität zum Behandlungsteam der Station möglichst vermieden wird. Aber die Mitarbeiter aus der Pflege sind müde: Frau Schumacher hat ihnen immer wieder das Gefühl vermittelt, überflüssig zu sein (ich kenne das auch selbst aus früheren Behandlungsphasen). Wenn man sich als Mitarbeiter Mühe gibt, aber immer mit dem Gefühl bestraft wird, das sei gar nicht wichtig, ist das schwer durchzuhalten. Das Gefühl, unwichtig oder überflüssig zu sein, ist ein Hinweis auf innere Gewissheiten von Frau Schumacher. Sie ist unwichtig und überflüssig, und sie teilt uns das mit, indem das Gefühl sich ausbreitet. Die ständige Beachtung der szenisch übermittelten Botschaften hat das Pflegeteam überfordert.

Es ist also eine neue Station, auf der Frau Schumacher behandelt wird, nur ich als Therapeut begleite sie weiter. Die Station ist neu für sie – aber »meine« alte Station, ich bin hier beheimatet. Wieder mischt sich meine Situation, meine Geschichte in einem kleinen Ausschnitt mit der von Frau Schumacher.

Es gibt aber auch innerliche Veränderungen: Neue Seiten in der Person und der inneren Struktur von Frau Schumacher machen sich bemerkbar. Sie berichtet über paranoide Ängste, die es in der Form vorher nicht gegeben hat. Sie hat Angst, wenn sie die Station verlässt, weil sie sicher ist, dass vor der Tür einer steht und sie von hinten mit einer Axt erschlagen will. In ihren Brustkorb ist ein Abhörgerät eingepflanzt, darüber wird alles verfolgt, was gesprochen wird. Diese paranoiden Wahnvorstellungen wirken gegenüber den früheren körperbezogenen und diffusen Todesängsten schon fast kulturell geformt, nicht so archaisch, sie wirken reifer als die Symptomatik früher. Es gibt eine Axt, es gibt eine Wanze, für ihre neuen psychotischen Ängste braucht sie schon Technik. Die Symptome sind relativ gut mit Medikamenten und Stationsrahmen zu reduzieren, nach zehn Wochen wird Frau Schumacher in die Weiterbehandlung durch die Psychiatrische Institutsambulanz und mich entlassen.

Zum Zusammenhang von Lebenslauf und Beziehung

Juli 1995 bis April 1997 (19 Monate ambulant) – Pharmakotherapie – Einzeltherapie (wöchentlich einmal 50 Minuten, 65 Sitzungen)

In unseren wieder aufgenommenen Therapiegesprächen entdecke ich nach der erneuten Entlassung Mitte 1995, bis zum April 1997, als Frau Schumacher zum letzten Mal in die Klinik geht, einen roten Faden: es ist das Thema »Beziehung«. Wie ein Therapiefokus beschäftigt uns dieses Thema immer wieder, es taucht in unterschiedlichen Verkleidungen auf und ist Schwerpunkt der therapeutischen Arbeit. Von verschiedenen Richtungen aus nähern wir uns immer wieder der Frage, wie man sich selbst und andere wahrnimmt, wie man solche Erfahrungen in sich speichert und verknüpft, sodass ein starkes Selbst und starke Objektbeziehungen daraus werden. Ich bin immer wieder überrascht, was Frau Schumacher alles nicht weiß oder kann, wenn es um den Umgang mit Menschen geht. Sie ist kundige Architektin, weiß viel über kulturelle Dinge, geht oft ins Theater, interessiert sich für moderne Lyrik, aber wenn es um Beziehungen geht, wirkt sie gewissermaßen fast wie eine Analphabetin.

Frau Schumacher schildert ihre früheste Erinnerung. Sie ist drei oder vier Jahre alt, ihre Mutter liegt im Wohnzimmer auf dem Sofa und hält Mittagsruhe. Die kleine Ursel sitzt auf dem Boden und spielt. Alle naslang fragt sie ihre Mutter: »Schläfst du?«.

Das wäre für ein Baby eine normale Fragestellung, auch wenn es noch gar nicht sprechen kann: wenn die Mutter nicht im Kontakt ist, wird durch Schreien oder ähnliches Appellverhalten nachgefragt. Auch Vögel machen das mit ihren Sozialfühlungslauten: sie tschilpen ständig vor sich hin, wo auch immer sie hüpfen und picken, und teilen ihrem Partner dadurch mit: »Hier bin ich! Hier bin ich!« Aber Frau Schumacher fragt noch als gestandene Frau mit 57 Jahren ihren Mann, wenn sie keine Schlafgeräusche von ihm hört, ob er noch lebt. Es gibt also eine direkte Verbindung von der kleinkindlichen Schutzbedürftigkeit zur erwachsenen Frau Schumacher. Die existenzielle Angst, allein da zu stehen, hat nachvollziehbare, biografische Hintergründe.

An dieser Stelle scheint es sinnvoll, einen Abriss der biografischen Abläufe zu skizzieren, wie sie sich mir zu dem Zeitpunkt der Behandlung aus vielen kleinen Mosaiksteinen zusammensetzen.

Ursel Schumacher wird 1938 in Böhmen geboren. Der Vater hatte den Kürschnerbetrieb in Friedland von seinem Vater übernehmen müssen, obwohl er lieber Architektur studiert hätte. Die Mutter war Hausfrau und schneiderte. Einen Pelzmantel des Vaters hatte sie in Kriegszeiten für die kleine Frau Schumacher als Winterbekleidungsstück umgearbeitet. Frau Schumacher kann sich an ihren Vater nicht erinnern. Er meldet sich kurz nach ihrer Geburt freiwillig zum Militär. Sie hat kein Foto, auf dem sie beide zusammen zu sehen sind. 1941 wird ihre Schwester geboren, 1942 fällt der Vater in Russland. Als sie mit nur fünf Jahren eingeschult wird, merkt sie zum ersten Mal, dass es etwas Besonders ist, ohne Vater aufzuwachsen: bei der Einschulung weist die Lehrerin vor allen Mitschülern, Müttern und einigen Vätern darauf hin, dass die kleine Ursel ohne Vater ist, weil der »im Feld geblieben« sei. Wenig später flieht die Familie nach Thüringen und weiter nach Westen. In München leben sie mit der Großmutter zusammen, die bald zunehmend erkrankt und pflegebedürftig wird. 1947 entscheidet daher die Mutter, ihre älteste Tochter zu Onkel und Tante nach Hannover zu schicken. Dort lebt Frau Schumacher dann 13 Jahre bei den kinderlos gebliebenen Pflegeeltern. Wirtschaftlich geht es der Familie gut, der Onkel ist erfolgreicher Architekt. Allerdings ist es um die Ehe der Pflegeeltern nicht so gut bestellt, der Onkel ist ein rechter Poltergeist, die Tante kränkelt und ist aber dabei doch auch sehr durchsetzungsfähig. Die Pflegetochter muss der oft kranken Tante viele Aufgaben im Haushalt abnehmen. Daneben gibt es eine kulturelle Seite: Frau Schumacher erhält Gesangsunterricht und wird bei den gefühlvollen Kunstliedern von der Tante am Klavier begleitet. Als Frau Schumacher ihren späteren Mann kennen lernt, erlebt sie ihn als einen, der sie wirklich mag. Es gibt Krach mit den Pflegeeltern, für die der Künftige nicht standesgemäß ist. Mit großem Eklat zieht die Pflegetochter 1960 mit Erreichen der Volljährigkeit aus und geht mit ihrem Mann nach Hamburg. Sie studiert Architektur, die Eheleute bekommen 1962 einen Sohn, und wenige Jahre später findet Frau Schumacher eine Halbtagsstelle in einem Architekturbüro, in dem sie fast dreißig Jahre arbeiten wird. Der Ehemann macht Karriere als Banker, er ist zuhause nicht so präsent. Der Sohn wird auch Architekt. Herr Schumacher wird nach mehreren Herzinfarkten in den achtziger Jahren berentet. Ende 1991 übertragen die alt gewordenen Pflegeeltern, zu denen nach zehnjähriger Pause nun wieder ein lockerer Kontakt besteht, alle finanziellen Vollmachten auf ihre Pflegetochter. Die Pflegeeltern (Onkel und Tante) sind weit über achtzig Jahre und zunehmend hinfällig. Frau Schumacher spürt schnell, dass diese Aufgabe sie völlig überfordert, und kann ihr inneres Gleichgewicht nicht mehr aufrechterhalten, das sie 54 Jahre lang zumindest so weit hatte sichern können, dass sie sich durchs Leben schlagen konnte, ohne zu Fall zu kommen. Jetzt entwickelt sie Ängste und Depressionen, die sie nicht mehr verstecken kann. Damit begibt sie sich in die stationäre Behandlung, mit der diese Geschichte begonnen hat.

Die Lebensgeschichte mit ihren (wie ich finde) subtilen Ungeheuerlichkeiten und der engen Verwebung mit dem Lauf der Welt war für Frau Schumacher lange Zeit subjektiv nicht wichtig gewesen. Sie könne sich an nichts Wesentliches aus der Kindheit erinnern, hatte sie zunächst nur sagen können, aber selbst das fand sie nicht weiter ungewöhnlich. Mich hingegen hat die Fülle der abgebrochenen, verweigerten oder zerrütteten Beziehungen nachhaltig beeindruckt. Ihre Vaterlosigkeit hatte Frau Schumacher einfach so hingenommen, für sie war es nun mal so, und es war nicht zu ändern. Als sie von der Mutter in die Fremde zu Tante und Onkel geschickt wurde, hat sie selbst keine Emotionen verspürt. Hingegen beneidete ihre kleine Schwester sie, litt unter der Trennung und konnte so das Schicksal affektiv verarbeiten. Frau Schumacher selber nahm es einfach hin, als habe sie sich innerlich abgeschaltet. Als ihre Pflegeeltern den künftigen Schwiegersohn nicht akzeptieren wollten, hatten sie den Bruch wohl einkalkuliert (aber vielleicht nicht geglaubt, dass ihre Pflegetochter den Schritt tatsächlich vollziehen würde). Es blieb für sie dann nach dem Eklat nur der Ehemann, und es folgte mit Gründung der eigenen Familie und Geburt des Sohnes sowie der beruflichen Einbindung eine relativ stabile Lebensphase von mehreren Jahrzehnten. Den Tod der Pflegeeltern hatte Frau Schumacher dann (wie oben berichtet) scheinbar unberührt hingenommen, wie auch den Tod der eigenen Mutter. Ich hatte mich als Therapeut von Frau Schumacher auch ausgeschaltet gefühlt, und das Pflegeteam der ersten Behandlungsstation war auch ermüdet, weil sich die Mitarbeiter immer wieder ausgeschaltet fühlten. Aus der Behandlung war Frau Schumacher vier-, fünfmal im Rahmen der Entlassung »weggeschickt« worden. Da hatten wir noch nicht verstanden, dass Frau Schumacher immer wieder das Muster wiederholte, zur Vermeidung des Weggeschickt-Werdens selbst zu gehen, auch wenn es dafür eigentlich gar nicht der rechte Zeitpunkt ist. Wir hätten also dem Druck, gehen zu »wollen«, mehr entgegensetzen sollen. Erst nach einigen Jahren hatten wir verstanden, dass wir ihr ein kontinuierliches Angebot machen mussten, das die Trennung nicht wiederholt.

Nun sitzen wir Woche für Woche zusammen, und Frau Schumacher verdeutlicht mir immer wieder, dass sie Kontinuität und Verbindung zu Menschen und über Zeiträume hinweg nicht gut herstellen oder halten kann. Ihr fehlen die stabilen inneren Bilder, die inneren Repräsentanzen, die jeder Mensch benötigt, um sich an Beziehungen, ihre Facetten und Bedeutungen er-innern und sie damit ver-innerlichen zu können. Wir stellen wiederholt fest, dass sie sich nicht von einer Stunde zur nächsten erinnern kann, worüber wir beim letzten Mal gesprochen haben. Jede Stunde steht für sich allein, ohne Geschichte (und ohne Zukunft?). Frau Schumacher behilft sich mit den

Kugeln und der Pyramide aus Glas auf dem Tischchen, das zwischen uns steht. Liegt alles da wie in der letzten Woche? Diese Anordnung behält sie im Gedächtnis, sie verfügt über ein Bildgedächtnis und kein Beziehungsgedächtnis. Manchmal liegen die Kugeln anders als in der letzten Stunde (das kommt vor, wenn mal einer gegen den Tisch stößt). Dann fragt sie sich (zunächst ganz heimlich, erst viel später spricht sie darüber): Will der Therapeut ihr damit eine Aufgabe stellen, oder ist das Zufall? Enthält die Anordnung der Glasobjekte eine Botschaft?

In der 56. Therapiestunde sagt sie: »Ich kann gleich da anknüpfen, wo wir die letzte Stunde aufgehört haben«. Ich bin begeistert von ihrer Aussage. Ich fühle mich wie Sigmund Freud, wenn er einen Therapieerfolg mit einem Patienten feiert, ihm dann auch eine Zigarre anbietet und sie gemeinsam rauchen. Hier vollendet sich in der inneren Repräsentanz der letzten Stunde und unseres Therapieprozesses ein langer Weg, der in der Gruppenmusiktherapie am Beginn der stationären Behandlung angefangen hat. In der Musiktherapie hatte es sowohl in der Gruppe, als auch mit dem Paar und beim Hören der Musikstücke immer Instrumente und Klang als Drittes zwischen den beteiligten Menschen gegeben. Das Dritte konnte stellvertretend als intermediärer Raum genutzt werden, in dem Bewegung stattfindet, die zwischen Menschen als »Beziehung« bezeichnet wird. Die regressive Bewegung, die für Frau Schumacher beim Hören der »Moldau« stattfand, bei diesem mit ihrem Ursprung verbundenen Musikstück, machte es ihr möglich, mit diesem »Gegengewicht« der eigenen Identität auch mir zu begegnen, ohne durch dieses Gegenüber zu sehr bedroht zu sein. In unseren Gesprächen nun übernahmen die Glaskugeln Funktionen, die in der Musiktherapie Instrumente und Klang gehabt hatten. Wir hatten im Erleben von Frau Schumacher anfänglich keine direkte Interaktion und Beziehung, sondern diese Verbindung erlebte sie auf dem Umweg über die Glaskugeln, sozusagen eine symbolisierte Vorstufe von Beziehung, eine durch die Vermittlung der Glaskugeln entschärfte Begegnung. Jetzt finden wir in unseren Sitzungen zu einer verinnerlichten Form der Beziehung, die des Umweges über die Kugeln nicht mehr bedarf. Wir beginnen uns direkt miteinander zu verständigen, nicht ausschließlich verschlüsselt und verkleidet in Gegenübertragungseindrücke oder szenische Gestaltungen (wie es oben mit den Protokollnotizen aus der Gruppenmusiktherapie dargestellt wurde): »Ich kann gleich an die letzte Stunde anknüpfen…«.

Frau Schumacher hatte in den frühen Phasen der Behandlung selbst auch so etwas wie ein Drittes gefunden, mit dem sie ihre inneren Zustände auszudrücken versuchte: das war ihr Körper gewesen. Sie hatte Störungen in verschiedenen Funktionsbereichen des Körpers befürchtet und wahrgenommen, ihr Körper drohte zu zerfallen. So wie es von einer Erinnerung zur anderen oder einem Erlebnis zum anderen keine Verbindung gab, so drohten sich auch die basalen Verbindungen der Körperteile untereinander zu lösen. Dieser verzweifelte Versuch, über den Körperausdruck aus sich selbst herauszukommen (der immer wieder fehlschlug, ja fehlschlagen musste), ist jetzt nicht mehr erforderlich. Die letzte psychotische Phase im Jahr 1995 zeigte nicht mehr die archaisch anmutenden und sehr handfest geformten Körpermissempfindungen, sondern in den paranoiden Projektionen fand sie zu einem schon fast kulturell gestalteten Ausdruck innerer Bewegung, von Wut und deren projektive Umkehrung in außen angesiedelte Bedrohungen. Und Frau Schumacher kann sich dem eigenen Körper inzwischen ganz fürsorglich zuwenden, als sie erkrankt und es zu einer kleineren Operation kommt. Der Körper kann wieder Körper werden und muss nicht mehr Bühne für das Lebensdrama sein.

Schon früher hatte Frau Schumacher intuitiv gespürt, dass sie eine äußere Sicherheit benötigt, weil sie sich nicht ausreichend auf die inneren Bilder verlassen kann. Als ihr Sohn Fahrunterricht nahm und dabei eher unsicher war, machte sie sich Sorgen, dass ihm etwas passieren könnte. Sie schlug darauf ihrem Mann vor, er solle doch den Kopf ihres Sohnes als Statue in Bronze gießen, dann hätte sie etwas Fortdauerndes, falls dem Sohn selbst etwas zustoßen sollte. Ihr Mann hat dann tatsächlich den Kopf geformt und gießen lassen, aber zum Glück stieß dem Sohn gar nichts zu.

Die Konstanz der Beziehung durch hinreichend gesicherte innere Repräsentanz ist auf dem Wege, wenn auch nicht immer ausreichend stabil. Frau Schumacher muss sich immer noch versichern, ob ihr

Mann noch lebt, wenn sie beispielsweise bei seinem Mittagsschlaf keine Geräusche vernimmt, die ihr als Lebenszeichen genügen. Diese Wiederholung der frühesten Erinnerung mit der Mutter hält an.

Bei ihren Pflegeeltern hat sie in manchen Situationen gedacht: Obacht, sonst fliegst du hier auch noch wieder raus. Daraus hatte sie gelernt. Sie sollte sich vorsorglich zurückhalten, ehe es richtig kracht. Sie sollte sich unverzichtbar machen, ehe sie weggeschickt wird. Sie sollte selbst gehen, ehe sie fliegt (oder richtig fliegen lernen, dann ist es ungefährlicher).

In der Therapie war zwischen uns beiden eine Beziehung entstanden, die Frau Schumacher erleben und akzeptieren kann. Sie hat aber keine Erfahrung, was man mit dieser Feststellung nun anfängt. Was macht man mit einer Beziehung? Sie stellt sie in Frage, prüft mich, stellt Gedankenexperimente an. Ist sie überhaupt berechtigt, diese Therapiesituation einschließlich der dort entstandenen Beziehung zu erleben? Und darf sie das weiter in Anspruch nehmen, oder ist diese erste vorsichtige Wahrnehmung der Beziehung schon Lohn genug? Strengt sie sich genug an, um das zu verdienen, was sie erhält (in ihrer Wahrnehmung nicht durch eigenes Verdienst, sondern durch den Therapeuten)? Diese Fragen ahne ich, sie selbst nimmt sie nicht bewusst auf, aber beantwortet sie vorsorglich durch innere Entscheidungen, die nicht explizit besprochen werden: Sie entscheidet sich, die Therapie zu beenden. Sie will sich Mühe geben, möglichst bald ohne therapeutische Unterstützung auskommen zu können. Es hat den Anschein, als bezöge die therapeutische Beziehung ihre Berechtigung einzig durch die Orientierung auf ihre baldmöglichste Beendigung (das kennen wir von den ersten stationären Behandlungen: wenn die Therapie »losgehen« kann, geht es um Entlassung ...). Mehrere Erfahrungen mit Therapiepausen zum Beispiel während meines Urlaubs verlaufen aus ihrer Sicht ausgesprochen erfolgreich, sodass sie das Ende der Therapie auf Dezember 1996 festlegt. Für die letzte Stunde notiere ich: »Abschied in aller Sprödigkeit und Befangenheit angesichts latenter großer Nähe«. Ich biete an, im Abstand von drei Monaten zu überprüfen, wie ihr das Vorhaben »Selbstständigkeit« gelingt. Den ersten »Prüfungs«-Termin legen wir auf den 20.3.1997 fest. Eine Woche vor Ablauf der therapiefreien Probezeit kommt Frau Schumacher am 14.3.1997 wieder in die Klinik, völlig psychotisch und von paranoiden Vorstellungen gequält. Immerhin sind dieses Mal seit dem letzten Klinikaufenthalt eindreiviertel Jahre verstrichen.

Der letzte Klinikaufenthalt

April/Mai 1997 (sechs Wochen stationär) – Pharmakotherapeutische Behandlung einer paranoiden schizoaffektiven Psychose – 10 Einzelgespräche à 30 Minuten

Frau Schumacher hatte in den Wochen nach Beendigung der Therapie zunehmende Ängste entwickelt, bedroht zu sein oder gar ermordet zu werden. Bei einer Autofahrt mit ihrem Mann hatte sie versucht, aus dem fahrenden Auto zu steigen, um einer Bedrohung zu entgehen. Zuletzt war sie nicht mehr aus der Wohnung gegangen und hatte sich in ihren Ängsten so verfangen, dass der Mann sich keinen Rat wusste, als einen Rettungswagen zu rufen, der sie in die Klinik bringt. Die Besatzung des RTW hatte Frau Schumacher mit mehr oder weniger sanftem Nachdruck in den Wagen bugsiert und sie dort während der Fahrt festhalten müssen, weil sie immer wieder zu entkommen suchte. Sie waren erstaunt, welche Kraft die kleine Frau aufbringen konnte. In der Klinik werde ich dann zur Notfallaufnahme gerufen, und Frau Schumacher gibt den Widerstand sofort auf, als ich hinzukomme. Der Rettungssanitäter kann sie loslassen, und erleichtert begleitet sie mich auf die Station.

Ihre Ängste verlassen sie allerdings nicht so schnell. In den ersten zehn Tagen muss Frau Schumacher zu jedem Bissen und jedem Schluck aufgefordert werden, weil sie von sich aus keine Nahrung und Flüssigkeit zu sich nimmt. Sie verlässt die Station nicht, fragt andauernd, was sie tun solle, und fühlt sich außerstande, den Alltag zu bewältigen. Sie kann allerdings auch mit den Antworten kaum etwas anfangen und bewegt sich voller Fragen und Schuldgefühle auf dem Stationsflur.

Etwas später kann sie sich schon freuen, wenn wir uns auf dem

Flur begegnen. Sie unterscheidet deutlich zwischen den ernsthaften und wenig freudvollen Begegnungen in den Therapiegesprächen, in denen es immer um sie geht, und den Begegnungen auf dem Flur, die sie genießt und über die sie sich freut – als solle es dabei eher um mich als um sie gehen. Gleichzeitig ist sie sich meiner aber auch nicht sicher, denn als ich meinen Sommerurlaub antrete, ist sie (wie sie später berichtet) überzeugt, dass ich nicht wiederkehren werde.

Thematisch geht es also immer wieder um unsere Beziehung und um Trennung, insofern ist die stationäre Behandlung eine Fortsetzung der ambulanten Therapie. In unseren Gesprächen können wir klären, dass Frau Schumacher mit ihrer Festlegung des Therapieendes die Vorstellung verband, sie müsse mir beweisen, dass sie auf eigenen Füßen stehen könne und dass sie etwas wert sei. Nach dieser Klärung entscheiden wir uns für schnelle Wiederaufnahme der ambulanten Therapie.

Nach sechs Wochen geht Frau Schumacher wieder nach Hause. Über sechs Jahre ist Frau Schumacher immer wieder in der Klinik gewesen: zunächst oft, dann immer seltener. Eine weitere stationäre Krankenhausbehandlung ist in den seitdem verstrichenen neun Jahren nicht erforderlich geworden.

Aus dem Niemandsland in die reale Trauer

Juni 1997 bis September 2002 (63 Monate ambulant) – Pharmakotherapie – Einzeltherapie (einmal wöchentlich 50 Minuten, 220 Sitzungen)

Das erste Gespräch, das auf diese letzte stationäre Krankenhausbehandlung von Frau Schumacher folgt, beginnt mit ihrem versichernden Blick auf die Glaskugeln. Als wir vor einiger Zeit über die Kugeln gesprochen haben, hatte sie die fast schwarze, undurchsichtige Kugel ausgewählt: die entspreche ihr am meisten. Sie ist eben undurchsichtig, denke ich dazu. Als sie jetzt kurze Zeit nach dem Krankenhausaufenthalt zu einer einwöchigen Reise aufbricht, die sie unter anderem in ihren Geburtsort in Böhmen führen soll, gebe ich ihr die schwarze Kugel mit als Unterpfand unserer Therapie für diese Zeit erhöhter emotionaler Anstrengung. Sie übersteht die Reise gut, die Kugel bleibt auch im Anschluss bei ihr zu Hause: Sie liegt an einem festen Platz in einer Schublade, und wenn sie benötigt wird, holt Frau Schumacher sie wie ein Übergangsobjekt heraus. Das passiert eine Zeitlang, wenn ich durch Urlaub mehrere Wochen weg bin, erst in späteren Jahren ist die Glaskugel meist nicht mehr notwendig, um die Verbindung über längere Zeiträume zu halten.

Auch in anderen Lebensbereichen gibt es die Tendenz zur Rückversicherung noch. So wie sie in ihrer Erinnerung die Mutter während des Mittagsschlafes ansprechen musste, so möchte sie noch während dieses Behandlungsabschnittes immer die Schwester anrufen und sie fragen, ob diese sie noch lieb habe. Oder sie fragt sich in einem unserer Therapiegespräche voller Nachdenklichkeit und Ernst: Was ist, wenn nach diesem Winter die Bäume nicht wieder grün werden? Sie kann nicht darauf vertrauen, dass Verhältnisse kontinuierlich andauern oder wiederkehren.

Es geht um Beziehung und Trennung, also um Repräsentanzen von wichtigen Bezugspersonen, um Objektbeziehungen. In der Therapie beginnen im doppeldeutigen Sinn des Begriffs andere Objekte als die in der Fachsprache gemeinten Bezugspersonen eine Rolle zu spielen, materielle und ideelle Objekte wie Gegenstände oder Räume, die für Beziehungen und Personen stehen könnten. Es beginnt mit dem Wort »Niemandsland«. Der Begriff war mir schon eingefallen bei den ersten Sitzungen der rezeptiven Musiktherapie, wo es eine körperliche Entspannung gegeben hatte bei gleichzeitiger affektiver Bewegungslosigkeit, ein »affektives Niemandsland«. Jetzt verstehen wir im Gespräch darunter eine graue Einöde zwischen den Welten, und so ein Niemandsland ist für Frau Schumacher der Wartebereich vor dem Therapiezimmer: nach der kürzlich erfolgten Renovierung kahl und schmucklos, und zwischen dem Alltag (draußen) und der Therapie (hinter der Zimmertür) gelegen. Sie überlegt, was für ein Objekt an der Wand dieses Niemandslandes hängen und es beleben könnte. Sie kann sich vorstellen, etwas zu gestalten. Ihre alte Blockflöte würde dazu gehören, auch Notenpapier, es soll ein reliefartiges Objekt werden. Vielleicht könnte man es silbern oder in Bronze einsprühen? Sie besorgt einen Geigenkasten, der den Rahmen für das

Objekt hergeben soll. Es erinnert an Instrumentenbau, an ihren Großvater und es scheint nach Holzleim zu duften, wenn wir darüber sprechen.

Die Musiktherapie spielt in diese Planungen mit hinein, und natürlich der Großvater mit seinen Geigen. Das Musik-Relief scheint ein Objekt zu sein, mit dem sich viel Lebendigkeit und Gesundheit verbinden. Vielleicht können wir sogar so weit gehen, es als Symbol der Gesundung anzusehen. Könnte dann die Therapie zu dem Zeitpunkt abgeschlossen werden, an dem das Objekt an die Wand des Niemandslandes gehängt wird?

In unseren Gesprächen beschäftigen uns weiterhin ihre Überlegung, die Therapiefrequenz auf vierzehntägige Sitzungen umzustellen, und die Frage nach der Endlichkeit der Therapie insgesamt. Im Lauf der Zeit tauchen unterschiedliche Aspekte ihrer Überlegungen auf. So hat sie beispielsweise lange Zeit den Anspruch, in jede Therapiestunde etwas mitbringen zu müssen: ein Erfolgserlebnis, ein philosophisches Thema, eine fein ziselierte Erinnerung. Der Anspruch setzt sie unter Druck, und sie überlegt, ob es nicht ausreicht, alle vierzehn Tage ein schönes Thema finden zu müssen. Wir beschäftigen uns dann mit der Möglichkeit, den inneren Anspruch zu mildern, damit sie sich nicht jede Woche zu kleinen Therapiepräsenten zwingen muss und trotzdem die wöchentliche Kontinuität erhalten bleiben kann.

Die Beendigung der Therapie steht für sie in einer Linie mit der Psychose und ihrem Verschwinden. Beides steht für große Bestrafungen, für nicht rückgängig zu machenden Bruch: dafür steht sowohl das Ende unserer Zusammenarbeit als auch die Erkrankung selbst. Eigentlich strebt sie nicht weg, sondern sie befürchtet, weggeschickt zu werden und will dem zuvorkommen. Sie hat versucht, diese Gefahr zu entschärfen, indem sie das Ende der Therapie 1996 festgelegt hat und selbst gegangen ist. Aber dieser Versuch hat erneut in die Psychose geführt. Ihre Angst vor Trennungen und davor weggeschickt zu werden ist allgegenwärtig. Könnte das Objekt für den Wartebereich die irgendwann anstehende Trennung von der Therapie und dem Therapeuten konstruktiv wenden? Sie erinnert sich an die furchtbare Angst, die sie als siebenjähriges Mädchen davor hatte, von der Mutter auf der Flucht getrennt zu werden. Noch heute wird sie unruhig, wenn auf dem Bahnsteig vor den Zugtüren sich Menschentrauben bilden und es dauert, bis alle in den Zug eingestiegen sind. Sie weiß, dass heute die Züge warten, bis alle drin sind. Sie weiß, dass der Zug nicht vorzeitig abfahren und Familien auseinander reißen wird, wie es auf der Flucht immer wieder vorkam. Aber die Angst weicht nicht vor der Einsicht.

Im April 2001 teilt Frau Schumacher mir mit, dass das Projekt für den Wartebereich gescheitert ist, versandet, abgesagt. Die Klinikleitung hat im ganzen Haus Bilder aufhängen lassen, so auch in diesem Niemandsland. Ich habe einige Naturgegenstände auf das Vorzimmertischchen gelegt und ein paar Glassteine dazu. Mit denen spielt sie manchmal, während sie wartet. Sie spürt dabei, dass das Ende der Therapie kein Thema mehr ist. Es lässt sich nicht versüßen oder verklären durch schöne Pläne mit duftenden Erinnerungen. Wir arbeiten weiter, und versuchen uns dem Gegenwärtigen mehr zuzuwenden als der Zukunft und dem Plan einer Beendigung der Therapie. Das ist gar nicht so einfach wie es klingt.

In der Angst vor Abbrüchen und Niemandsland, vor Trennungen und Grenzen hat Frau Schumacher kompromisshafte Wege gefunden, Verbindungen zu den wichtigen Menschen in ihrem Leben zu halten. Diese Verbindungen überwinden Grenzen und verwischen diese auch immer wieder. Mit ihrem Mann hat sie solche verwischten Grenzen. In einem tief schürfenden gemeinsamen Gespräch bietet er ihr an, zusammen den Zugang zu ihrer »gemeinsamen Psychose« zu finden, wie er es nennt. Das ist so wohlwollend, so liebevoll gemeint, und doch so übergriffig. Denn ihre Psychose ist ihr eigen, und in diese Gespräche fließt stark auch seine Geschichte als Waisenkind ein, er wuchs bei Adoptiveltern auf. Hier muss sie sich abgrenzen, und das ist kompliziert, besonders bei dem Mann, den sie ausgesucht hat und der viel dafür tut, Grenzen außen zu sichern, die er innerlich nicht aufrechterhalten kann. Verbindungen halten, aber sich abgrenzen, das ist hier die Aufgabe. Frau Schumacher berichtet von einem Bündel Briefe, den ihr Vater der Mutter von der Front geschrieben hat. Ihre Mutter gab ihr den ganzen Stapel, mit einer Schleife zusammen gebunden, weil sie wollte, dass die Tochter den Vater so besser kennen lernt. Frau Schumacher gab der Mutter die Briefe ungelesen zurück, weil sie sich »nicht in die Bindung zwischen Mann und Frau einschleichen« wollte. Sie kann sich also abgrenzen, aber es beschäftigt sie noch lange, ob das auch richtig gewesen ist.

Immer wieder sprechen wir über die Bilder, die der Onkel gemalt hatte, nachdem sie mit Eklat aus dem Pflegeelternhaus ausgezogen war. Er hatte erst danach zu malen begonnen, Ölbilder vor allem, die sogar schon ausgestellt worden waren. Jetzt hat sie nach seinem Tod alle Bilder geerbt, es ist ein ziemlich großer Stapel, der in ihrem Keller gelagert ist. Sie ist schon öfter darauf angesprochen worden, dass zwischen Frauen auf diesen Bildern und ihr eine frappierende Ähnlichkeit bestehe. Sie wollte das nicht wahrhaben oder sich damit beschäftigen, das sei ihr viel zu »glitschig«. Viele Bilder enthalten offen oder versteckt erotische Themen und Anspielungen. Was sagt der Onkel damit über seine Beziehung zu der Pflegetochter aus, über seine Phantasien? Frau Schumacher beschließt, dieser Frage nicht weiter nachzugehen, und übergibt die Bilder einer Hannoveraner Kulturstiftung. Nun ist sie sie endlich los, zieht einen Schlussstrich.

(Erinnerungs-)Bilder aus dem Leben von Frau Schumacher werden immer differenzierter. Es ist nicht mehr nur Leid und Elend, die uns beeindrucken oder die verkraftet sein wollen. Es treffen verschiedene Seiten aus ihrem Leben zusammen. Gemeinsam bilden sie Polaritäten, aus denen sich Leben zusammensetzt. Der Vater ist nicht nur Opfer (ins Kürschner-Handwerk gezwungen; 1942 gefallen) sondern auch Täter (der jungen Ehefrau schon vor der Soldatenzeit untreu gewesen; meldet sich freiwillig zum Krieg und sucht – so der Onkel – den Heldentod). Frau Schumacher ist bis heute aber auch über sich selbst irritiert, zum Beispiel darüber, wie sehr sie sich als Kind zu den schmuck uniformierten BDM-Mädchen hingezogen fühlte. Bei denen dazu zu gehören war ihr sehnlichster Wunsch. Zu Hause gab es selten das Gefühl dazu zu gehören. Schon mit fünf Jahren drängte sie darauf, in die Schule gehen zu dürfen (und wurde prompt schon so früh eingeschult), weil sich so die Möglichkeit bot, zu Hause raus zu kommen. Die Mutter wirkt in der Erinnerung unstet, zog mit den beiden Töchtern in der Gegend herum, mal wohnten sie bei den Großeltern, mal bei einer Tante, aber selten bei sich zu Hause. Es schien gleichgültig, wo man war, zu Hause war nirgends, Niemandsland.

Dabei wurde deutlich, dass die Mutter nicht viel Freude am Leben hatte. Eine Ausnahme war Toni. Mit ihren Töchtern machte die Mutter wiederholt Ausflüge nach Nikolausdorf, in Tonis Café. Dort gab es Kuchen und Eis für die Kinder, und alle Wände waren Spiegel. Toni spielte Schlagermelodien auf dem Klavier. Die Mutter unterhielt sich mit Toni, und irgendwie liegt ein Prickeln in Frau Schumachers Beschreibungen: wer weiß, was aus Toni und der Mutter geworden wäre. Aber dann kamen die Russen, Familie Schumacher floh und Toni wurde von den Russen erschlagen und alle Spiegel im Café lagen zertrümmert in Scherben.

Im Jahre 2002 machte Frau Schumacher mit ihrem Mann und ihrer Schwester eine Busreise durch Böhmen inklusive Besichtigung zahlreicher Kirchen. In Nikolausdorf in der Nähe von Friedland sollte es Mittagessen geben. Im angekündigten renommierten »Grossen Fass« konnte das dann aber nicht stattfinden und wurde in ein anderes Hotelrestaurant verlegt. Es lag links von der Kirche, und als sie am Tisch saßen, war Frau Schumacher sicher: das war Tonis Café gewesen, in diesem Raum, der jetzt als Speisesaal diente. Das war der Spiegelraum gewesen. Adieu Toni. Sie lässt ihn hinter sich, diesmal muss sie nicht fliehen, sie geht aus freien Stücken. Partir, c'est mourir un peu.

Vor der Reise hatte Frau Schumacher noch überlegt, dass sie wohl nichts mehr finden würde von ihrer Kindheit. Aber, dachte sie, vielleicht fällt ihr eine Schlagermelodie ein von Toni. Erst in der Therapie kommen ihr im Nachhinein einige Zeilen eines dieser Schlagers in den Kopf, er heißt »Ich leg mein Herz in deine beiden Hände«. Sie zitiert die letzten Zeilen:

»Doch flattern Fahnen und ist der Krieg zu Ende
Dann kehrst auch du gesund zu mir zurück…«

Und mit diesen Zeilen für alle Väter und Tonis der Welt und ihre Kriege und die Sehnsüchte der kleinen, zurückgebliebenen Töchter trauern wir.

In einer der darauf folgenden Stunden sprechen wir über einen

Satz, den Frau Schumacher sich vor Jahren aufgeschrieben hat, der sie beeindruckte und von dem sie nicht weiß, woher er eigentlich stammt: »Der wahre Lebenskampf ist die Verteidigung der Kindheit«. Sie hätte nicht gedacht, dass das Wort »Verteidigung« eine positive Verknüpfung in ihrem Leben erfahren könnte, dass sich durch Erinnerung an ihre Kindheit ihr erwachsenes Leben verändert. Neue Erfahrungen führen zurück in frühere Phasen des eigenen Lebens, manche in die Kindheit, manche in die Jugend, die Verteidigung der Kindheit ist von höchster Bedeutung für das erwachsene Leben. Sie hat im Theater eine Aufführung von »Frühlingserwachen« gesehen, dem jugendlichen Gefühlsepos von Frank Wedekind. Vor zwanzig Jahren hat sie das Stück schon einmal gesehen und fand es abstoßend, wollte eigentlich nie wieder etwas damit zu tun haben. Aber jetzt konnten sie es im Abonnement nicht abwählen und haben es sich noch einmal angesehen. Dieses Mal war sie bewegt und angerührt von der Leichtigkeit, die die Gefühlswelt junger Menschen haben könnte, eine Leichtigkeit, die sie so gut hätte brauchen können, als sie selbst jung war. Sie konnte eher ihre Tante aufklären als die sie. Ihr späterer Mann war ähnlich ahnungslos, und so orientierten sie sich als Mann und Frau in einer ziemlich unbekannten Welt, das war nicht leicht. Wir sprechen noch über das bunte Halstuch, für das sie sich ungewohnterweise zur heutigen Stunde entschieden hat, und über Menschen Anfang sechzig, die sich mit jugendlichen Gefühlen beschäftigen (statt nur Karten zu spielen und sich anzugiften wie im Boulevard-Theaterstück »Gin Rummy«, über das wir lachen). Eine ungekannte Leichtigkeit spürt sie, wenn sie an die ungeschützten Zeiten der Kindheit und Jugend denkt, sie muss sich nicht selbst beschuldigen, sondern erkennt an, wie sie als Kind unterworfen war und dass sie die Schwere ihres Lebens nicht selbst vertreten muss, sondern sie erleidet und anklagt.

Die fehlende Leichtigkeit der Gefühle in ihrer Jugend verdichtet sich in einer Szene, in der ihr Onkel sie demütigt. Sie braucht eine beglaubigte Abschrift ihres Abitur-Zeugnisses. Er macht zur Auflage, dass sie die Abschrift mit der Schreibmaschine selbst fertigt. Sie hat noch nie eine Schreibmaschine betätigt und tut sich schwer. Eine Woche quält sie sich mit der Arbeit, dann gibt sie auf. Ihr Onkel nimmt das Zeugnis mit ins Büro und lässt es dort abtippen – das hätte er auch schon gleich tun können. Ich bin empört über die Erniedrigung, die er ihr zufügt, und bezeichne sein Agieren als »Missbrauch«. Frau Schumacher macht es fröhlich (sagt sie), dass diese Geschichte (die früher keine anderen Reaktionen auslöste als »Ja, so war er halt...«) mich so aufregt. Immer fühlt sie sich schuldig, wenn etwas nicht klappt, kürzlich im Reisebüro war es ganz genauso. In der Therapie sucht sie Ent-Schuldigung, erwartet meinen Segen, und wenn der mal nicht kommt, schämt sie sich maßlos.

Die Angst vor der Gegenwart

Oktober bis Dezember 2002 – Vorübergehende Beendigung der pharmakotherapeutischen Behandlung – Einzeltherapie bis zu dreimal wöchentlich 20–30 Minuten, 25 Sitzungen – Im Anschluss Januar bis September 2003 erneut Kombination von pharmakotherapeutischer Behandlung und Einzeltherapie (einmal wöchentlich 50 Minuten, 33 Sitzungen)

Auf dem Umweg über die medikamentöse Behandlung beim Ambulanz-Arzt kommt die Frage der Therapieplanung wieder auf uns zu. Frau Schumacher hat mit ihm besprochen, dass sie nach so langer psychosefreier Zeit die noch bestehende minimale neuroleptische Medikation ausschleichen möchte. Eigentlich ist die Dosierung so niedrig, dass man kaum noch eine pharmakologische Wirkung von ihr vermuten kann. Wir sind uns einig, dass die Therapie über das Ausschleichen der Medikamente hinaus noch eine erhebliche Zeit andauern soll, aber es ist dabei trotzdem auch die Vision im Spiel, dass Therapie eine endliche Angelegenheit sein könnte. Die Betonung hat sich umgekehrt: der Wert der Therapie liegt auch für Frau Schumacher in der Möglichkeit ihrer Dauer, und statt der früher sich immer wiederholenden Frage nach dem baldmöglichen Ende hat sie durch eine Hinwendung zur Therapie jetzt die eher bange Frage: »Müssen wir schon aufhören?« Nein, wir müssen nicht. Diese Offenheit für das, was ihr gut tut, erreicht sie. Sie beschreibt eine Farbwahrnehmung für diese affektive Bewegung: wenn sie ihren Weg nach Beendigung der Therapie allein fortsetzt, sieht sie ihn als lichtvoll und hell vor sich. Diese Farbwahrnehmungen kennen wir von früher als Anzeichen für eine meist unsagbare, dahinter stehende emotionale Bewegung: sie träumt wieder farbig seit einiger Zeit, erlebt die Welt bunter als früher, entscheidet sich für ein rotes Halstuch usw. Jetzt kommt eine emotionale Formulierung dazu: sie ist durch den Blick auf eine in ferner Zukunft liegende Beendigung der Therapie bewegt und berührt, berichtet sie, fast zu Tränen. Solche emotionalen Erlebnisse sind in unseren Stunden nach wie vor selten, und wir feiern das Gefühl als ein kleines Fest. In der nächsten Stunde ist es schon wieder verschwunden, verflogen, flüchtig. Die emotionale Innenwelt hat noch nicht die Konstanz der kognitiven Welt. Konstanz und Zeit beschäftigen uns. Sie besucht einen Workshop zum Thema »Picasso und die Zeit«, und wir beleuchten Picasso, seinen Zeitbegriff und die Therapiezeit, Zeit in der Therapie.

Durch das Absetzen der Medikamente kommt Bewegung in das Leben von Frau Schumacher. Zunächst in einem Bereich, an den ich gar nicht gedacht hatte: sie fährt wieder Auto. Seit fast zehn Jahren ist sie nicht mehr gefahren, wegen der Medikamente und weil sie kein Zutrauen zu sich hatte. Jetzt hat sie wieder angefangen, und sie fühlte sich ganz schnell wieder sicher am Steuer. Die ganze Familie staunt, und alle sind ganz gerührt von diesem unübersehbaren Symbol für wieder gewonnene Freiheit. Mich bewegt das warme Gefühl auch, fast habe ich eine Gänsehaut, und nur am Rande streifen wir eine Erscheinung, die auch mit dem Absetzen der Medikamente aufgetreten ist: sie schläft nur noch wenig und schlecht, und das wollen wir nicht aus den Augen verlieren. In den darauf folgenden Wochen zeigen sich neben den schönen Seiten (Autofahren, Farbenfühlen …) auch Schattenseiten der neuen Affektivität. Gespräche fransen etwas aus, wir hören auch mal wieder ein Stück Musik an, wenn es thematisch passt. Ein Rap-Song (»Schlüsselkind« von Cora E.) beeindruckt Frau Schumacher nicht so sehr durch den Text (»Es wäre heute nicht wie es ist, wäre es damals nicht gewesen wie es war«), der ihrer eher distanzierten Ansicht nach »Anlass zu Gedanken« gibt, sondern durch die Einsamkeit des Sounds: diese karge Musik ließ sie die ganze Zeit fragen, warum macht denn da keiner mit, will denn da keiner mit einsteigen? Sie ist dünnhäutiger, empfindsamer, auch verletzlicher.

Frau Schumacher steht unter dem Druck, von dem, was sie in der Therapie erhält, anderen etwas abzugeben. Das wird zunehmend quälend, wenn sie sich mit konflikthaften Entwicklungen im Freundeskreis belastet. Ich möchte sie entlasten von ihrem selbst auferlegten Anspruch und sage mit einer Mischung aus Schutz, flapsiger Zurechtweisung und Verärgerung : »Sie sind nicht Mutter Theresa, und was Sie hier bekommen, ist nur für Sie ganz allein!«. Das beschäftigt sie nachhaltig, sie erlebt ihre eigene Bedürftigkeit durch meine Worte sehr betont und bekräftigt, aber so ist es nun mal, findet sie, es stimmt ja, ihre Not ist groß, immer wieder. Sie weiß nicht, wie sie die ganze Not, die sie empfindet, immer weiter tragen soll. Morgens sitzt sie auf der Bettkante und fragt sich, wie sie diesen ganzen Tag nun schon wieder schaffen soll. Sie überlegt sich, die Therapiestunde abzusagen wie früher in der Schule die Sportstunde in der Hoffnung, das könne Erleichterung bringen. Aber dann rafft sie sich auf, der Tag beginnt, die Therapie findet statt, und am Ende der Stunde meine ich, dass die Therapie vielleicht beendet sein könnte, wenn sie mal anruft und sagt, Herr Engelmann, ich kann heute zur Therapie nicht kommen, ich muss Eis essen gehen. Sie lacht, aber ich kann nicht ganz genau erkennen, was sich in dieses Lachen alles hineinmischt.

Zur nächsten Stunde kommt sie in Begleitung des Ehemannes, allein hätte sie den Weg gar nicht geschafft. Ihre psychotischen Ängste sind wieder aufgetreten und geblieben, die Medikamente sind wieder angesetzt. Sie zieht ihre dicke Jacke erst nach zwanzig Minuten aus. Immerhin fühlt sie sich hier im Therapiezimmer ein bisschen geborgen. Meine wichtigste Mitteilung in diesem Gespräch: Ich werde zehn Tage nicht da sein, gerade jetzt! Die schwarze Glaskugel hat sie in der Tasche, sie muss jetzt bei ihr sein. Falls sie sie mal nicht finden kann, soll sie mich sofort anrufen, gebe ich ihr auf und gebe ihr meine Telefonnummer, unter der ich erreichbar sein werde. Nach der Rückkehr bittet sie, die Telefonnummer noch etwas behalten zu dürfen (sie hat nie Gebrauch davon gemacht). Sie spricht darüber, dass sie in stabileren Phasen der letzten Jahre das Gefühl gehabt habe, sie könne fliegen. Zur Verbildlichung wedelt sie hilflos mit ihren Armen, als sollten es Flügel sein. Jetzt weiß sie, dass sie nicht fliegen kann, und fängt an zu weinen, Das habe ich seit dem Hören der »Moldau« vor acht Jahren nicht mehr erlebt. Ihre paranoiden Befürchtungen und Wahrnehmungen sind weiterhin vorhanden: wenn sie mit ihrem Mann einkaufen geht, ist sie ganz sicher, dass in der Zwischenzeit jemand in der Wohnung gewesen ist, sie merke das an ganz kleinen Veränderungen. Alle sehen sie immer so höhnisch an, und dann kommen die Erinnerungen: so höhnisch wie bei der Einschulung, und dann war da der Junge, der ihr auf dem Nachhauseweg eine Harke über den Kopf zog. Sie wollte zu Hause raus, deshalb forderte sie schon mit fünf Jahren eingeschult zu werden, aber in der Schule gehörte sie auch nicht dazu. Dann kam die Flucht aus der Heimat, dann ihre eigene Vertreibung aus der Familie zu Onkel und Tante. Und jetzt fühlt sie sich wieder von Vertreibung bedroht. Wenn sie wieder so heimatlos wäre wie damals, das wäre furchtbar. So sitzen wir und trauern (oder haben wir Angst?).

Wir treffen uns jetzt dreimal in der Woche. Sie probiert aus, wie es ist, wenn sie »ihre« schwarze Kugel zu den anderen auf den Tisch im Therapiezimmer legt. Sie liegt neben der großen grünen Kugel, wer könnte das sein? Wir sprechen über ihren Vater und ihre Frage an ihn: »Du hast zwei Kinder, warum konntest du dich nicht um sie kümmern?« Das ist ein sehr trauriger Satz. Darin ist aber auch ein herber Vorwurf, eine fast unerlaubte Wut. Sie beginnt und beendet eine Stunde mit dem Wunsch, morgens nach dem Schlaf der Nacht nicht wieder aufzuwachen. Am Anfang bin ich erschüttert, als sie das sagt. Wir sprechen eine halbe Stunde miteinander, und unerwartet ist am Ende der Sitzung der fast kuschelig vorgetragene Wunsch wieder da: vielleicht ist es ja morgen schon so weit, und ich muss nicht wieder aufwachen. Darin liegt auch ein Tritt gegen mein Schienenbein, finde ich. Ich bekomme meine Portion Wut auch ab, und ich bin fast sicher, dass sie das unterschwellig auch so meint und erlebt.

Frau Schumacher baut sich auf meinen Vorschlag hin in der Phantasie einen »sicheren Raum«, denn auch das Therapiezimmer ist nicht wirklich abhörsicher: ein großer Unbekannter hört mit, was sie sagt. Es hat sie große Überwindung gekostet, mir das mitzuteilen. Nun baut sie ihren sicheren Raum, in orangeroten Tönen mit dicker Polsterung an Boden und Wänden, und es hängt ein Bild an der Wand, das auch zuhause in ihrer Wohnung hängt. Sie allein erkennt auf dem Bild ein Pferd, das sich aufbäumt, und hinten fällt ein Kind von seinem Rücken. Niemand sonst erkennt das auf dem Bild. Es passe gut in ihren sicheren Raum. Das Pferd ist ja nicht böse, es scheut vor irgendetwas, da kann man nichts machen. Ein paar Tage später ist »das Hüttchen« dunkel und einsam geworden, es ist gar kein guter Ort. Wir werden weiter nach der Hoffnung suchen müssen. Gleichzeitig sind aber ihre psychotischen Ängste nicht mehr so bedrohlich. Sie selbst sagt: »Ich habe nicht mehr die Angst, dass hinter jeder Ecke einer steht und mir eine Bratpfanne über den Kopf haut«. Wir gehen wieder auf den alten Rhythmus von einer Sitzung pro Woche zurück. »Ein Freund, und damit meine ich Sie, ist so weit entfernt« – die letzte Stunde im Jahr 2002 ist wehmütig. Aber sie kann wieder unbegleitet zur Therapie kommen, traut sich wieder aus dem Haus. Einige Monate später bilanziert sie die vorangegangenen zwölf Monate: in ihrer Bilanz ist die Erinnerung an das Vierteljahr der ambulant überstandenen Psychose gelöscht: ein Autounfall mit einer bleibenden Narbe sowie die Erkrankungen ihres Mannes sind besser im Gedächtnis als diese Krise, die mich so angestrengt hat wie kaum eine andere Therapieerfahrung zuvor.

Der Wert, die Bewertung von Erinnerungen wandeln sich. Frau Schumacher kramt nicht mehr so viel in ihren Erinnerungen, die wieder zu entdecken ein wichtiges Therapiekapitel gewesen ist. Jetzt kommt sie immer wieder auf ihre gegenwärtige Verfassung zu sprechen, auf die Angst, auf ihre Hoffnung, auf die Verarbeitung aktueller Ereignisse (natürlich vor dem Hintergrund ihrer Geschichte). Sie sucht in einer Zitatensammlung nach den Begriffen »Gegenwart« und »Augenblick«. Dabei findet sie das Dichterwort »Verweile doch, du bist so schön«. Was sie wahrscheinlich nicht überblickt: das Zitat aus Goethes »Faust« ist sozusagen ein vergiftetes Wort. Was aus dem Halbsatz herausgelesen werden kann, steht im »Faust« für das Gegenteil, denn Faust verpflichtet sich endgültig dem Mephisto, falls er sich je dem Augenblick so ergeben sollte und nicht mehr umtriebig verschiedensten Zielen nachstrebt. Das wird, so ist Faust sicher, Mephisto nie schaffen.

Frau Schumacher geht weiter zum Begriff »Sehnsucht«. Ist der auch vergiftet? Ich habe wiederholt den Eindruck, dass wir mit Begriffen hantieren, hinter denen sehr viel steht, dass wir aber an das Unaussprechliche dahinter nicht herankommen können. Die Diagnose eines bösartigen Karzinoms, die ihr gestellt wurde, beschäftigt uns, aber wir bleiben an der Oberfläche. Manchmal hat sie sich an Erlebnisse in der Musiktherapie erinnert. Aus verschiedenen kleinen Äußerungen und Erinnerungen wächst die Vorstellung, wir könnten uns dem Gegenwärtigen, das sie zunehmend beschäftigt, in musiktherapeutischer Arbeit besser annähern als im Gespräch. Auf meinen Vorschlag hin gehen wir eines Tages wieder in den Musiktherapie-Raum und probieren die Instrumente aus, von denen sie die meisten noch gut kennt. Seit September 2003 setzen wir die Therapie als Einzelmusiktherapie fort, in der natürlich weiterhin auch gesprochen wird.

Wir spielen wieder: Einzelmusiktherapie

September 2003 bis heute – Pharmakotherapie – Einzelmusiktherapie (einmal wöchentlich 50 Minuten, 116 Sitzungen)

Für Frau Schumacher verbindet sich die Rückkehr in die Musiktherapie mit Babys: Sie erwartet mit übergroßer Vorfreude das Enkelkind (endlich!), und ein Großneffe ist auch geboren worden. Dessen Geburtsanzeige begann: »Schön dass du angekommen bist!« So fühlt sie sich: als kleines Baby in der Musiktherapie, gerade angekommen. Und die Musikinstrumente haben die Augen erst halb geöffnet, so wie kleine Babys manchmal, und sie kann sie in der Improvisation wie sie sagt »aufspielen«. Dieses Gefühl mit den Augen ist nicht bedrohlich, sie fühlt sich nicht beobachtet. Sie geht der früher in der Gruppenmusiktherapie von ihr mit Vorliebe gespielten Kalimba ebenso aus dem Weg wie den Flöten. Sie benutzt zunächst Kantele und Leier sowie zwei oder drei andere Perkussionsinstrumente, erprobt das Klavier ein wenig und geht schließlich nach über einem Jahr zu einer rot angemalten Sperrholzgitarre über. Auf dieser spielt sie bis heute fast ausschließlich.

Bereits zu Beginn der Einzelmusiktherapie entsteht in der 6. Stunde eine Improvisation, deren drei Formteile aufeinander aufbauen. Es sind drei Teile, und für mich sind sie wie drei Sätze einer Lebens-Sonate. Am Anfang steht eine Klangkulisse mit einer halb kaputten Bongo, auf der Frau Schumacher mit den Fingerspitzen »herumkrispelt«, während ich die Maracas als »unstrukturierte Steinlawine« benutze. In diesem Satz geht es um Geräusch, um archaisches In-der-Welt-Sein ohne erkennbare Muster. Im zweiten Satz spielt Frau Schumacher auf der pentatonisch gestimmten Leier, ich spiele Sopranino-Flöte. Meine langen, meditativen Töne legen sich gut auf die harmonischen Klangwolken aus ihrem Instrument. Es ergibt sich ein Klang, der deutlich anders gereift ist als der erste Satz, aber ohne Form bleibt. Im dritten Satz geht Frau Schumacher ans Klavier und ich wechsle zur Sopran-, dann zur Altflöte und lande so absteigend letztlich bei der Bassblockflöte. Ihre Einzeltöne aus dem Klavier gruppieren sich, bis es plötzlich so etwas geworden ist wie eine kurze Folge barocker Floskeln. Bald darauf ist Schluss. Der dritte Satz erbrachte also nach Geräusch und Klang die Form. Ich bin ganz perplex, wie schnell wir diese Entwicklungsschritte »abhaken«, so als sei sie ganz ungeduldig: was wartet hier noch? Für mich sind es die drei Sätze einer Lebens-Sonate.

Daneben gibt es eine andere Seite, die mich beklommen macht. Sicher: es gibt in den Improvisationen eine große untergründige Bezogenheit, unsere lange Zusammenarbeit kann man auch hören. Aber es gibt keinen direkten Kontakt, selten mal einen kleinen Dialog auf den Instrumenten, kein musikalisches Gespräch und keine klangliche Berührung. Es ist ein distanziertes Geschehen, in dem ich mich oft in dem Gegenübertragungsgefühl wieder finde, allein geblieben zu sein. Meine Verständigungsbereitschaft wird nicht aufgegriffen, geht ins Leere, Frau Schumacher erprobt vieles und legt Ideen und Einfälle in ihr Spiel, ohne dass es in unsere Interaktion eingeht. Einmal fällt ihr dazu ein Lied ein: »Maikäfer flieg …«. Die nächsten Zeilen ergänzt sie auch noch: »… dein Vater ist im Krieg, die Mutter ist in Pommernland, Pommernland ist abgebrannt, Maikäfer flieg …«. Meine Versuche, diese Kommunikations- und Beziehungsform als »being alone together« zu verstehen, scheinen mir selbst manchmal nicht mehr als ein therapeutischer Selbstrettungsversuch. Der Begriff bezeichnet eine bestimmte Art des Alleinseins in Gegenwart eines Anderen, und er trifft hier eigentlich nicht zu. Ich fürchte, es ist in den Improvisationen oft weniger, es ist einfach ein entsetzliches Alleinsein ohne Entschuldigung und Linderung. Alles verbrannt. Ich kann es nicht gut aushalten. Immer wieder erlebe ich, dass ich mit meiner Hoffnung auf Kontakt enttäuscht werde. In einer solchen Improvisation entdecke ich, wie mein Trommeln mit einem hohen, abgedämpften slap genau zu ihren Tönen auf der Kantele passt. Ich setze mich mit der Tontrommel auf meinen Stuhl, fühle mich sozusagen »zu Hause angekommen« mit meinem passenden Ton, und genau in dem Moment wechselt Frau Schumacher das Instrument und ich stehe im Regen. Hinterher erläutert sie, dass sie fürchtete, das Spiel auf der Kantele werde ihr schmerzende Fingerkuppen bereiten. Ich habe das Gefühl, ihr zu nahe gekommen zu sein und sie in die Flucht geschlagen zu haben. Das löst Schuldgefühle aus.

Uns steht ein Wechsel bevor. Die letzte Stunde im alten Therapieraum, bevor die ganze Klinik in das neue Krankenhausgebäude einen Kilometer weiter umzieht, zeigt die andere Seite der Sensibilität. Im Vorgespräch bin ich noch etwas ratlos, was ich mit dem von ihr geschilderten überhöhten Vater-Ideal anfangen soll, das sie ausbreitet. Es klingt, als müsse sie nachträglich die Schuld des Vaters als Kriegsteilnehmer abarbeiten (an welchen Taten könnte er beteiligt gewesen sein?), müsse sich den möglicherweise von ihm erlebten Gräueln ebenfalls aussetzen und überhaupt ein perfekter Mensch sein. Ich versuche das etwas zu relativieren, zitiere Goethe: »Was du ererbt von deinen Vätern, erwirb es, um es zu besitzen«, und stelle es in meinen privaten Bedeutungszusammenhang: strebe danach, das väterliche Vermächtnis dir einzuverleiben, es umzuformen in deinem eigenen Sinne und es so zum Eigenen werden zu lassen, das *du* lebst und nicht mehr dem Vater zuliebe, sondern dir selbst. An diesen Gedanken rede ich mich selbst fast schwindlig. In der Improvisation spielt sie Leier, ich Gitarre. Sie entwickelt schnell ein mir von ihr nicht vertrautes Ungestüm, zu dem ich auf der Gitarre eine begleitende Akkorduntermalung finde. Sie spielt so etwas wie eine Melodie, eine Struktur, die mit meinem Untergrund sich zeitweise harmonisch verbindet. Manchmal passt meine Begleitung gar nicht, dann wird es dissonant und gewinnt eine Spannung, die nach vorn drängt und zu neuem Zusammenklang wird. Ich bin stolz auf uns, auf sie – ein so reifes, erwachsenes Spiel habe ich in unserer Geschichte kaum mal erlebt. Es hört sich an, als wenn das, was ich in meiner langen Vorrede anlässlich des Goethe-Zitats meinte, Klang geworden wäre: Was du ererbt von deinen Vätern … Übrigens hatte sie kurze Zeit zuvor meine Eltern kennen gelernt. Beim Tag der Offenen Tür in der neuen Klinik waren Schumachers gerade da, als auch meine Eltern sich den Neubau ansehen wollten, und der Chefarzt hatte die alten Herrschaften einander vorgestellt. »Ach, Herr Engelmann hat ja auch Eltern«, hatte Frau Schumacher damals überrascht festgestellt. Es interessiert sie schon, wie ich lebe und was ich in den Ferien mache und warum ich müde aussehe, so eine Mischung aus privaten Themen und persönlichen Aspekten, die sie zögernd hier und da vorsichtig andeutet. Ich komme ihren Wünschen manchmal etwas entgegen,

Mit der roten Gitarre hat Frau Schumacher seit Ende 2004 Besitz von einem sichereren Instrument ergriffen. Es ist eine alte Sperrholzgitarre. Ich hatte sie mal einem Patienten mit auf die Station gegeben, und er fand es ganz schick, sie mit Plakafarbe rot anzumalen, in diesem typischen stumpfen Rot der Plaka-Farben, was könnte schlimmer sein? Eine Saite fehlt, und die Gitarre ist völlig verstimmt. Man könnte sie schon ein bisschen mehr stimmen, aber bundrein ist sie eh nicht mehr, und so bleibt sie gezielt und möglichst dissonant verstimmt, und das ist gut so. Das ist Frau Schumachers Instrument. Die anderen, annehmbar klingenden und gestimmten Gitarren hat sie nur versuchsweise angefasst. Sie kehrt immer zur Roten zurück.

Sie spielt keine Akkorde (das kann sie nicht), fast nie Melodien durch Greifen einzelner Saiten, sondern zupft nur einzelne freie Saiten oder streicht über alle drüber. Mal reißt sie fast, mal streichelt sie. Als sie die Rote erstmals spielt, habe ich den Kopf der Bassblockflöte in der Hand, mit dem sich flirrende und fiepende Töne erzeugen lassen und Triller aller Arten. Wie selbstverständlich nähern wir uns mit diesen wirklich sehr unterschiedlichen Klangwelten schnell einander an und bewegen uns ganz vertraut um uns herum, als würden wir feststellen: Das können wir also. Das war schon am Beginn der Einzelmusiktherapie so, es sind aber andere Möglichkeiten der Beziehungsgestaltung entstanden. Wenn sie beispielsweise die Rote zupft und ich mit den Schlagzeugsticks auf den Cello-Saiten perkussiv spiele, dann ist das wie Eistanzen mit langen sich entfernenden Kurven, und dann begegnen sich beide wieder. Sie streicht mit den Fingernägeln auf den Gitarrensaiten über die Riffelung, ein ganz spannendes Geräusch, aber von Patienten habe ich es bisher nicht gehört, es ist eigentlich »mein« Klang. Aber sie darf ihn ruhig benutzen.

Im Frühsommer 2005 versucht sie in einer Stunde die Saiten der Roten offensiv zu zerreißen. Es gelingt ihr nicht, und ich weiß nicht sicher, ob ich das begrüße oder nicht. Vorangegangen war ihr Begehren, die immer als fremd erlebte Medikation zu reduzieren. Sie erhält niedrig dosiert Clozapin, und sie erwartet ja gar nicht, dass es abgesetzt wird, aber etwas weniger… Die Ambulanzärztin behandelt sie seit etwa anderthalb Jahren und sagt zu Frau Schumacher: »Ich kann das gar nicht so gut einschätzen. Ich kenne sie ja nur gesund.« Das erschreckt Frau Schumacher: sie ist gesund? So hatte sie das nie gesehen, sich vielleicht auch eher getröstet mit der Hoffnung, dass es ja besser werde, wenn sie nur einmal wieder gesund ist. Nun sagt die Ärztin, sie sei gesund – das ist starker Tobak! Die Ärztin hat sie nie psychotisch erlebt, kennt das nur aus Berichten, und vergleicht die derzeitige Verfassung von Frau Schumacher mit den Krankheitsphasen, von denen sie lesen kann. Wie auch immer, die Medikamente werden vorsichtig etwas reduziert, und Frau Schumacher wird vorsichtig etwas paranoid. Zum ersten Mal in unserer Therapiegeschichte meldet sie sich, um einen Termin außer der Reihe zu erbitten (52. Stunde Einzelmusiktherapie). Und in dieser Stunde versucht sie die Saiten zu zerreißen. Es zeigt, dass die musikalische Welt sicher ist und nicht so leicht kaputt geht: so einfach reißt keine Saite. Aber es kann auch heißen: so machtlos bin ich, nicht einmal eine Gitarrensaite kann ich zerreißen. Ich fühle mich hin und her gerissen, bin selber gespannt wie eine Saite, und doch auch fasziniert von der Energie, diesem wütenden Aufbegehren.

Kurz darauf gibt es eine Szene, die die Bedrohung szenisch zeigt, in der sich Frau Schumacher befindet. Wir haben mit der Improvisation begonnen, sie spielt die rote Gitarre. Ich probiere mit Flöten herum: wie klingt es, wenn man eine Sopran- und eine Altblockflöte gleichzeitig spielt? Und eine Alt- und eine Tenorflöte? Da bleiben zwei junge Männer vor dem Fenster stehen und machen lauthals Bemerkungen über das, was sie durch die Spitzengardine sehen können. Ich mache eine Handbewegung, mit der ich sie auffordere weiter zu gehen. Sie verschwinden aber nicht. Ich öffne das Fenster und fordere sie mit kurzen, barschen Worten auf hier wegzugehen. Dann verlasse ich den Raum und begebe mich nach draußen, aufgebracht und mit einem unbezwingbaren Drang, für Schutz zu sorgen. Nach einer lautstarken Auseinandersetzung zwischen mir und dem Hauptprotagonisten ist dann Ruhe, und Frau Schumacher und ich sitzen wieder im Therapieraum. Ich bin aufgewühlt, und Frau Schumacher bewundert: »Sie waren sehr mutig«. Das ist ja wohl das Mindeste, denke ich, und bin eher verzweifelt: wie kann ich sie schützen, wenn jetzt schon der Therapieraum unsicher wird? Wir setzen die Improvisation fort, weil ich wichtig finde, hier wieder Wälle zu errichten. Sie spielt weiterhin die rote Gitarre. Ich nehme mir auch eine Gitarre und verstimme sie, sodass es kein Risiko einer tonalen Begegnung gibt, und so tasten wir uns durch die feindliche Welt.

Ich weiß in den folgenden Stunden nicht so genau, wie wir das mit der Improvisation jetzt am besten machen sollen. Frau Schumacher ist wieder psychotisch, fühlt sich verfolgt von einem Nachbarn, hat Angst vor dem Schild »Vorsicht Rutschgefahr«, mit dem die Raumpflegerinnen warnen, wenn sie frisch gewischt haben. Frau Schumacher kann sich dann nicht entscheiden: Mit aller Vorsicht in großem Bogen um das Schild herum oder lieber einen anderen Eingang nehmen? Die Alltagssicherheit ist verloren gegangen, Ängste überwältigen sie, aber sie kann damit etwas gezielter umgehen als ehedem und meint: »Vielleicht hilft es, wenn mir die Angst bewusst ist«. Als ich auf dem Metallophon die harten Glasschlägel benutze, findet sie, das klinge so wie die schwarze Glaskugel, die sie vor Jahren von mir erhalten hatte und die sie sich in den letzten Tagen öfter angesehen hat. Sie braucht sie jetzt, weil sie spürt, wie schwierig es immer noch für sie ist, die innere Verbindung noch zu halten. Wenn sie zuhause im Bett liegt, ruft sie zwischendurch mal ihren Mann: »Bist du da?«. Er muss noch einmal nach ihr wie nach einem kranken Kind sehen, bevor er ins Bett geht.

Kann jemand, der so psychosenah reizoffen ist, mit der freien musikalischen Improvisation fertig werden, frage ich mich. Es gibt Stunden, in denen sie so verzagt ist, dass es gar nicht zu einer klanglichen Arbeit kommt beziehungsweise wir die Freiheit nutzen, nicht zu spielen. Sie hält es aus, dass es keine belanglosen Improvisationen gibt. Im Gegenteil: »Das war schön«, stellt sie eines Tages fest, als wir mit Gitarre und Klavier einen rechten Tanz entfesselt haben, aber auf Nachfrage gesteht sie darüber hinaus ein: »Ein Spiel auf Leben und Tod, sehr lebendige Teile, aber auch Todesstreifen« (und die sind nah am Niemandsland). Im Gespräch wird sie dann aber meist wieder konkretistischer (was ich als Begleitsymptom der Psychose verstehe), die subtileren Bedeutungen sind den Wörtern versperrt. In der letzten Stunde vor meinem Sommerurlaub bringe ich meine Gitarrensongs mit und singe ihr etwas vor, um ihr mit der Möglichkeit, sich daran zu erinnern, die Überbrückung der dreiwöchige Pause zu erleichtern. »Dirty Old Town« singe ich, »Lili Marleen« und »Der Graben« von Tucholsky. Da können einem ja die Tränen kommen, sagt sie, und es kommen Erinnerungen an früher, an die Mutter, die wenn sie vor Weihnachten gefragt wurde, was sie sich den wünsche, immer nur sagte: »Brave Kinder!«. Da könnte sie heute die Wände hochgehen, ärgert sie sich. Ob sie sich denn heute etwas wünschen könne, ein Lied, das ich singen soll? (Innen drin bin ich ganz schön nervös, denn unbegrenzt breit ist mein Repertoire wiederum nicht). Sie wünscht sich »Heute hier, morgen dort« von Hannes Wader, und das habe ich dabei. Eine Zeile kenne ich aus einer Aufnahmesituation aus dem Jahr 1993: »…dass nichts bleibt wie es war…« hatte sie damals stereotyp gemurmelt. Jetzt bin ich sicher, dass sich das damals auf Hannes Wader bezog.

Wir begegnen uns dann doch noch mitten in der so vorbereiteten Urlaubszeit. Herr und Frau Schumacher sind auf dem Weg nach Berlin, zu Kindern und Enkelin. Ich fahre mit meiner Frau nach Prag, und wir begegnen Schumachers auf dem Intercity-Bahnsteig des Hamburger Hauptbahnhofs. Bis Berlin fahren wir mit demselben

Zug (allerdings in unterschiedlichen Abteilen). So ein Zufall. Es ist nicht weit von Prag nach Friedland. Realität und Therapie gehören in dieselbe Welt, und es gibt gemeinsame Schnittmengen von Phantasie, Wünschen und konkreten, handfesten Erfahrungen. Gut, wenn man in der Therapie so viel Phantasie erleben kann, dass die Realität erträglich ist oder wird.

Schluss

»Bei einer so langen Therapie merkt man doch schon gar nicht mehr, wie man sich aneinander gewöhnt hat und macht gar nicht mehr den Versuch loszulassen, ist das dann überhaupt noch Therapie?« – diese und ähnlich lautende Fragen habe ich mir in den langen Jahren der Therapie von Frau Schumacher oft gestellt. Ich bin aber genau andersherum dankbar dafür, dass wir uns aneinander gewöhnen konnten und erleben konnten, dass das Leben aus ganz anderen Wichtigkeiten besteht als loszulassen. Ich habe von Frau Schumacher dabei viel gelernt, wofür ich ihr sehr dankbar bin. Sie hat sich viel Mühe gegeben, und ich auch. Wir haben uns Schritt für Schritt aus der Verarbeitung der psychotischen Krisen weitergearbeitet in die Gegenwart der Vergangenheit und die Gegenwart der Gegenwart. Manchmal wagen wir uns an die Gegenwart der Zukunft[3]. Eines klingt dabei weiter: »Die Musiktherapie hört nie auf«, wie Frau Schumacher einmal zutreffend bemerkt hat. Und damit hat sie beschrieben, dass es Kontinuität gibt und Verlässlichkeit und Beziehung, und dass wir in einer Zeit leben, wo das Wünschen noch hilft. Frau Schumacher hat diesen Text gelesen und die Veröffentlichung autorisiert. Sie und ihr Mann waren beeindruckt von dem Panorama, das sich bei der Zusammenfassung einer so langen Behandlung auftut. Sie waren nachdenklich angesichts bestürzender Erinnerungen und der sehr aufrichtigen Bestandsaufnahme. Wir haben gemeinsam ausführlich darüber gesprochen, noch vor wenigen Wochen.

3 »Im strengen Sinne müsste man wohl sagen: Es gibt drei Zeiten, die Gegenwart von Vergangenem, die Gegenwart von Gegenwärtigem und die Gegenwart von Zukünftigem.« (Augustinus)

Jetzt, zum Zeitpunkt der letzten Überarbeitung dieses Textes, ist vor wenigen Tagen Herr Schumacher verstorben. Eines Morgens wachte er nicht mehr wieder auf. So oft hatte Frau Schumacher nachgefragt, ob er noch da ist, hatte nachgesehen, ob er noch lebt, wenn sie beim Mittagsschlaf keine Geräusche von ihm hören konnte. Jetzt ist er nicht mehr aufgewacht, morgens klingelte der Wecker und klingelte, und dann fand sie ihren Mann tot im Bett liegend.

In der darauf folgenden Therapiestunde teilt sie mir mit, seit der letzten Woche sei so viel passiert: ihr Mann ist gestorben. Die lapidare Mitteilung trifft mich wie ein Hammerschlag. Frau Schumacher ist so gefasst, wie ich es aus Spielfilmen mit grauhaarigen aristokratischen Ladies kenne. Im Gespräch sind Emotionen nicht spürbar. Zunächst denke ich erschüttert, dass wir in einer solchen Stunde doch nicht einfach Musik machen können. Dann wird klar: Gerade in dieser Stunde werden wir ohne Musik nicht auskommen. Sie nimmt die »gute« Gitarre, nicht die angemalte rote »Alltagsgitarre« und spielt nachdenklich, für sich, aber nicht unerreichbar. Nach einigen elegischen und aufgeregten Passagen auf dem Cello wechsele ich kurz zur Kesselpauke. Bumm bada bumm. Bumm bada bumm. Jetzt, beim erneuten Lesen des vorliegenden Berichtes, wird mir deutlich: das dürfte der Rhythmus sein, der auch unsere erste »Todes-Improvisation« in der Gruppenmusiktherapie kennzeichnete, damals nach dem Tod der Pflegeeltern Onkel und Tante. Jetzt reagiert sie, zieht das Taschentuch, weint erste Tränen. Irgendwie ist das Spiel aber nicht fertig, obwohl die Gitarre stumm auf ihren Knien ruht. Ich nehme die Sopranflöte und suche ein bisschen, bis ein Lied entsteht: »Geh' aus mein Herz und suche Freud…« Ich spiele drei Strophen durch, ohne den Text, natürlich, aber die Dreiheit der Strophen soll sein. Auch die am Anfang der Einzelmusiktherapie stehende »Lebens-Sonate« hatte drei Sätze gehabt. Frau Schumacher weint. Nachdem das Lied verklungen ist, sagt sie: »Das ist das Lied, das am Donnerstag bei der Trauerfeier gesungen werden wird. Das habe ich mir gewünscht. Woher wussten Sie das?« Ich *wusste* natürlich nichts. Aber die eher ungeformten Flötentöne, die zu Beginn der Behandlung in der Gruppe oft von ihr kamen, sind wiedergekehrt: als Lied, das mir vor einiger Zeit auch schon auf einer Beerdigung begegnet ist, als

Ausdruck von Kultur und Erwachsenenwelt. Und Frau Schumacher weint. Es wird für sie furchtbar einsam werden ohne ihren Mann. Aber sie hat sich selbst, hat ihre Seele, irrt nicht mehr durch Niemandsland. Von Marc Chagall stammt der Titel dieses Textes, der am Schluss aufgegriffen werden soll, denn in diesen Zeilen klingt die Musik dieses langen und nicht abgeschlossenen Therapieweges wieder.

> Mein allein ist das Land meiner Seele.
> Ich komme ohne Pass hinein. Hier bin ich zu Hause.
> Es sieht meine Traurigkeit und meine Einsamkeit.
> Es gibt dort keine Häuser. Sie wurden in meiner Kindheit zerstört.
> Ihre Bewohner fliegen durch die Luft und suchen ein Zuhause.
> Sie leben in meiner Seele.
> Nun scheint es mir, dass ich noch im Zurückweichen auf eine riesige Tür zuschreite.
> Hinter ihr strecken sich Mauern. Gedämpfte Donnerschläge und gebrochene Blitze schlafen.
> Mein allein ist das Land meiner Seele.

Literatur

Arbeitskreis OPD (Hg.) (2006): Operationalisierte Psychodynamische Diagnostik OPD–2. Das Manual für Diagnostik und Therapieplanung. Bern (Huber).

Chagall, Marc (1959): Mein Leben. Stuttgart (Verlag Gerd Hatje).

Engelmann, Ingo (2000): Manchmal ein bestimmter Klang. Analytische Musiktherapie in der Gemeindepsychiatrie. Göttingen (Vandenhoeck & Ruprecht).

Engelmann, Ingo (2002): Die Musiktherapie ist nie zu Ende. Zur Verknüpfung von Psychose, Musiktherapie, Entwicklungspsychologie und Bewusstseinsgeschichte. Musiktherapeutische Umschau (23) 2: 121–138.

Engelmann, Ingo (2003): Seelenfremde. Migration und Fremdheit in der psychiatrisch-psychodynamischen Behandlung. In: Mauthe, H.J. (Hg.): Heil und Unheil für die Seele. Königslutter o.J., (Axept Verlag) S. 107–124.

Engelmann, Ingo (2006): Von fremden Ländern und Menschen. Rezeptive Musiktherapie »Musikalische Reise« in der psychodynamischen Psychiatrie. Jahrbuch Musiktherapie Band 2. Wiesbaden (Reichert).

Freud, Sigmund (1919): Das Unheimliche. Studienausgabe Bd. 4, 241–274. Frankfurt a. M. (Fischer TB).

Haas, Eberhard Th. (2006): Melancholische Arbeit. Psyche – Z psychoanal 60, 349–369.

Haesler, Ludwig (1991): Zur Psychoanalyse der Musik und ihrer psychodynamischen und historischen Ursprünge. Jb. d. Psa. Bd. 27; 203–223

Metzner, Susanne (1999): Tabu und Turbulenz. Musiktherapie mit psychiatrischen Patienten. Göttingen (Vandenhoeck & Ruprecht).

Musik kontra Scherben

Gitta Strehlow

Einleitung

Die folgende Falldarstellung handelt von Frau Harke, einer inzwischen 46 jährigen Patientin mit einer Borderline-Störung, deren einzelmusiktherapeutische Behandlung sich in Etappen über einen inzwischen 5jährigen Zeitraum erstreckte. Im Rahmen der Gesamtbehandlung nahm die Musiktherapie eine zentrale Stellung ein. Dies ist der Hauptgrund für die Auswahl dieses Falles. Es sei an dieser Stelle jedoch erwähnt, dass der Erfolg einer stationären Behandlung stets vom Zusammenwirken aller Berufsgruppen abhängt. Supervisionen und Kasuistiken mit dem Team waren für den Verstehensprozess der Patientin und ihrem Tun in der Musiktherapie von unschätzbarem Wert. Die Motivation von dieser noch laufenden Behandlung zu berichten, beruht auf dem Bedürfnis, die immer wieder durch Hoffnungslosigkeit belastete therapeutische Beziehung mit etwas mehr Abstand zu betrachten und theoretisch zu reflektieren, was letztlich auch der Patientin dient.

Nach einigen erläuternden Abschnitten zu den Rahmenbedingungen und dem theoretischen Hintergrund der Behandlung werde ich den Verlauf der Behandlung in Jahresabschnitten und anhand von Szenen darstellen. Ich werde nicht komplette Sitzungen beschreiben, sondern Ausschnitte, in denen sich für mich besondere Ereignisse, bedeutsame Begegnungen oder Wendepunkte in der Therapie ereigneten, die durch Verlaufsbeschreibungen ergänzt werden. Durch kursive Schriftweise werde ich persönliches Erleben von den Beschreibungen der Sitzungen abgrenzen. Kurze theoretische Einschübe verdeutlichen den Hintergrund meiner Interpretationen.

Rahmenbedingungen, Anlass der Behandlung und Diagnosestellung

Frau Harke ist mit 41 Jahren erstmalig psychiatrisch auffällig geworden. Ihre Behandlung erstreckt sich mit ca. 160 Sitzungen stationärer Einzelmusiktherapie nunmehr über einen Zeitraum von fünf Jahren, in dem sie wiederholt aufgrund von Suizidalität für mehrere Monate in die Klinik aufgenommen wurde. Sie leidet unter einer Borderline-Persönlichkeitsstörung (ICD 10 F 60.3) mit den Symptomen der Unsicherheit im Selbstbild, starken Stimmungsschwankungen, Erregungszuständen, Verlassenheitsängsten, Schuldgefühlen, selbstschädigendem Verhalten und Suizidalität. Aus der Vorgeschichte sind diverse somatische Beschwerden (u.a. Bauchschmerzen) bekannt, die mehrere Operationen zur Folge hatten. Die prozessbegleitende Diagnostik ergab zusätzlich eine posttraumatische Belastungsstörung (ICD 10 F 43.1), hervorgerufen durch den wiederholten sexuellen Missbrauch durch den Bruder, den die Patientin in labilisiertem Zustand während nächtlicher Alpträume und in Form von Flashbackerlebnissen wieder durchlebte.

Die mit 74 Betten relativ kleine, psychiatrische Abteilung ist an ein Allgemeines Krankenhaus angeschlossen und hat einen Vollversorgungsauftrag für die Region. Dies hat zur Folge, dass die Atmosphäre bedingt durch die Verschiedenheit der Klientel, besonders aber durch Akutpatienten und deren Unruhe geprägt ist. Musiktherapie ist in dieser Klinik neben der Ergo- und der Bewegungstherapie ein Fachtherapieangebot, das mit einem Medium arbeitet. Patienten nehmen neben dem Stationsalltag, den Arzt- und Pflegegesprächen meist an zwei unterschiedlichen Fachtherapien teil. In der wöchentlich stattfindenden Übergabe werden die verschiedenen Beobachtungen und Beziehungserfahrungen mit allen an der Behandlung beteiligten Mitarbeitern ausgetauscht, sodass eine gemeinsame therapeutische Grundhaltung mit aufeinander abgestimmten Vorgehensweisen und Behandlungszielen formuliert werden kann.

Im Fall von Frau Harke lag die Hauptverantwortung für die Behandlung bei der Musiktherapeutin. Frau Harke hatte jegliche Angebote zu Einzelgesprächen sowie den Versuch der Gruppenmusiktherapie entschieden abgelehnt, dem Angebot der Einzelmusiktherapie stand sie zumindest offener entgegen. So fanden verlässlich bei jedem Klinikaufenthalt zweimal pro Woche Einzelmusiktherapiesitzungen von jeweils 40 Minuten Dauer statt. Als einziges Gruppenangebot akzeptierte Frau Harke die sog. Kreativtherapie, in der sie sich einfache Holzarbeiten aussuchte. Der Ergotherapeutin fiel auf, dass Frau Harke sehr hohe Anforderungen an ihre Werkstücke hatte und mit ihrem Tun unzufrieden und enttäuscht blieb.

Medikamentös wurde Frau Harke mit Neuroleptika, einem Antidepressivum und Diazepam zum Schlafen behandelt.

Theoretischer Hintergrund und musiktherapeutische Methoden

Mein Arbeitshintergrund ist die psychoanalytische Musiktherapie mit dem Schwerpunkt der Objektbeziehungstheorie (u.a. Balint 1968, Klein 1962, Winnicott 1958) und der Verbindung von Bindungsforschung und Psychoanalyse (Fonagy 2002, 2004), aber auch das Wissen um traumazentrierte Psychotherapie (Reddemann 2004, Sachsse 2004). Das »szenische Verstehen« (Lorenzer 1970) und die darin enthaltende Übertragungs- und Gegenübertragungsanalyse prägt meine Haltung im Umgang mit den Patienten, der Musik und den Instrumenten. Die zu verstehenden Szenen zwischen Patient und Therapeutin ereignen sich im musikalischen, als auch im verbalen Miteinander. Das Suchen und Erschaffen von Zusammenhängen gemeinsam mit dem Patienten steht im Mittelpunkt der therapeutischen Arbeit. Häufig eröffnet der musikalische Weg überhaupt erst einen ersten Zugang zum Patienten. Das gemeinsame Tun sprachlich zu reflektieren, ist ein angestrebter Schritt im Therapieprozess, dessen Zeitpunkt jedoch abhängig vom Patienten und dessen Bereitschaft ist, verschiedene Erfahrungs- und Erkenntnisbereiche miteinander verknüpfen zu können.

Der analytisch ausgerichtete Säuglingsforscher Daniel Stern beeinflusst mein musiktherapeutisches Verständnis nicht nur durch die in der Musiktherapie gut bekannten Konzepte der Affektabstimmung und der Vitalitätsaffekte, sondern auch durch seine Erforschungen zum Gegenwartsmoment (Stern 2005). Durch sie wird nahe gelegt, den Wirkfaktor in (musik-) therapeutischen Veränderungsprozessen bei den Begegnungsmomenten zwischen Patient und Therapeut zu sehen. In der musiktherapeutischen Arbeit mit essgestörten Patienten konnte Gro Trondalen aufzeigen, dass bedeutsame Momente jene Sequenzen der musikalischen Regulation zwischen Patient und Therapeut sind, welche durch hohe Intensität und Aktivität gekennzeichnet sind (Trondalen 2006, S. 142).

In meinem Konzept richtet sich die Wahl der musiktherapeutischen Methode vorrangig nach den Vorlieben und Bedürfnissen der Patienten, nach deren aktuellem Zustand und der Abwägung regressiver Prozesse. Die von mir bevorzugte Methode ist die aktive Musiktherapie mit freien Improvisationen, bei denen Patienten und Therapeutin beteiligt sind. In ihrem musikalischen Tun lässt sich die Therapeutin von ihrer Gegenübertragung leiten und folgt musikalischen Einfällen, die als Antwort, Begleitung, Verstärkung, Kontrast zur Musik der Patienten zu sehen sind. Es steht ein Raum von 16 qm zur Verfügung, in dem ca. 30 Instrumente in unterschiedlicher Größe, Spielart, Kompliziertheit und Fremdheit vorhanden sind.

Frau Harke nutzte Musik im Rahmen ihrer Therapie unterschiedlich. Die freie Improvisation stellte sich zu Beginn der Behandlung als äußerst schwierig dar und konnte erst genutzt werden, nachdem wesentliche therapeutische Schritte schon getan waren. Das Hören von Musik, die innere Vorstellung von Klängen und das Zuordnen von Instrumenten zu bekannten Personen fiel Frau Harke deutlich leichter und interessierte sie auch. Erst zu einem späteren Zeitpunkt trat die Improvisation verstärkt in den Mittelpunkt der Behandlung. Neben dem verbalen Austausch, wurden auch Bilder, die Frau Harke gemalt hatte, in die Therapie mit einbezogen.

Erstes Jahr

Szene 1: »Erst einmal abwarten« (1. Sitzung)

Frau Harke, eine freundliche Frau, kommt gern mit in den Musiktherapieraum. Sie ist deutlich übergewichtig, dabei ganz starr und unbeweglich. Ihr gehe es heute nicht gut, antwortet sie auf meine Frage nach ihrem Befinden. Sie berichtet von inneren Stimmen, die ihr sagen, sie solle aus dem Leben verschwinden. Sie fühlt ein starkes Druckgefühl, das sie quält. Dieser Druck kommt so plötzlich, doch weitere Worte kann sie nicht finden. Das Gespräch stockt, sie ist passiv und wartet, dass ich weitere Fragen stelle. Ein kurzes Lächeln huscht über ihr Gesicht, als sie sich an ihr Querflötenspiel vor 20 Jahren erinnert. Das sei schon lange her und würde in ihrem jetzigen Zustand gar nicht möglich sein.

Frau Harke ist vor allem mit ihrem sexuellen Missbrauch durch ihren zwei Jahre älteren Bruder beschäftigt. Schuldgefühle und Sich-schlecht-Fühlen, werden von Frau Harke als extrem belastend benannt. Sie wünscht ganz dringend ein Gespräch mit ihren Eltern und ihrem Bruder. In diesem möchte sie den Eltern erstmals davon erzählen und nicht mehr schweigen, wie sie es die letzten 26 Jahre getan hat.

Frau Harke macht eine Pause und wartet ab. Ich frage sie, ob sie sich den Wechsel zur Musik vorstellen kann, was sie vorsichtig bejaht. Nach meinen einführenden Erklärungen zum Tun in der freien Improvisation wählt Frau Harke zielsicher die Congas. Sie spielt abwechselnd mit den Händen, es entstehen kleine trippelnde Motive, aber keine rhythmische Figur oder ein durchgängiges Metrum. Ich versuche zunächst das Metallophon, wechsle weiter zum Bassklangstab, auf dem ich mit langen Pausen wenige leise Schläge spiele. Frau Harke wechselt und probiert ein wenig auf der Mundharmonika. Ich wechsle kurze Zeit später und spiele auf der Zither. Frau Harke beendet die Musik dann ziemlich schnell. Ihre Mimik zeigt deutlich, dass die Musik ihr überhaupt nicht gefallen hat. Als am schlimmsten beschreibt sie den Bassklangstab. Ihre Mimik zeigt Ekel und Angst. Doch auch die weiteren Klänge nach unserem Instrumentenwechsel haben ihr nicht zugesagt.

Nach dieser Stunde fühlte ich mich befangen und schlecht. Die Improvisation zeichnete sich durch schnelle Wechsel und kurzes Ausprobieren aus. Es gab keine Zeit den Klang wirklich zu erforschen. War die freie Improvisation eventuell zu ängstigend, fragte ich mich erstens und zweitens wie bin ich darauf gekommen, den Bassklangstab zu wählen. Meine Idee war die eines langklingenden Grundtones gewesen. Selbstvorwürfe quälen mich, mit der Illusion, wenn ich mich nur besser eingefühlt hätte, hätte ich das Sich-schlecht-Fühlen der Patientin verhindern können. Ich fühlte mich für das Schlechtgehen von Frau Harke verantwortlich. Mit dem Wissen um den sexuellen Missbrauch entstand bei mir das Gefühl, in die Täterposition einer übergriffigen Szene geraten zu sein.

Szene 2: »Alles soll schnell wieder gut sein« (2. Sitzung)

In die nächste Stunde kommt Frau Harke relativ gut gelaunt. Ihr ging es schlecht nach der letzten Musiktherapiesitzung und sie wollte eigentlich nicht mehr kommen. Dies erzählt sie mir mit einem Lächeln. Heute sei das alles wieder vergessen, aber Musik zu machen kann sie sich dennoch nicht vorstellen. Sie erzählt mir motiviert und drängend über ihren Wunsch und die Sinnhaftigkeit des anvisierten Familiengespräches. Ich solle mich in der Teambesprechung hierfür einsetzen, bittet sie. Frau Harke macht keine Pausen und steht unter großen Druck. Ich äußere meine Bedenken, da es ihr vor wenigen Tagen noch sehr schlecht ging. Frau Harke wischt meine Bedenken weg. Sie will nicht weiter nachdenken, denn dann könnte es ihr wieder schlechter gehen. Sie habe so lange geschwiegen und jetzt will sie schnell alles loswerden.

Beide, die Patientin und ich, sind zu Beginn der Sitzung noch mit der ersten Musiktherapiestunde beschäftigt. Vorwürflich berichtet Frau Harke mir, dass sie sich nach ihrer ersten Musiktherapiestunde sehr schlecht gefühlt hat. Sie bestätigt damit meinen eh schon vorhandenen Eindruck, dass ich etwas nicht richtig gemacht hatte oder anders: ich habe nicht ihren Erwartungen entsprechend gehandelt. Ich habe den Eindruck sie enttäuscht zu haben, was sie mir durch ihre kurze Randbemerkung, nicht mehr kommen zu wollen, zu verstehen gibt. Gleichzeitig lächelt sie mich an und verharmlost dadurch ihre Unzufriedenheit. Es scheint mir, als ob sie mich vor zu vielen negativen Zuschreibungen schützen will.

Ich fühle mich nach dieser 2. Sitzung völlig überrannt. Im Gegensatz zu den Schwierigkeiten in der freien Improvisation stand nun Frau Harkes sprachliche Aktivität. Gänzlich anders als in der Sitzung davor, ist Frau Harke in dieser Sitzung lebendig und trägt ein Anliegen vor. Ich bin erst einmal ganz angetan, denn Frau Harke äußert von sich aus eine Motivation. Die verschiedenen Rollen gehen aber durcheinander. Sie lehnt mich als Therapeutin mit dem Medium der Musik ab, stattdessen möchte sie mich bei dem Familiengespräch dabei haben.

Ich bin vor allem von dem immensen Druck und dem Tempo ergriffen, der mich zum Handeln zwingt und mir keinen Raum zum Nachdenken lässt. Frau Harke scheint um das Wechseln ihrer Stimmung zu wissen und möchte daher den zu diesem Zeitpunkt vorhandenen Mut nutzen. Frau Harke scheint mir auch von der Hoffnung motiviert, dass nach einem Gespräch alle ihre Probleme in Luft aufgelöst sein würden. Für ein Familiengespräch und die damit einhergehende Konfrontation mit ihren Angehörigen halte ich sie psychisch für nicht ausreichend stabil.

Szene 3: »Alles ist falsch« (8)

Frau Harkes Zustand verschlechtert sich wieder. Der Druck im Magen nimmt stark zu, und medizinische Untersuchungen sind nötig. In diesem Zusammenhang erfährt das Behandlungsteam, dass Frau Harke wegen eines schon länger bestehenden Schmerzes in der Bauchgegend in den letzten Jahren mehrere Operationen über sich ergehen lassen musste.

Wie auch in den vorangegangenen Sitzungen hatte ich Frau Harke gefragt, welches Instrument sie sich für mich in einer gemeinsamen Improvisation vorstellen kann. Sie antwortet überwiegend mit »weiß ich nicht«, so auch dieses Mal. Dann ergänzt sie allerdings, dass ich den hohen Ton von der letzten Improvisation (Metallophon) nicht noch einmal wählen soll. Auch meine Bewegung zum Klavier stoppt sie schnell. Das wäre ihr jetzt auch zuviel, sagt sie. Letztendlich spiele ich auf den Tempelblocks, und Frau Harke wählt eine kleine Handtrommel. Sie klopft vorsichtig auf dieser, ich spiele kleine Tupfer auf den Templeblocks. Es tropft vor sich hin. Die Klänge von ihrem und meinem Instrument klingen ähnlich, das ist aber auch der einzige Bezug. Ich spiele unter Spannung vorsichtig und orientiere mich an dem Spiel von Frau Harke, da ich davon ausgehe, dass eine ähnliche Spielart eher Akzeptanz finden würde. Mit den leisen wenigen Tönen fühle ich mich eingeengt bei dem Spiel. Nach wenigen Minuten legt Frau Harke ihr Instrument wieder weg.

Frau Harke konnte das Spiel am Anfang aushalten, erzählt sie auf meine Frage. Allerdings muss sie schnell aufhören, da es ihr zu viel wird. Wie es dazu kommt, kann sie nicht weiter erklären. Ich teile Frau Harke mein Gefühl der Einengung während des Spiels mit. Sie wird etwas lebendiger und erzählt, dass sie dieses Gefühl in Bezug zu ihrer Mutter kennt. Bei ihr habe sie sich auch nie getraut, spontan etwas zu tun. Die Mutter habe sie immer kritisiert und alles sei falsch gewesen.

Erst nach der Stunde wundere ich mich, wieso Frau Harke Schlaginstrumente gewählt hat. Als inneres Bild hatte ich eigentlich den Versuch eines Klangteppichs vor mir gesehen, sodass ich die Schlaginstrumente als falsch gewählt erlebe.

Während des Spiels fühle ich mich eingeengt, ich traue mich kaum, mein Spiel zu variieren aus Angst, es könnte Frau Harke zuviel werden und ein Abbruch ihrerseits würde drohen. Die Möglichkeit eines Abbruches ist generell bestimmend für die Kontaktgestaltung zur Therapeutin. Schon nach der ersten Musiktherapiestunde deutete die Patientin an, dass sie nicht mehr kommen wolle. Auch das völlig unvermittelte Aufhören nach nur wenigen Minuten fühlt sich wie auch schon bei anderen Improvisationen zuvor nach Abbruch an. Ich fühle mich sitzen gelassen und habe erneut den Eindruck die Patientin mit meinem Angebot nicht erreichen zu können.

Die Verbalisierung meines Gefühls der Einengung führt zu einem verbesserten Verstehen der Situation, das wir miteinander teilen können. Mein Gefühl alles falsch zu machen, findet seine Äquivalenz in ihrem Gefühl, als sie noch ein kleines Mädchen war. Doch insgesamt fällt die Sprachlosigkeit von Frau Harke auf, wenn es um ihre inneren Zustände geht. Sie kann sich der Erforschung ihres inneren Raumes nicht zuwenden. Formales und die äußere Versorgung der Kinder kann sie ganz gut beschreiben, doch sobald es um ihr Erleben geht, findet sie keine Worte mehr. Gefühle scheinen für sie nicht kontrollierbar, möglich dass sie diese als gefährlich und/oder auch als zerstörerisch erlebt.

Frau Harke verhält sich in den Sitzungen passiv und schiebt weitgehend mir den aktiven Part zu. Mir scheint, ich soll stellvertretend für sie die Fragen und Antworten herausfinden und gleich bearbeiten. Zuviel Schweigen und Abwarten auf meiner Seite beschreibt sie als sie überfordernd. Ich wähle ein Instrument, doch auch hier wiederholt sich, dass es nicht das Richtige für sie ist oder meine Spielweise darauf nicht gut ist. Ein schrecklicher Kreislauf entsteht, je mehr Mühe man sich gibt, das Richtige für den anderen zu wählen, desto weniger gelingt es. Der Druck auf meiner Seite, etwas tun zu müssen, ist extrem und bleibt die Therapiezeit über gleich intensiv. Meine innere Spannung steigt an, und wenn ich davon ausgehe, dass es sich um eine projektive Identifizierung handelt, dann habe ich eine Ahnung von Frau Harkes Erleben, wenn sie von ihrem Druckgefühl spricht.

Abschluss und ambulante Nachbehandlung

Während wir in der Musiktherapie mit den überaus unangenehmen, widersprüchlichen und gleichzeitig unbenennbaren Gefühlen beschäftigt sind, stabilisiert sich Frau Harke im stationären Alltag und ihre Suizidgedanken treten überraschend plötzlich in den Hintergrund. Sie kann die Verantwortung wieder für sich übernehmen. Da der stationäre Rahmen ihr zu eng wird, strebt sie entschlossen die Entlassung an. Frau Harke wird sich ambulant mit wöchentlichen Gesprächsterminen an die Psychiatrische Ambulanz weiterbehandeln lassen, und sie wird Gruppenangebote und Einzelgespräche in einer psychosozialen Einrichtung in Anspruch nehmen.

Zweites Jahr

Aufgrund einer suizidalen Krise kommt Frau Harke schon nach ca. 3 Monaten erneut in die Klinik. Auslösend für die Dekompensation sind Schwierigkeiten mit ihren zwei Kindern (12 und 14). Aktuell fühlt Frau Harke sich nicht mehr der Versorgung ihrer Kinder gewachsen, mit denen sie bisher gelebt hat. Frau Harke beschäftigt sich mit dem Auszug aus der größeren Wohnung, um diese dann dem geschiedenen Ehemann und den Kindern zu überlassen.

Wenn Frau Harke sich von den Anforderungen ihrer sich in der Pubertät befindenden Mädchen überfordert fühlt, so ist eine Parallele zu dem Alter, in dem Frau Harke von ihrem Bruder missbraucht wurde, auffällig. Gerade das Thema Sexualität, was für die Ältere durch deren ersten Freund Bedeutung erhält, ist für Frau Harke belastend. Aufgrund ihrer eigenen, ihren Angaben nach nur schrecklichen Erfahrungen und der damit verbundenen Scham, möchte sie das Thema am liebsten vollständig vermeiden. Sie erlebt sich dabei als schlechte Mutter, genauso als wenn sie ihre wahren Erlebnisse berichten würde.

Die insgesamt 25 Musiktherapiesitzungen dieses Aufenthaltes werden von Frau Harke für die Abklärung der aktuellen Situation und für die Erstellung der Biografie genutzt. Meine Versuche, die aktive Improvisation mit in die Stunden einzubeziehen, werden von Frau Harke nach kurzen Versuchen meistens auf der Trommel schnell wieder abgebrochen.

Biografischer Hintergrund

Frau Harke ist als zweitälteste von insgesamt vier Geschwistern geboren worden und in einem Dorf aufgewachsen. Sie hat noch drei weitere Geschwister, einen Bruder (+2), eine Schwester (–2) und einen weiteren Bruder (–3), der geistig behindert ist. Der Vater von Frau Harke ist Akademiker, die Mutter Hausfrau. Die Familie hat im Dorf einen guten Ruf. Im Alter von 15 Jahren ist Frau Harke in ein evangelisches Mädcheninternat gekommen. Dem voraus ging ein sexueller Missbrauch im Alter von 11–15 Jahren durch den älteren Bruder, der anamnestisch eine bedeutsame Rolle spielt. In der Familie ist zu diesem Zeitpunkt darüber nicht gesprochen worden, und die Möglichkeit, in ein Internat zu gehen, bedeutete für sie zumindest, den Übergriffen nicht mehr ausgeliefert zu sein. Frau Harke beschreibt die Zeit im Internat als die schönste in ihrem Leben. Sie hat eine Ausbildung abgeschlossen und in ihrem Beruf auch für wenige Jahre gearbeitet. Durch extreme Belastungen, die ihre Arbeit mit sich brachte, fühlte sie sich der Verantwortung ihres Berufes nicht mehr gewachsen und gab ihre Stelle deshalb auf. Mit 25 Jahren lernte sie ihren Ehemann kennen und hat ihn gegen den Willen ihrer Eltern geheiratet. Für ihre Mutter war der Ehemann deutlich unter dem sozialen Niveau der Familie. Im Alter von 28 und 29 bekam Frau Harke zwei Töchter. Bereits nach drei Jahren ließ Frau Harke sich wieder scheiden, denn die Eheleute harmonierten nicht und der Wunsch nach Kindern war erfüllt. Bis heute verbindet sie ein distanziert freundschaftliches Verhältnis mit ihrem Ex-Ehemann.

Aktuell fühlt Frau Harke sich als schwarzes Schaf in ihrer Familie. Mehr (Zit.) »zufällig« hatte sie den Eltern während einer der Klinikaufenthalte am Telefon von ihrem sexuellen Missbrauch durch den Bruder erzählt. Der Vater will mit dem Thema nichts zu tun haben, die Mutter erlebt sich als zwischen zwei Stühlen sitzend. Frau Harke beschreibt ihren Vater als sehr streng. Er selbst habe, nach einem Streit mit seiner eigenen Mutter, für 25 Jahre den Kontakt eingestellt. Frau Harke befürchtet nun, dass er dies auch mit ihr tun würde, wenn sie sich nicht angepasst verhält, und das Gefühl nicht zur Familie zu gehören, ist nach diesem Telefonat noch stärker geworden. Frau Harke meidet daher den Kontakt, aber gelingt es ihr auch nicht, sich klar zu distanzieren. Frau Harke äußert große Angst vor den Telefonaten oder auch Besuchen ihrer Eltern und Geschwister, während ihre Töchter sehr zu ihrer Stabilisierung beitragen. Sie werden während der Krankenhausaufenthalte von ihrem Vater täglich versorgt.

Szene 4: »Mir wird alles zuviel« (40)

Frau Harke kommt in einem sehr unruhigen und angespannten Zustand in die Musiktherapie. Es fällt ihr schwer zu sprechen. Sie sitzt vor mir und schaut mehr durch mich durch, als dass sie mich anschaut. Ihr gehe es schlecht, sagt sie. Alles sei bei ihr durcheinander. Sie möchte nicht reden und sich am liebsten verkriechen. Ich bleibe beharrlich, und versuche die Beziehung in Gang zu halten, auch weil sie die letzten Male gar nicht zur Musiktherapie erschienen ist und im Bett geblieben war. Ich schlage vor, sich mit etwas anderem, vielleicht Musik zu beschäftigen. Wie erwartet, kann sie sich Musik zu machen nicht vorstellen. Ich mache das Angebot, dass ich für sie spielen könne, doch auch das kann sie sich nicht vorstellen. Ihr wird alles viel zu viel. Allein schon die Vorstellung des leisesten Tones lässt ihre Mimik sich verändern und starr werden. Nachfragen, was genau ihr zuviel werden würde, bleiben im Raum stehen. Der Wunsch nach Rückzug ist für sie dann so stark, dass sie die Musiktherapiesitzung vorzeitig abbricht und zurück auf die Station geht.

Die sich zwischen uns einstellende Beziehungssituation ist inzwischen schon prototypisch. Ich fühle mich in und auch nach diesen Stunden hilflos und ohnmächtig. Es wirkt auf mich, als ob meine Angebote (besonders die Frage nach der Einbindung von Musik) für sie nicht passend sind. Fast schlimmer, eigentlich habe ich das Gefühl, als ob meine Frage nach Musik sogar eine Zumutung ist. Jede Form der Bewegung, jedes Gefühl der Anrührung wird zum Stillstand gebracht. Ich fühle mich von Frau Harke leblos gemacht und meines Instrumentariums geraubt. Doch sind die Sitzungen nicht durch die Leblosigkeit geprägt, sondern durch meine verzweifelten Versuche lebendig zu bleiben, indem ich mehr Fragen als für mich üblich stelle und aktiver bin. Trotzdem wiederholt sich für mich ein Scheitern. Es ist, als ob ein Schleier jede Möglichkeit des Handelns unterbindet.

Theoretischer Exkurs I: Interaktion der Unerreichbarkeit

In ihren Aufsätzen unter dem Buchtitel »Inszenierungen des Unmöglichen« beschreiben Rohde-Dachser und Wellendorf (vgl. Rohde-Dachser; Wellendorf (Hg.) 2004, S. 165; S. 232) eine für therapeutische Beziehungen mit Borderline-Patienten typische Konstellation, die auch für die Behandlung von Frau Harke zutrifft. Die Unerreichbarkeit zeigt sich in extremer Leblosigkeit oder in kaum kontrollierbaren Wutgefühlen, vor allem aber in dem Verschwinden des Guten, in dem Verschwinden der Fähigkeit zu geben und schließlich in der Einschätzung des Therapeuten vom Patienten als Quäler und Verfolger erlebt zu werden.

Der theoretische Erklärungsansatz des frühen Abwehrmechanismus der projektiven Identifikation (Klein 1946, S.141) bietet einen Verstehenszugang zu meinen Gefühlen von Hilflosigkeit und Ohnmacht. Patienten mit Persönlichkeitsstörungen sind darauf angewiesen, unerträgliche Anteile des Selbst auf den Therapeuten zu projizieren, um sie dann dort wieder bekämpfen zu können. Damit sind die unerwünschten Affekte nicht mehr Teil des Selbst, bleiben aber in der kontrollierbaren »Nähe« im Objekt vorhanden. (Lohmer 2000, S. 77) Für mich bedeutete das, die von Frau Harke nicht aushaltbaren Affekte für sie aufzubewahren und ihr hoffentlich später zur Verfügung stellen zu können.

Auch Steiner (1993) beschreibt eine typische Borderline-Abwehrorganisation, indem er die von Klein (1962) postulierten Grundpositionen (paranoid-schizoide und depressive Position), um eine Zwischenposition erweitert. Er beschreibt die Position, die zwischen der paranoid-schizoiden und der depressiven Position steht, als Ort des seelischen Rückzugs.

In dieser borderline-typischen Position ziehen sich Patienten in omnipotente Fantasiewelten zurück und werden für den Therapeuten unerreichbar. Erst die Erfahrung von Trennung und Verlust und damit die Anerkennung der Getrenntheit zwischen Selbst und Objekt ermöglichen den Entwicklungsschritt zur depressiven Position. Ähnlich wie Steiner es bei seinen Patienten beschreibt, erlebe ich Frau Harke in den ersten zwei Jahren auch in einer Rückzugsposition, zu deren Fantasiewelt nur sie selbst einen Zugang hat. Ich kann sie nicht wirklich erreichen und manchmal zieht sie sich sogar ganz konkret aus der Therapiesituation zurück.

Szene 5: »Glas soll mich zerstören« (45)

Frau Harke geht es weiterhin sehr schlecht, sie wird als suizidal eingestuft und steht deshalb im engen Kontakt mit dem Pflegepersonal auf der Station, die sie in Begleitung verlassen darf. In diese Musiktherapiestunde bringt sie mir ein Bild mit, auf dem sie kleine Bleistiftskizzen angefertigt hat. Auf diesen Skizzen malt sie Möglichkeiten sich das Leben zu nehmen. Sie zeichnet Tabletten, heißes Wasser, ein Hochhaus und Glassplitter. Frau Harke kann kaum sprechen, doch sie stellt mir die Möglichkeiten dar. In ihrem Kopf ist alles durcheinander, und die Gedanken wechseln zwischen den Alternativen hin und her. Im Grunde bleibe ihr nur die Möglichkeit, erneut Glas zu essen, denn die Tabletten seien ihr nach dem letzten Suizidversuch in der letzten Woche abgenommen worden, sagt sie. Auch Glassplitter hätte sie im letzten Aufenthalt gegessen, sodass sie auf der Intensivstation überwacht werden musste. Frau Harke ist erleichtert, dass sie mir ihre Gedanken darstellen konnte, auch wenn ihre Gedanken bei den Suizidfantasien und dem Druck, ein Glas zu zerschmeißen, um die Scherben essen zu können, haften bleiben. Ich stehe sozusagen am anderen Ufer und plädiere für das Leben und das Weiterleben und nehme mir aufgrund großer Besorgnis vor, die Ausgangsregelung beim Stationsteam nochmals zu bekräftigen.

Anders als in den Stunden davor, in denen Frau Harke nur sehr allgemein von »Schlecht- gehen« berichtete, erzählt sie mir nun konkreter und ausführlicher wie ihre Gedanken aussehen. In meiner Reaktion darauf fühle ich mich wie eingefroren, und es fällt mir schwer mich einzufühlen, denn als zu abschreckend erlebe ich ihre Beschäftigung mit dem Wunsch zu sterben. Die Mächtigkeit, mit der sie ihre Suizidgedanken kommuniziert, erschlagen mich einerseits, doch die

Art, die sie wählt, lässt mich andererseits auch neugierig werden. Glas essen ist etwas auffällig Besonderes.

Die berechtigte Sorge um Frau Harke führt zu einer intensiven Überwachung. Frau Harke erreicht auf diesem Weg erhöhte Aufmerksamkeit und vermeidet das Alleinsein, erreicht jedoch auch die Kontrolle ihres Umfeldes. Es entsteht bei mir, ebenso wie bei den anderen Teammitgliedern, ein großer Druck, alles zu tun, damit Frau Harke nicht noch weitere Suizidversuche unternimmt.

Szene 6 : »Herr, Deine Liebe« (50)

Wenn Frau Harke gar keinen Mut mehr hat, ist sie vor allem mit ihren Suizidgedanken beschäftigt. Sie stellt sich unterschiedliche Möglichkeiten vor, wobei die Gedanken meistens um Glas Essen und damit um die Zerstörung ihres Innenraumes kreisen. Demgegenüber steht eine andere innere Stimme, die ihr befiehlt zumindest für die Kinder am Leben zu bleiben.

In diesem Zusammenhang fällt ihr ein Lied ein, das während ihrer Zeit im Internat gemeinsam gesungen wurde. Sie trägt mir den Text des Liedes: »Herr, Deine Liebe ist wie Gras und Ufer« vor und da mir das Lied bekannt ist, beginne ich, die Melodie leise dazu zu summen. Nach dem Lied ist es still, und für einen kurzen Moment wirkt Frau Harke gelockert.

Frau Harke knüpft hier an ihre positiven Erinnerungen an. Möglichkeiten im Sinne der Stabilisierung und Stärkung von Selbstheilungskräften (nach Reddemann 2004, S. 73) lassen sich erahnen. Was mich besonders freut, ist die Verbindung zur Musik, da sie ihr bisher ablehnend gegenüber stand. Erinnert sie das Lied, gerade weil es sich um eine Musiktherapie handelt, frage ich mich. Möglich auch, dass es mehr um den therapeutischen Schutzraum geht, denn das Lied steht eindeutig in einem Zusammenhang zu ihrer Zeit in dem evangelischen Mädcheninternat, wo Frau Harke vor den Übergriffen ihres Bruders und vor den schwierigen Familienverhältnissen geschützt war. Gleichzeitig erlebte sie die Gemeinschaft unter Frauen und Mäd-

chen als sehr entlastend. In dem Kirchenlied wird Gott gepriesen. Vermutlich hat sie den Wechsel in das Internat auch als Schutz Gottes verstanden. Das gemeinsame Singen innerhalb der Klasse konnte ihr eine Gemeinschaft ermöglichen, in der sie sich akzeptiert und vielleicht erstmals in ihrem Leben auch wohlfühlen konnte. Frau Harke hat sich mit der Erinnerung an das Lied auch die Erinnerung an die guten Gefühle geholt, bzw. erlebt Trost durch das Lied.

Szene 7: »Bilder zur Aufbewahrung« (60)

Frau Harke hat keinen freien Ausgang aufgrund der aktuellen Suizidalität und darf somit die Station nur in Begleiter von Personal verlassen. Ich hole sie zu den Musiktherapiesitzungen ab und bringe sie zurück zur Station.

Die Erinnerungen an die Zeit im Internat lassen auch die Zeit davor präsenter werden. Frau Harke ist wieder vermehrt von Alpträumen gequält und beginnt von sich aus Bilder zu zeichnen, die sich auf den sexuellen Missbrauch beziehen. Auf einem Bild malt sie einen weiblichen Rumpf, der von mehreren in rot gemalten Händen berührt wird. Die Hände berühren den Busen und den Schambereich. Auf einem anderen Bild malt sie eine kleine Person, deren Arme festgehalten werden von zwei großen Händen und einem Körper, der auf dem kleinen liegt. Frau Harke bringt die Bilder mit in den Musiktherapieraum und berichtet, dass sie sich gedrängt fühlte, diese Bilder zu malen. Ohne weiteren Kommentar und sichtlich erschöpft gibt sie mir die Bilder. Der große Körper im Vergleich zum Kleinen fällt mir auf, was ich benenne. Frau Harke erzählt daraufhin, dass sie sich nach dem Malen dieses Bild auch mit Schrecken gefragt hatte, ob ihr Vater sie möglicherweise missbraucht hatte. Sie könne sich aber nur an den Missbrauch durch ihren Bruder klar erinnern. Sie beschreibt ihren Bruder zum damaligen Zeitpunkt allerdings als groß und stämmig, während sie selbst damals klein und zart gewesen sei. Hier spricht Frau Harke nicht weiter und wird starr in ihrer Mimik. Ich nehme von einer weiteren Vertiefung Abstand und fokussiere stattdessen das Thema »Sich-wieder-sicher-Fühlen«. Ich orientiere mich hier an der traumazentrierten Psychotherapie, die zunächst über Distanzierung von der traumatischen Erinnerung versucht, die in der Stresssituation enthaltende Panik zu entschärfen. Sachsse (2004, S. 40) beschreibt aufgrund der Neurobiologie des Beziehungstraumas die Notwendigkeit zur Beruhigung und die Fähigkeit zur Selbstberuhigung als ersten Stabilitätsschritt. Frau Harke hat keine eigenen Ideen, sodass ich konkret mit ihr überlege, ob und wo die Bilder verwahrt werden sollen. Frau Harke möchte, dass die Bilder von mir aufbewahrt werden, mit der Möglichkeit sie später bei Bedarf wieder anschauen zu können. Nachdem ich zugestimmt habe, wird sie deutlich ruhiger.

Mich erschrecken diese Bilder und die Deutlichkeit der darin enthaltenden Aussage extrem. Zweifel an der Realität des sexuellen Missbrauchs, die das Behandlungsteam zeitweilig hegte, werden entkräftet. Durch das Bild entsteht bei Frau Harke, aber auch bei mir die Frage, ob vor dem Missbrauch durch den Bruder ein möglicher Missbrauch durch den Vater geschehen war. Die Frage muss offen bleiben, da Frau Harke keine konkreten Erinnerungen bisher hat. Das Erschrecken über diese Frage macht aber deutlich, dass Frau Harke stark verunsichert ist, was sie glauben kann und was nicht. Die Erinnerung an den Missbrauch durch ihren Bruder ist ihr ganz sicher. Dass in ihrer Fantasie aber auch andere schreckliche Erlebnisse möglich wären, lässt sie unruhig und unsicher werden. Die Angst vor den schrecklichen Fantasien und das Wissen, um tatsächliche traumatische Erinnerungen führen in eine Paniksituation, in der Frau Harke sprachlos wird. Ich fühle mich gefangen. Während ich mich bisher bemüht hatte, Frau Harke mit dem Thema des sexuellen Missbrauchs zu bremsen, gelang dies in dieser Stunde nicht mehr. Sie selbst bringt das Thema in bildlicher Form klar auf den Tisch. Ich fühle mich überrumpelt und bin im Nachhinein an die traumatische Situation von Frau Harke erinnert. Den sexuellen Missbrauch ihres Bruders hat Frau Harke sicherlich auch als unerwartete Überrumpelung erlebt. Frau Harke möchte mir ihr Erleben mitteilen, deshalb bringt sie die Bilder mit. In diesem Versuch steckt auch die Hoffnung, dass mit dem Erlebten ein neuer Umgang gefunden wird. Für mich steht die Wiederherstellung des Sicherheitsgefühls an oberster Stelle. Frau

Harke kann in dieser Stunde ihr Thema des sexuellen Missbrauchs in Form des Bildes bei mir abgeben. Sie findet erstmals einen Ausdruck, der es ihr ermöglicht sich von ihrem Erleben zu distanzieren. Die Erinnerung an das Geschehen ist nicht ungeschehen gemacht. Die Erinnerung ist nicht mehr nur in ihr, sondern die Bilder werden, in der Form eines ersten symbolischen Ausdrucks, von mir aufbewahrt.

Theoretischer Exkurs II: Die Interaktion der Wiederholung sexueller Missbrauchserfahrungen

Sexueller Missbrauch und die Folgen im Erwachsenenalter gehören mit zu den schwerwiegendsten Beziehungstraumata. Ein innerhalb der Primärfamilie stattfindender sexueller Missbrauch entsteht auf der Grundlage einer entsprechenden Dynamik und Struktur der betreffenden Familie. Er kann als ein von Verzweiflung geleiteter Lösungsversuch von bereits vorhandenen massiven Problemen einzelner Familienmitglieder oder des gesamten Familiensystems gesehen werden (Joraschky 2000, S. 90). So ist auch bei sexuellem Missbrauch zwischen Geschwistern von einer großen emotionalen Not der betreffenden Geschwister und Familie auszugehen. Die Folgen von sexuellem Missbrauch sind vielfältig und ganz wesentlich abhängig von dem Verhältnis der Schutz- und Risikofaktoren bei den Betroffenen. Sexualisierung oder Asexualität, Scham- und Schuldgefühle, Rückzug und Schweigen sind typische Überlebensstrategien von Opfern sexuellen Missbrauchs (Mayr 2000, S. 40). Musiktherapie stellt bei zwei wichtigen Aspekten in der Therapie von Patienten mit einem sexuellen Missbrauch einen Zugangsweg dar. Erstens bietet die Verwendung von Musik einen Weg aus der Sprachlosigkeit an, und zweitens eröffnet Musik einen Raum, in dem gute Erfahrungen wiedergefunden oder entdeckt werden können (Mitzlaff; Strehlow 2005, S. 201).

Neben der aktuellen und realen Bedrohung von außen löst jede traumatische Situation, in diesem Fall der sexuelle Missbrauch, auch einen Angriff auf die bereits gebildeten intrapsychischen Strukturen aus (Scharff 2002). Übliche Bewältigungsmechanismen funktionieren nicht mehr und führen so zu der Reaktivierung von infantilen Ängsten.

Folge ist der grundlegende Verlust des Vertrauens in Beziehungen. Ein verzweifelter Versuch, die notwendige Bindung zum Täter trotzdem zu erhalten, ist die Übernahme der Vorstellung des Täters mit den entsprechenden Entwertungen. Hirsch (2004, S. 34) beschreibt diesen Vorgang in Anlehnung an Ferenczi (1930) als Bildung eines traumatischen Introjektes. Introjekte werden als ich-fremd beschrieben und entstehen durch einen unbewussten psychischen Vorgang, bei dem durch Verinnerlichung ein inneres Bild (innere Repräsentanz) eines Objektes gebildet wird.

Übertragen auf den hier dargestellten Fall, sind bei der Patientin eine Reihe von Verhaltensweisen zu erkennen, die für Opfer sexuellen Missbrauchs als typisch beschrieben werden. Die Patientin erlebte sich als klein und zart und ihrem großen, dicken Bruder vollständig ausgeliefert. Angst und das Erleben von starken Schuld- und Schamgefühlen, sich für die Übergriffe verantwortlich zu fühlen, führten die Patientin in jahrelanges, einsames Schweigen. Sexualität wurde von ihr als einseitig schrecklich erlebt und sofort vermieden (Scheidung), nachdem die beiden Wunschkinder auf der Welt waren. Die Patientin konnte sich, um Hilfe zu erhalten, weder an ihre Mutter noch an ihren Vater wenden, denn in der Familie wurde nicht geredet und schon gar nicht über schambesetzte Themen gesprochen. Es ist anzunehmen, dass die Mutter mit den vier Kindern generell und insbesondere durch den schwerbehinderten Bruder sowie auch die Abwesenheit des beruflich sehr beschäftigten Vaters nicht genügend aufmerksam für Frau Harkes Not sein konnte. Ob ein Klima von Schuldgefühlen in der Familie durch die schwere Behinderung des Jüngsten eine zusätzliche Belastung darstellte, kann nur angenommen werden. Die Patientin war jedenfalls weitgehend sich selbst überlassen in ihrer Not, auch wenn immerhin die Maßnahme der Eltern, ihre Tochter in ein Internat zu schicken, die Vermutung zulässt, dass sie von den Geschehnissen geahnt und eine Kompromisslösung gesucht haben.

Die Patientin war mit 11 Jahren nicht nur dem psychophysischen Angriff ausgesetzt, sondern durch diese traumatische Erfahrung wurden auch zuvor bereits gelöste Entwicklungsaufgaben wieder neu in Frage gestellt, und der noch vor ihr liegende Entwicklungsprozess wurde durch den Vertrauensverlust wegen des sexuellen Missbrauchs umfassend erschwert.

Das bedeutet insbesondere, dass der anstehende vorpubertäre Entwicklungsschritt, die zunehmende Loslösung von den Eltern, besonders dadurch behindert wurde, weil die Eltern gerade durch die Abwesenheit große Aufmerksamkeit erhalten und die Bindung an sie eher verstärkt wird, so wie das auch die Bindungsforschung bei Kleinkindern herausgefunden hat. Auch die sich in dieser Entwicklungsphase neu organisierende positive Besetzung der eigenen Geschlechtlichkeit mit Interesse an Sexualität, wurde durch die übergriffige Sexualisierung gestoppt. Die altersadäquate sexuelle Neugierde führte bei dem jungen Mädchen durch den realen Übergriff möglicherweise zu starken Schuldgefühlen. Sexueller Missbrauch ist erschreckend häufig ein transgenerationales Phänomen, ob jedoch ein verdeckt oder offenes sexualisiertes Klima bereits vor dem sexuellen Missbrauch durch den Bruder innerhalb der Familie bestand, bleibt als Frage offen stehen.

Inwieweit die entwicklungsgemäß bereits abgewehrten ödipalen Fantasien durch den realen sexuellen Kontakt mit dem Bruder (als Stellvertreter des Vaters) reaktiviert wurden und so zu besonders übermächtigen Schuldgefühlen der Mutter gegenüber führten, bleibt eine Arbeitshypothese. Sicher ist aber, dass für die Patientin lustvoll erlebte Weiblichkeit und der Fantasieraum für eine befriedigende Intimität mit dem männlichen Geschlecht durch das konkrete Erleben des sexuellen Übergriffes zerstört wurden.

Szene 8: »Ich habe Schuld« (63)

Frau Harke kommt in diese Therapiestunde wiederum mit Schilderungen von Alpträumen, in denen sie an den sexuellen Missbrauch erinnert ist. Sie sieht darin ihren Bruder, doch weiter mag sie gar nicht erzählen. Einerseits will sie alles loswerden, was für sie bedeutet, sie muss alles erzählen, doch andererseits will sie mit diesem Thema gar nichts zu tun haben. Ich solle mit ihr (Zit.) »alles in eine Kiste packen«. Sie wartet ab, sagt aber gleichzeitig, dass sie das Schweigen nicht aushalten kann. Ich solle lieber Fragen stellen. Ich bemühe mich dies zu tun, obwohl es nicht wirklich möglich ist, ein neutraleres Thema zu finden.

Am ehesten noch können wir über Schuldgefühle sprechen. Ein Gefühl, das Frau Harke seit ihrer Kindheit kennt. Sie fühlte sich schon immer für alle Fehler schuldig. Leise erwähnt Frau Harke das niedliche, adrett angezogene, kleine Mädchen, das sie war. Sie selbst mochte die Kleider gar nicht so gern, aber ihre Mutter mochte sie gern heraus geputzt sehen. Frau Harke stellt sich vor, dass sie ihren Bruder zu dem Missbrauch aufgefordert hat. Gleichzeitig ist sie ratlos, wie das gewesen sein könnte.

Als aktuelles Thema beschäftigt Frau Harke ein anstehendes Familienfest, bei dem sie erneut mit ihrem Bruder konfrontiert sein wird. Sie möchte keinen Kontakt zu ihrem Bruder, sieht sich aber immer wieder durch ihre Eltern zu mit ihm Begegnungen gezwungen.

Musik zu machen oder das Kirchenlied zu summen, sind wie auch in anderen Stunden zuvor und danach gar nicht möglich. Allein schon die Vorstellung von Musik lässt ihren Kopf brummen. Er könne platzen, meint sie und schaut mich dabei gequält an. Die Stunden stehen unter einer großen Spannung, dass etwas Schreckliches passieren wird, Ruhe ist gar nicht möglich. Raum zum Fühlen oder zum Denken ist nicht vorhanden. Gefühle werden als nicht kontrollierbar und nicht aushaltbar erlebt.

Auf die positive Erinnerung in Form des Liedes (Szene 6), die mit einem wohltuenden Gefühl verbunden ist, kann Frau Harke auf diese Erfahrung in den späteren Stunden nicht zurückgreifen. Die gute Erinnerung blitzte kurz auf – immerhin, denke ich –, doch sie konnte sich nicht wirklich durchsetzen. So kann ich mit meinen Vorschlägen zu einer Eigenaktivität wie z. B. das Singen des Liedes überhaupt nicht landen.

Frau Harke ist von immensen Schuldgefühlen gequält, und ich versuche sie zu beruhigen. Das gelingt am ehesten, wenn ich darüber spreche, dass das kleine Mädchen nicht schuldig sei und damit ihr Überich entlaste. Doch es bleibt dabei, dass Frau Harke sich allein für den sexuellen Missbrauch verantwortlich fühlt. Die Übernahme des vom Täter abgewehrten Schuldgefühls (Schuldintrojektes) dient dazu, sich den Bruder als gutes Objekt erhalten zu können.

Ich habe in den Sitzungen das Gefühl, es ist zwar wichtig, dass ich anwesend bin, doch nicht als eigenständige Person. Ich darf nicht als Gegenüber sichtbar werden und nichts Eigenständiges tun. Jede Form von Begegnung muss vermieden werden, da sie zu bedrohlich ist. Kontakt wird als Schädigung fantasiert. Da Schweigen noch bedrohlicher für Frau Harke ist, soll ich Fragen stellen. Dies entspricht der therapeutischen Konvention, sodass nicht ich als fragende Person in Erscheinung treten soll. Zudem sind die Fragen an die Bedingung geknüpft, dass sie nichts aufwühlen dürfen. In sofern wird die therapeutische Konvention wiederum kolportiert. Ich soll anwesend sein, darf sie beruhigen, aber ich soll sie mit meinen Fragen nicht wirklich persönlich berühren. Hilfsweise stelle ich mir eine Umhüllung vor, in der Frau Harke sich bewegen kann und denke dabei an Balints (1997, S. 167; S. 203) Ausführungen zur Rolle des Therapeuten als Ursubstanz oder als primäre Substanz.

Frau Harke gibt widersprüchliche Signale, die mich vor eine paradoxe, nahezu unlösbare Aufgabe stellen. Auf der einen Seite soll über den sexuellen Missbrauch nicht gesprochen werden, auf der anderen Seite ist es das Thema, mit dem sie in die Stunden kommt. Auf der einen Seite will sie über ihre Vergangenheit sprechen, auf der anderen Seite soll ich ihr helfen, alles in eine große Kiste zu schnüren und sicher zu verpacken. Gehe ich auf die eine oder die andere Seite ein, erlebe ich Frau Harke auf der jeweils anderen Seite stehend. Das Interaktionsmuster zwischen Frau Harke und mir ist jetzt durch unvereinbare Pole geprägt und nicht mehr wie bisher über Angst bzw. Drohung eines möglichen Abbruches gesteuert. Die Beziehung wird dadurch immerhin gefestigt, auch wenn es nach wie vor so ist, dass ich nicht das Richtige für sie tun kann. Dies belastet mich mit Schuldgefühlen, die eine Parallele zu Frau Harkes Struktur darstellen und daher als Gegenübertragung zu sehen sind. Dieses Wissen entlastet mich nur bedingt, denn meine inneren Selbstvorwürfe, denen ich mich immer wieder ausgeliefert sehe, lassen mich nicht ruhen

Zuspitzung: Die Einzelmusiktherapie im Kontext der Gesamtbehandlung

Die Beschäftigung mit dem Thema des sexuellen Missbrauchs führt zu sehr viel Spannungen und Spaltungen im Stationsteam. Ich selbst bin heftigen Vorwürfen ausgesetzt, ob ich die Patientin nicht durch biografische Arbeit überfordere. Dies ist darauf zurückzuführen, dass Frau Harke immer wieder verlauten ließ, dass es ihr nach den Sitzungen mit mir so schlecht gehen würde, weil ich zu viele schwierige Themen angesprochen hätte.

Bei genauerer Betrachtung fällt jedoch auf, dass es Frau Harke schlecht geht, wenn sie nach den Therapien sich selbst allein überlassen ist. Während sie sich in den Therapiestunden von mächtigen und zerstörerischen Gefühlen vorübergehend distanzieren kann, ist sie ihnen danach erneut ohnmächtig ausgeliefert. Partielle Entlastung erfährt sie offenbar dadurch, dass sie mir die Schuld dafür geben kann.

Die doppelte Anfeindung, zum einen von Frau Harke, der es immer nach den Stunden so schlecht geht, zum andern aber auch in Form von Vorwürfen meines Teams, wie unverantwortlich ich wohl mit der Patientin arbeite, ist schwer auszuhalten. Zumal ich mich bemühe, überhaupt nicht aufdeckend zu arbeiten, sondern im Gegenteil versuche, die Patientin zu bremsen. Ich fühle mich völlig ungerecht behandelt, fühle mich schuldig und habe das Gefühl mich verteidigen zu müssen. Es ist offensichtlich, dass ich einerseits stark mit dem Leid der Patientin identifiziert bin: So wie Frau Harke liegen bei mir allein Schuld und Versagen. Andererseits kann das Ganze auch als Reinszenierung der familiären Situation der Patientin gesehen werden, sodass auch komplementäre Gegenübertragungen – Schuld des Bruders, Versagen der Eltern – Bestandteil meines Erlebens sein können.

Im Team spiegelt sich die Ambivalenz von Frau Harke, sich dem sexuellen Missbrauch zuzuwenden, wider. Ein Teil des Teams erlebt die Thematisierung als Erleichterung, der andere Teil verurteilt sie. Supervisionsstunden helfen beim Zusammenfügen der unterschiedlichen Anteile und geben die Idee, dass es Frau Harke eines Tages möglich sei, ihre unterschiedlichen Tendenzen selbst aushalten zu können.

Drittes Jahr

Frau Harke gelingt es außerhalb der Klinik für fast ein Jahr stabil zu bleiben. Drei Monate davon verbrachte sie in einer Spezialklinik zur Behandlung von Traumata. Sie erlernte dort Techniken zur Selbstberuhigung und Stabilisierung (nach Reddemann). Geplant war, dass in einem weiteren 2. Aufenthalt mit der Traumakonfrontation gearbeitet werden würde. Doch dann wird Frau Harke erneut bei uns in einer hochgradig suizidalen Verfassung eingeliefert. Sie steht wieder extrem unter Druck, Glas essen zu müssen, außerdem ist sie von den bereits bekannten Alpträumen gequält.

Während dieses Aufenthalts nimmt Frau Harke neben den ihr bekannten Therapien auch an der neu gegründeten sog. Stabilisierungsgruppe teil. Nach entsprechender Fortbildung (Ärztin und Musiktherapeutin) wurde in unserer Klinik ein solches Angebot speziell für traumatisierte Frauen etabliert. Es gelingt Frau Harke mithilfe der ihr aus der Spezialklinik bekannten Übungen, Imagination des Gartens und des sicheren Ortes, an die guten Erfahrungen von dort anzuknüpfen. Anders als bei dem Lied aus Internatszeiten, kann sie nun stabile Verbindungen herstellen und zwar zunächst zwischen den guten Erfahrungen.

Szene 9: »Meine Musik beruhigt mich« (70)

Nachdem das aktive Musikmachen von Frau Harke fast nur abgelehnt wurde, habe ich selbst den Wunsch etwas anderes auszuprobieren und frage Frau Harke, ob sie sich vorstellen könne, Musik zu hören. Sie ist zunächst ganz angetan und erzählt, dass sie schon immer viel Musik gehört habe. Doch bei der Realisierung ergibt sich ein ähnliches Muster wie auch bei dem Spiel mit Instrumenten. Egal, welche Musik ich aussuche, dynamisch oder auch ruhig, an der Mimik fällt gleich auf, dass Frau Harke die Musik nicht gefällt. Sie gerät schnell unter den ihr bekannten Druck und bittet mich, die Musik auszustellen. Als Lösung bietet sich an, dass sie ihre Musik mitbringt. Frau Harke strahlt, als sie mir die CD vorspielt, eine sehr ruhige Musik.

Ich höre einen Synthesizer, der langsame Akkordbrechungen spielt, im Hintergrund Wellenrauschen. Am auffälligsten ist, dass die Musik keinerlei Spannungen aufbaut, weder dynamisch noch durch die Akkordwahl. Die Musik fließt flach dahin. Rhythmisch gibt es eine ganz dezente Viererbetonung.

Die Musik begleitet sie schon sehr lange, sie hat diese bei ihrer Arbeit benutzen können. Frau Harke erzählt, dass sie diese Musik häufig hört, vor allem, wenn sie merkt, dass es zunehmend schlechter geht.

Frau Harke erlebt diese Stunde als nicht so spannungsgeladen, wie sie es sonst kennt. Sie sucht die Musik aus, und damit bestimmt sie, was gehört wird. Sie weiß auch, was sie klanglich erwartet, da sie die Musik kennt. Das Maß an Überraschung und die Gefahr von unbekannter (fremder) Musik überflutet zu werden, ist erheblich geringer. Frau Harke hat deutlicher die Kontrolle bei dieser musikalischen Aktion als in den vorherigen Stunden. Kontrolle ermöglicht ihr mehr Sicherheit.

Unter dem Gesichtspunkt unserer Beziehung ist hervor zu heben, dass Frau Harke sich erstmalig traut, im positiven Sinne aktiv zu werden. Sie trägt etwas Gutes zur Gestaltung der Sitzung bei. Bisher hatte sie entweder gebremst oder schweigend abgewartet, insgesamt sich jedoch mehr oder weniger passiv ihrem Schicksal überlassen.

Unsere Beziehung hat sich erneut ein Stückweit gewandelt. Frau Harke zeigt mir etwas von sich, sie muss sich hier nicht verstecken, wie sie es z.B. ganz am Anfang ihrer Therapie mit ihrem trippelnden Congaspiel getan hat. Sie traut unserer Beziehung jetzt zu, dass ich ihre Musik hören möchte und sie nicht ablehnen werde. Sie schöpft Befriedigung aus der künstlichen Musik, die keine »Schwächen« hat, und zeigt mir auf diese Weise, dass sie positive Gefühle und Wünsche hat.

Frau Harke zeigt mir mit der Wahl ihrer Musik, dass Spannung und Entwicklung von ihr nicht ausgehalten werden. Ihre Lieblingsmusik hüllt sie ein, ist endlos und bleibt dynamisch gleichförmig. Sie bevorzugt einen Klangraum, der mich an das ziellose Treiben auf einem großen See denken lässt. Diese Musik erinnert mich an mein Erleben in den vorherigen Stunden, ich soll da sein, aber ich darf mich nicht bewegen. Ich bin als eigenständiges Objekt nicht wirklich spürbar geworden, biete mich aber als eher unkonturiertes Objekt an, dass mit ihr gemeinsam ihre für sie bedeutsame Musik anhört. Ich kann mir vorstellen, dass die Interaktionsform des Mithörens und Mittragens einer ungeformten Musik eine benigne Regression beförderte, die einen Neubeginn ermöglichte.

Viertes Jahr

Frau Harke war in diesem Jahr bereits zweimal für jeweils zwei Monate in der Klinik gewesen. Sie muss jedoch ein weiteres Mal in die Klinik aufgenommen werden, sodass es sich nun um den siebten Aufenthalt innerhalb von vier Jahren handelte. Sie quält sich mit der erneuten Aufnahme und macht sich selbst Vorwürfe. Die Auslöser sind ähnlich wie auch sonst. Es gibt einen äußeren familiären Anlass, der sie dekompensieren lässt und zur Verstärkung von Suizidgedanken führt. Frau Harke ist in ein professionelles soziales Netz eingebunden und besucht wöchentlich die psychiatrische Ambulanz, doch trotz allem reicht die Betreuung in so schweren Krisen nicht aus. Sie »flüchtet« auf Station und verlässt den geschlossenen Bereich nicht. Über ihren inneren Druck, Glass essen zu müssen, sucht sie Kontakt zum Pflegepersonal. Sie hat aber in den letzten beiden Jahren konkret kein Glas mehr gegessen, allenfalls Glas geworfen. Es waren meist Situationen, in denen sie gehört werden und dadurch schnell Hilfe bekommen konnte. Auf diese Weise scheint sie die haltgebenden Beziehungen herauszufordern und abzusichern. Dies beruht auf Gegenseitigkeit, denn die extreme Angst des Pflegepersonals, dass Frau Harke wieder Scherben essen könnte wie zu Beginn der Behandlung, ist geringer geworden. Frau Harke hat sich inzwischen zu einer Patientin entwickelt, die vom Pflegepersonal gemocht wird. Sie ist verlässlich und kennt sich in den stationären Abläufen aus.

Szene 10: »Fremde Musik« (90)

In dem Wissen, dass Frau Harke in ihrem Alltag viel und gern Musik hört, bleibe ich bei dieser musiktherapeutischen Technik. Wir sprechen über ihre Lieblingsmusik und erinnern uns gemeinsam an die Ruhe und Gleichförmigkeit, die so charakteristisch dafür sind. Spontan fällt mir eine Musik ein, die zu ihrer gut passen würde, und frage sie, ob sie sich diese einmal anhören möchte. Ich bespreche mit Frau Harke den Weg, der ihr am liebsten ist und wir beschließen, dass sie die CD (chinesische Entspannungsmusik) mitnimmt. Sie könne diese dann ohne größere Umstände wieder zurückgeben, wenn sie ihr nicht zusagt, versichere ich ihr.

In der nächsten Stunde erzählt sie, dass sie die CD sehr häufig gehört habe. Sie sucht ein Lied aus, und wir hören einen Teil der CD gemeinsam. Ich bin sehr überrascht, dass sie die Musik annehmen konnte, hatte ich mich doch in vier Jahren Therapie daran gewöhnt, dass sie alles ablehnt, und daher mit dieser Wendung schon gar nicht mehr gerechnet. Natürlich habe ich mich auch gefreut. Frau Harke erzählt, dass sie die Musik hört und dabei die Stabilisierungsübungen macht. Das würde gut klappen, und seit Neuestem gelingt ihr auch die sog. Helferübung viel besser. (Zur Erläuterung: In der Helferübung imaginiert die Patientin persönliche positive Helferfiguren z.B. Feen, Engel, weise Männer, Zwerge, die ihr bei ihren Problemen zur Seite stehen.)

Frau Harke spricht über anstehende Familienfeste und wie diese ihr in der Vergangenheit immer wieder den Boden unter den Füßen wegrissen haben. Sie quält sich einerseits mit der Entscheidung, diese familiären Verpflichtungen nicht mehr wahrzunehmen. Sie sei sowieso das schwarze Schaf in der Familie, die immer nur die Harmonie störe. Andererseits wünscht sie sich nach wie vor den Kontakt um zu erleben, dass ihre Eltern endlich den Missbrauch anerkennen.

Frau Harke berichtet, dass das Ende unserer Sitzungen für sie immer schwierig sei. Auch wenn sie erzählt, dass es ihr nicht gelänge, sich von ihren Eltern zu distanzieren, gehe es ihr schlecht. Besonders wichtig sei für sie, dass ich ihre ohnehin vorhandenen Schuldgefühle nicht verstärke. Gerade wenn es ihr schlecht gehe und sie im Anschluss an die Therapie mit sich allein sei, werde alles nur noch schlimmer. Dann könne sie nur noch daran denken, dass sie sich selbst zerstört, dann wären alle – auch ich – sie los. In der Therapie wenigstens möchte sie alles Schlechte ausblenden, wenigstens dort soll es Raum für nur Gutes geben.

Während die ersten drei Jahre überwiegend davon geprägt waren, dass ich nichts richtig machte und es Frau Harke während und nach den Musiktherapiesitzungen scheinbar meist schlechter als vorher ging, beginnt nun eine Wandlung. Erstmals darf sich etwas Gutes ereignen, das erwünscht ist auch so benannt werden kann. Es beginnt damit, dass Frau Harke genügend Vertrauen entwickelt hat und etwas von sich zu zeigen wagt, was eine Assoziation in mir auslöst, die wiederum Frau Harke annehmen und sogar für sich gebrauchen kann. So entsteht ein gemeinsames Wissen darüber, was sie braucht und sich wünscht. Dies führt schließlich auch zur Überwindung der Sprachlosigkeit über unsere Beziehung und die damit verbundenen Hoffnungen und Befürchtungen.

Die Musik, die ich ausgewählt hatte, war sehr an dem orientiert, was Frau Harke mitgebracht hatte. Parallelen zeigten sich durch die dynamische Gleichförmigkeit und Spannungslosigkeit wie auch durch den meditativen Charakter, der kein Ende fand. Die Andersartigkeit zeigte sich in der absichtlichen Wahl des Fremden, also dem asiatischen Klang. Mein Gedanke war, es soll ähnlich sein, aber doch auch etwas anders. Ich erhoffte mir dadurch, Frau Harkes Hörraum erweitern zu können und die Angst vor Unbekanntem verringern zu können. Die Tongestaltung war diatonisch, sodass der Klang nicht allzu fremd war. Es gab allerdings eine klarere Melodie als bei Frau Harkes Musik. Der musikalische Paramenter Melodie symbolisiert für mich die Erlaubnis zur Individuation. Es wird möglich sich zu zeigen, aber es muss nicht gleich bedrohlich werden, für andere identifizierbar zu sein.

Die ehemals aufgetretene Spaltung zwischen dem Stationsteam und mir ist weitgehend überwunden, und die negative Übertragung mir gegenüber hat sich erheblich gemildert. Es gibt Situationen, in denen sich der Kontakt ganz gut anfühlt, trotzdem gibt es immer wieder Einbrüche. Da anscheinend negatives Erleben sofort das Gute vollständig zerstören würde, stehe ich unter großem Druck, denn jede meiner Bewegungen kann potenziell falsch sein und Ablehnung oder »Schlechtgehen« auslösen, wofür ich dann die Schuld zu tragen hätte. Zwar erfährt Frau Harke zunächst eine Entlastung von ihrem Schuldgefühl, solange es bei mir untergebracht ist und gehalten wird, weil sie sich projektiv davon distanzieren kann. Aber dann setzt unmittelbar bei ihr das Gefühl ein, dass es ihr nicht gut gehen darf, wenn es ihrem Gegenüber schlecht geht. Und wenn sie wiederum Schuld am Schlechtgehen des anderen trägt, geht es ihr wieder schlecht. Der Teufelskreis angetrieben von Projektion und Selbstbeschädigungstendenz schließt sich. Letztere zeigt sich auch in ihrer Gestaltung des Kontaktes zu ihrer Herkunftsfamilie. Obwohl sie immer wieder die Erfahrung gemacht hat, dass der Kontakt zu ihrer Herkunftsfamilie ihr nicht gut tut, setzt sie sich dem dann doch wieder aus. Sie kann sich den erwartbaren Anschuldigungen nicht entziehen. Sie sucht weiter nach der Anerkennung ihrer Eltern und gibt sich größte Mühe, sich deren Anforderungen anzupassen. Obwohl Frau Harke weiß, dass sie sich im Kontakt mit ihren Eltern sofort wieder wie ein kleines hilfloses Kind fühlt, versucht sie es auf dem gleichen Weg immer wieder.

Zum Verlauf

Bereits 10 Wochen nach ihrer Entlassung muss Frau Harke erneut in die Klinik aufgenommen werden. Meist deutet sich die Verschlechterung schon zwei Wochen vorher an. Sie zieht sich immer mehr zurück und nimmt ihre Termine bei ihrer psychosozialen Einrichtung nicht mehr wahr. Im Laufe der letzten Jahre hatte sie sich entschieden, die Hauptverantwortung für ihre Kinder ihrem Ex-Ehemann zu überlassen. Beide Kinder werden zunehmend selbstständiger und besuchen ihre Mutter nicht mehr so häufig, wie es zu Beginn der Fall war. Bei der älteren Tochter stellen sich Probleme bei der Frage, ob sie die Oberstufe besuchen solle. Frau Harke ist mit ihrer eigenen Berufswahl beschäftigt, die mehr von den Eltern als von ihr selbst ausging. Sie möchte sich bei ihrer Tochter anders verhalten, als ihre

Eltern dies getan haben. Gleichzeitig ist sie aber damit konfrontiert, dass ihre Tochter wenig Eigeninitiative zeigt, sodass sie sich gezwungen fühlt, Druck auszuüben.

Szene 11: »Instrumentenbild« (110)

Nachdem Frau Harke sich wieder mehr der Musik zuwenden konnte, mache ich ihr das Angebot ihren Familienmitgliedern Instrumente zuzuordnen. Meine Überlegungen kamen aus der Vorstellung, dass mit der Wahl der Instrumente Beschreibungen der Familienmitglieder und Erwartungshaltungen ihnen gegenüber deutlicher werden würden. Außerdem hatte ich die Hoffnung, dass durch die Arbeit mit Instrumentenkörpern und Klangvorstellungen sich ihr innerer Vorstellungsraum erweitern könnte. Über die Klangvorstellung hat Frau Harke Kontrolle und kann diese so gestalten, wie sie es braucht.

Frau Harke nimmt diese Idee überraschend bereitwillig auf. Sie weiß sofort, was sie den einzelnen Mitgliedern zuordnen würde. Als erstes fällt ihr ihre Mutter ein, der sie die große Pauke zuordnet, auf der diese lautstark im Militärstil spielen würde. Danach erwähnt sie ihren Vater, der eine hohe quietschige Blockflöte bekommt. Sie selbst gibt sich die Congas, auf denen sie leise trippelnd so wie in den Anfangsstunden spielt. Zu den Geschwistern gefragt, sagt sie sofort, dass ihr Bruder, der sie sexuell missbraucht hat, überhaupt nicht auf das Bild darf. Er würde es sogar schaffen, ein kaputtes Instrument wieder zum Klingen bringen, sagt sie. Ihre Schwester würde eine kleine Pauke bekommen und mit der Mutter zusammen spielen. Frau Harke spricht von Doppelpack, als sie von Mutter und Schwester spricht. Der behinderte Bruder würde eine Mundharmonika bekommen und schöne Melodien spielen. Frau Harke ist lebendig in ihrem Erzählen und erklärt mir sehr genau, wie die Instrumente zuzuordnen sind.

Die Leichtigkeit und Spontaneität, die Frau Harke an den Tag legt, ist überraschend. Das Instrumentenbild gibt mir einen emotionalen Eindruck, wie Frau Harke die Atmosphäre ihrer Familie erlebt.

Die Mutter bekommt ein mächtiges Instrument, eines das den Ton angibt. Anders der Vater, der mächtig durch seine Möglichkeit als Melodieinstrument sein könnte, diese aber vor allem zum Nerven und unangenehmen Quietschen nutzt. Frau Harke gibt sich selbst ein leisen Klang. Zwar ermöglicht eine Conga weit mehr Dynamik, doch sie nutzt dies nicht. Beide Elternteile werden als laut beschrieben, was in der hier gewählten Konstellation musikalisch schon gar keinen Platz mehr für Frau Harke lässt. Sie wählt ein Mäusetrippeln, das sich gar nicht behaupten kann.

Der ältere Bruder wird als so mächtig und bedrohlich eingeschätzt, dass er sofort verschwinden muss. Es wirkt auf mich so, als ob es für Frau Harke viel zu nah ist, wenn ihr Bruder auch auf dem Bild vertreten wäre. Frau Harke stattet ihren Bruder mit großer Macht aus, als sie sagt, er würde auch ein kaputtes Instrument zum Klingen bringen. Die Vorstellung, die Frau Harke mit dem Zusammentreffen auf dem Bild verbindet, ist ihr schon zu gefährlich. Die jüngere Schwester wird ähnlich der Mutter beschrieben. Sie trommeln zusammen, Frau Harke erlebt beide als gemeinsam mächtig und, vor allem gegen sie gerichtet. Der behinderte Bruder, der schon lange im Heim lebt, bekommt einen für die Patientin angenehmen Klang zugeordnet, indem er fröhliche Melodien spielen soll. Es wirkt auf mich fast so, als ob die geistige Behinderung ihn geschützt hat und er sich als einziges Familienmitglied Frohsinn erhalten durfte.

Für mich klingt die Beschreibung von Frau Harke so, als ob alle Familienmitglieder sehr laut und mächtig sind, während sie als einzige keinen klanglichen Raum bekommt. Frau Harke stellt sich in einer nahezu ohnmächtigen Position dar. Die Eltern spielen nicht miteinander, stattdessen spielt die Mutter mit der Schwester. Die Frauen spielen auf Schlaginstrumenten, während die beiden im Bild anwesenden Männer Blasinstrumente bekommen. Die Trommeln von Mutter und Schwester wirken einseitig, im Sinne von »entweder man macht mit oder man ist verloren«. Anders als bei den Männern, die mit ihren Blasinstrumenten Ambivalenzen zeigen. Bei dem Instrument des Vaters möchte man weglaufen, während man bei dem des jungen Bruders weiter zuhören möchte. Der dritte Mann, der ältere Bruder, bekommt zwar kein Instrument, wird aber als omnipotent beschrieben. Fasst man die drei zusammen, so scheint das

Männerbild von Frau Harke vielschichtiger als das Frauenbild zu sein. Insgesamt zeigt sich, dass Frau Harke ihre Familie als wenig zusammenhaltend und als ihr keinen Platz gebend wahrnimmt. Eine mögliche Interpretation wäre, dass die große Distanz, mit der Frau Harke sich ihrer Familie gegenüber erlebt, den Versuch darstellt, von ihren Nähewünschen nicht überrollt zu werden.

Szene 12: »Bassklangstab und Zither« (130)

Frau Harke berichtet über ihre starken Schuldgefühle. Sie fühle sich dafür verantwortlich, dass der Vater sich einer Geliebten zugewandt hatte, als die Mutter ihr einst während eines Krankenhausaufenthaltes in der Somatik bei der Versorgung mit den Kindern half, erzählt sie erstmals. Frau Harke betont, dass sie sich von Beiden benutzt gefühlt habe. Als Frau Harke in dieser Zeit somatisch erkrankt war, hätte die Mutter dies gegenüber dem Vater als so dramatisch dargestellt, dass dieser den Urlaub mit seiner Geliebten abgebrochen hätte. Der Vater wiederum hätte Frau Harke gebeten auf die Mutter aufzupassen, nachdem diese aufgrund der Geliebten einen Suizidversuch unternommen hätte.

Ich frage Frau Harke, ob ihr ein Instrument zu ihren Schuldgefühlen einfällt. Sofort fällt ihr der große Bassklangstab ein, den sie aus der ersten Musiktherapiestunde kennt. Ich hole den Stab aus der Ecke und stelle ihn in die Mitte des Raumes. Was könnte zu diesem Bild noch gebraucht werden, frage ich. Frau Harke wählt die Zither aus, auf der sie ein wenig am Ende der letzten Stunde herum probiert hatte. Frau Harke legt die Zither neben den Bassklangstab. Die Zither stelle für sie den guten und angenehmen Klang dar. Die Töne klingen weich und friedlich. Dieses Zarte mag sie, Klänge, denen sie viel zu wenig Raum gebe, sagt sie.

Frau Harke ist jedoch geradezu geschockt, als sie die beiden Instrumente nebeneinander liegen sieht. Spielen möchte sie auf und mit ihnen auf keinen Fall. Die Angst, dass der Bassklangstab zu dominant sei, lähmt sie. Es ist deutlich, wie groß und mächtig der Bassklangstab ist. Sie findet schnell Worte und erklärt, dass sie als so mächtig und quälend ihre Schuldgefühle erlebt. Es wird plötzlich visuell sichtbar, dass die kleine Zither gar keine Chance gegen den großen Bassklangstab hat. Der Bassklangstab könnte die Zither zigmal verschlucken und der Bassklangstab würde überleben. Auch in der klanglichen Vorstellung ist der Bassstab bedrohlich gegenüber dem kleinen Saiteninstrument. Frau Harke verlässt den Musiktherapieraum nachdenklich.

In dieser Stunde arbeitet Frau Harke weiter mit Analogiebildungen und Klangvorstellungen. Sie hatte beide Instrumente allerdings auch schon gehört, sodass die Klänge ihren Erfahrungen entsprechen.

Für mich steht die Zither stellvertretend für Frau Harkes weiche, zarte und verletzliche Seite. Eine Seite, die sie sonst gar nicht zeigen darf. Die Seite in ihr, die mittlerweile auch Positives zulassen darf. Demgegenüber stehen mit dem Bassklangstab die Schuldgefühle, in denen die negativen Zuschreibungen versammelt sind. Alles Bedrohliche und sie Vernichtende drückt sich in dem Bassklangstab aus. Es ist erleichternd für mich festzustellen, dass Frau Harke nach so langer Zeit endlich eine positive Vorstellung über sich, auch wenn diese noch so klein ist, entwickelt hat. Zu Beginn konnte sie keinen der Klänge oder Instrumente positiv besetzen. Es gab Bedeutung immer nur im negativen Sinne, in der Aversion oder dem »zu viel Sein«. Die Verknüpfung zur ersten Musiktherapiestunde und meine »falsche« Wahl des Bassklangstabes bekommen in dieser Stunde einen neuen Zusammenhang. Schon damals wirkte mein Spielen des Bassklangstabs als bedrohlich, und die Patientin fühlte sich völlig ausgeliefert. In dieser Szene kann dem Bassklangstab etwas, die Zither, entgegen gesetzt werden. Um die Kontrolle zu behalten, darf der Bassklangstab nur angeschaut werden. Die Schuldgefühle, für die er steht, können aus sicherer Distanz betrachtet werden. Der Größenunterschied der Instrumente und die Klangvorstellung lassen Frau Harke erstmals Partei ergreifen, für das Kleine, Zarte, Unschuldige, das auch in ihr ist. Frau Harke ist emotional stark angerührt.

Die Bedeutungszuschreibung auf den Bassklangstab mutet eher – entwicklungspsychologisch gesehen – als »frühes« Schuldgefühl an, im Gegensatz zum »reifen« Schuldgefühl, das die Idee der Wiedergutmachung beinhaltet. Hierfür lassen sich mehrere, sich ergänzende

Erklärungen vermuten, die sich aus der Interpretation des bisherigen Verlaufes herleiten. Das Schuldgefühl von Frau Harke scheint sich aus zwei sich wechselseitig verstärkenden Elementen zusammensetzen, erstens dem Schuldgefühl für eigene aggressive Triebimpulse und zweitens dem ich-fremden Schuldintrojekt. Zur Begründung:

Frau Harke beschreibt sich in der achten Szene als niedliches Mädchen, das durch ihr verführerisches Verhalten an dem Missbrauch selbst Schuld sei. Sie übernimmt damit die Sichtweise des Täters in ihr eigenes Selbstbild. Dies kann als fremd-verinnerlichtes Schuldgefühl (Schuldintrojekt) beschrieben werden. Sich schuldig fühlen, lässt in diesem Zusammenhang die Macht vortäuschen, sich aus der ohnmächtigen Situation entziehen zu können.

Das ich-fremde Schuldgefühl traf jedoch möglicherweise auf ein ohnehin vorhandenes sich Schuldigfühlen aus frühester Kindheit. Das würde bedeuten, dass das ich-fremde Schuldgefühl die bereits bekannten Schuldgefühle noch verstärkte. Frau Harkes Bemühen den Eltern zu gefallen und sich bis heute ihren Anforderungen zu unterwerfen, lässt eine Atmosphäre vermuten, in der aggressives Verhalten und sich wehren nicht sein durften. Das kann bedeuten, dass das Erleben von Schuldgefühlen die einzige Verarbeitungsmöglichkeit innerer Impulse von Aggressivität und Distanzierung. Frau Harke beschreibt es mit ihren Worten, indem ihr »alles viel zu viel« wird. Durch die Sichtweise auf den Bassklangstab und die Zither gelingt Frau Harke eine Perspektive von außen auf die Mächtigkeit ihres Schuldgefühls (Bassklangstab) und auf die Idee von einem Leben, das nicht nur von Schuldgefühlen geprägt ist, sondern stattdessen auf dem Erleben von guten Anteilen (Zither) aufbaut.

Fünftes Jahr

Ereignisse und Themen der Behandlung

Durch die häufig notwendigen stationären Aufenthalte stand die Frage nach dem Umzug in eine Wohneinrichtung für psychisch kranke Menschen an, was Frau Harke über einen langen Zeitraum abgelehnt hatte, nun aber nicht mehr abgeneigt war. Frau Harke hatte mehrere Monate stabil in ihrer Wohnung verbracht, bis ein Besichtigungstermin einer möglichen Wohneinrichtung näher kam und sie suizidal dekompensierte und erneut stationär aufgenommen wurde. Bis dahin schien die Frage nach der Wohneinrichtung fast schon übertrieben, nun wurde die Notwendigkeit jedoch wieder deutlich.

Frau Harke stellt sich neben allen Ambivalenzen vor, dass sie in der Wohneinrichtung geschützt würde. So wie sie in dem Internat vor ihrem Bruder, aber auch vor ihren Eltern geschützt war, soll es auch in der Wohneinrichtung werden. Jedoch wird Frau Harke nun von der Wohneinrichtung abgelehnt mit der Begründung, sie könne sich noch zu gut selbst versorgen. Frau Harke leidet sehr unter der Absage, andererseits werden ihre Autonomiewünsche geweckt, und sie entscheidet sich, es doch noch einmal in der Wohnung zu versuchen.

Im Verlauf dieses Behandlungsabschnittes ist Frau Harke wieder von starken Alpträumen gequält, in denen sie Szenen mit ihrem Bruder erinnert. Frau Harke wird aktiv und entscheidet sich, einen Brief an ihren Bruder zu schreiben, und erklärt ihm darin mit klaren Worten, warum sie keinen Kontakt mehr mit ihm möchte. Sie liest mir den Brief vor, um sich abzusichern. Sie schreibt, wie schrecklich die sexuellen Übergriffe für sie gewesen seien und dass diese auch ihren eigenen Umgang mit Sexualität zerstört haben. Nach meinem Eindruck ist sie mit ihrem Brief sehr mutig. Frau Harke hofft, dass ihr Bruder nie wieder Kontakt zu ihr aufnimmt. Frau Harke hatte ihre Mutter angerufen, um die Adresse ihres Bruders zu erfragen. Die Mutter reagierte genervt. Sie wollte nicht, dass Frau Harke ihrem Bruder zu dem Thema des sexuellen Missbrauchs schreibt. Die Mutter möchte, dass das Thema endlich ruht.

Der Brief an den Bruder bleibt ohne Antwort, Frau Harke bekommt allerdings zu einem späteren Zeitpunkt einen Geburtstagsgruß, der keinen Bezug auf den Brief nimmt. Sie ist zunächst ärgerlich auf ihren Bruder, kann dieses Gefühl aber nicht lange halten. Nach ein paar Tagen ist sie wieder von Schuldgefühlen gequält. Er sei so schwer, sich über ihren Bruder zu ärgern, wenn er ihr eine freundliche Geburtstagskarte schreibt, sagt sie.

Für mich wird etwas Wesentliches in der Briefszene deutlich. Frau Harke wird in dem, was sie selbst betrifft, nicht gesehen, weder von der Mutter, die genervt reagiert und für den Bruder Partei ergreift, noch vom Bruder. Der Bruder reagiert (Zit.) »freundlich«, in dem er die Konvention wahrt und ihr einen Gruß schickt. Er ignoriert die Vorwürfe, sodass sogar unklar bleibt, ob der Bruder den Brief überhaupt erhalten hat. Für mich entsteht eine Doppelbödigkeit, in der es schwer fällt sich zurecht zu finden. Die äußerlich sichtbare Freundlichkeit des Bruders führt erst zur Verunsicherung, ob Ärgergefühle überhaupt berechtigt sind. Zurück bleibt Unklarheit und Unsicherheit, was stimmt und was stimmt nicht, und vor allem quälende Schuldgefühle. Frau Harke muss erleben, dass sie sich um Ausdruck ihres inneren Erlebens bemüht, ihr seitens ihrer Familie aber keine Resonanz entgegengebracht wird. Obwohl Frau Harke sich inzwischen besser artikulieren kann und der Familie auch nicht verborgen bleibt, dass sie leidet, wiederholen sich die bereits früher gemachten Erfahrungen. Möglich, dass die Familie durch die psychische Erkrankung von Frau Harke auch sehr belastet ist und zurückhaltend reagiert, aber die Fixierung der Außenseiterposition ist schon sehr offensichtlich. Die Annahme, dass die Familienatmosphäre seit jeher stark durch Verleugnung, nicht Sprechen, sich benutzt Fühlen und daraus entstehende Isolation geprägt war, ist nicht ganz abwegig. Einziges alternatives und für Frau Harke Fürsorge erkennen lassendes Handlungsmuster war noch die Umsiedlung ins Internat. Zwar hat Frau Harke in der therapeutischen Behandlung erfahren können, dass ihre Interessen geschützt werden und sie nicht benutzt oder missbraucht wird, doch eine Lösung der familiären Probleme ist damit noch nicht erreicht.

Theoretischer Exkurs III: Selbstreflexive Fähigkeit als Schutzfaktor

Die Fähigkeit, in sich selbst und anderen Gefühle wahrzunehmen und diese als psychisches Phänomen zu begreifen, wird von Fonagy (et al. 2004) als Mentalisierung beschrieben. In dem Verstehen um die für Borderline-Patienten typische Beziehungsgestaltung stellt Fonagy die Borderline-Persönlichkeitsstörung als Ausdruck der Unfähigkeit zur Mentalisierung dar. Patienten mit einer Borderline-Persönlichkeitsstörung können weder die eigenen Gefühle noch die des Gegenübers angemessen deuten oder adäquat wahrnehmen. Sie müssen sich weitgehend auf ihre fantasierten Beziehungsmuster verlassen, anstatt auf ihre Interpretation der Realität. In engem Zusammenhang mit der Mentalisierung steht die Affektregulierung, die die Fähigkeit beinhaltet, Affektzustände zu modulieren. Sie ist für die Entwicklung des Selbstgefühls und des Gewahrsein der Urheberschaft des Selbst von grundlegender Bedeutung.

Die Fähigkeit zur reflexiven Kompetenz wiederum entsteht in der Interaktion zwischen dem Kind und der Mutter (den bedeutsamen primären Bezugspersonen). Durch eine angemessene und markante Spiegelung des Kindes durch die Betreuungsperson entsteht eine sekundäre, so genannte »zurückgespiegelte« Selbstrepräsentanz im Kind. Der Begriff der Markierung beschreibt, dass die Mutter den gezeigten Affekt des Kindes anders spiegelt, sodass das Kind erkennen kann, dass es sich um seinen eigenen Affekt und nicht um den der Mutter handelt. Bei Patienten mit einer Borderline-Persönlichkeitsstörung, so die Hypothese, ist der Prozess der frühen Spiegelung misslungen.

Ein Kind, das in seiner Interaktion auf eine enge Bezugsperson trifft, die auf Gefühle des Kindes mit eigener Überforderung und möglicher Überflutung reagiert, kann nun entweder diese erschreckenden Gefühle als scheinbar gespiegelten Affekt in die Selbstrepräsentanz aufnehmen, oder die Spiegelung wird quasi schon vorher abgeschnitten, sodass die gegenseitige Beeinflussung vollständig verhindert werden muss. Im ersten Fall bedeutet dies, dass das Nachdenken über sich selbst immer nur die Übernahme der Überflutung und die Gefühle des engen Bezugsperson bedeutet, im zweiten Fall heißt es, dass ein selbstreflexiver Prozess sich gar nicht erst entwickeln kann. Diese beschriebene Mentalisierungsschwäche muss auch als Überlebensstrategie verstanden werden, da z.B. bei familiärer Gewalt, das Hineinversetzen in die innere Welt der vertrauten Bezugsperson vom Kind vermieden und verweigert werden muss, um zwischen sich und der traumatischen Situation Abstand zu schaffen. Die Unterbrechung der Mentalisierung schafft erst ein seelisches Überleben. Statt der Möglichkeit die eigene reflexive Kompetenz entwickeln zu können, sind Patienten durch die Übernahme des Fremden (Introjekt), der mangelnden Fähigkeit, zwischen früheren und aktuellen Beziehungspersonen zu unterscheiden, mit dem Erleben erneuter unerträglicher Beziehungserfahrungen auf Mechanismen wie Projektion, projektive Identifikation und Spaltung angewiesen, sodass als Überlebensstrategie die (Rettungs-)Fantasie durch ein Objekt, von dem keinerlei Bedrohung ausgeht, erhalten bleiben kann.

Eine verbesserte Fähigkeit zur Mentalisierung stärkt die Widerstandfähigkeit gegenüber belastenden Lebensereignissen und potenziellen Retraumatisierungen und stellt daher ein wichtiges Therapieziel dar.

Übertragen auf den hier dargestellten Fall wird deutlich, wie wenig die Patientin sich von dem Geschehen und vor allem von ihren Affekten distanzieren kann. Durch globale Aussagen wie »der Druck nimmt zu« oder »alles zu viel« beschreibt sie ihr Erleben. Eine Perspektive von außen ist für sie kaum selbst herzustellen. In der aktiven Improvisation erlebte die Patientin ihr eigenes und auch mein Spiel als jeweils zu dicht, unkontrollierbar und als sie überflutend. Distanzierungsmöglichkeiten gab es für sie nicht. Folgend der Theorie von Fonagy wäre dies Anzeichen einer Mentalisierungsschwäche, die vermutlich bereits vor der traumatischen Erfahrung des sexuellen Missbrauchs bestand. Die Patientin konnte in ihren frühen Interaktionen mit ihrer Mutter keine ausreichenden Erfahrungen machen, in denen ihre Affekte markiert gespiegelt wurden, um so die Fähigkeit zur Affektregulation zu entwickeln.

Szene 13: »Sie bestimmt, was die Therapeutin tun darf« (143)

Frau Harke kann sich weiterhin kein eigenes Musikspielen vorstellen, doch sie erlaubt, dass ich für sie spiele. Ich soll für sie auf dem Cello spielen. Sie will zuhören. Ich beginne einzelne Saiten anzustreichen.

Frau Harke bringt sich mit ihrer Stimme ein und unterbricht mein Spiel, wenn es nicht gut für sie ist. Die meisten Klänge, die ich dem Cello entlockte, gefallen ihr nicht, doch ein kleiner Spielraum, auf der zweithöchsten Saite kann gefunden werden. Der Bereich dieser Saite von ca. 10 cm am oberen Brett, klingt für sie akzeptabel. Frau Harke erlebt das Auswählen und Erspüren der Klänge als anstrengend, doch auch neu für sie.

Frau Harke hat in dieser Stunde einen großen Schritt gewagt. Sie ist aktiv geworden und hat mir während des Spiels deutlich gemacht, was ihr gefällt und was nicht. Sie hat meine direkte Reaktion hören können, in dem ich meinen Klang veränderte. Frau Harke behielt jedoch die Kontrolle über unser gemeinsames Tun. Es war klar, dass ich mein Spiel unterbrechen würde, wenn sie es gesagt hätte. Bei dieser Inszenierung wird der kleine Spielraum, in dem ich mich bezogen auf Frau Harke bewegen darf, sehr offensichtlich. Im Gegensatz zu ihrer von mir erlaubten Kontrolle über mein Spiel, darf ich mich kaum ausweiten. Von den vier Saiten des Cellos darf ich auf einer nur 10 cm bespielen. Im Vergleich zu den vorherigen Stunden ist der Schritt aber immens groß, denn sie traut sich, im Kontakt mit mir zu verhandeln, was ihr gut tut und was nicht.

Szene 14: »Pauke« (150)

In die Musiktherapie kommt Frau Harke mit der Frage, wie sie Distanz zu ihrem Bruder herstellen kann. Der Bruder sei ihr wieder (Zit.) »sehr nah auf den Leib gerückt«, und meint damit die wieder häufiger werdenden Alpträume. Vielleicht können wir gegen den Bruder anpauken, schlage ich spontan vor. Frau Harke schaut mich überrascht an. Frau Harke hatte bisher immer geäußert, sie habe Angst vor der Pauke. Aber nach einer Denkpause, sagt sie leise, dass wir das ja mal ausprobieren können. Ich folge meiner Intuition und stelle mich neben Frau Harke, die das als hilfreich kommentiert. Frau Harke benutzt in unserer Therapie erstmals Schlägel. Wir spielen abwechselnd leise auf der Pauke, probieren die unterschiedlichen Klänge aus. Auf die lange Schwingzeit der Pauke lenken wir unsere

Aufmerksamkeit besonders. Zwischenzeitlich ereignet sich ein Frage-Antwort-Spiel, das von Frau Harke durch Veränderung von einmaligen Klopfen zu zweimaligem Klopfen variiert wird und von mir entsprechend beantwortet wird.

Frau Harke ist völlig überrascht, es sei gar nicht so schrecklich, wie sie es sich immer vorgestellt hatte. Sie spiele leise, und es klinge trotzdem gut. Der Klang sei eingesperrt, und daher könne er sie nicht überrollen, erklärt sie. Mich, neben sich stehend, sieht sie als Kraft gebend, und das macht sie mutiger.

Zum Abschluss sagt sie, dass sie bei dem Familienbild nun die Pauke wählen würde, wenn ich sie noch einmal fragen würde.

Frau Harke traut sich erstmals, ein für sie mit Bedrohung verbundenes Instrument selbst auszuprobieren. Der Wunsch, sich von ihren Alpträumen zu distanzieren und diese nicht mehr so mächtig sein zu lassen, ist größer als die Angst. Sie hat sich mit ihrem Brief von ihrem Bruder klar distanziert und ihm das darin auch mitgeteilt. Dem äußeren Schritt folgend, wünscht Frau Harke auch die innere Distanzierung. Sie hat mich bei diesem Spiel an ihrer Seite und nicht als ein Gegenüber. Das bedeutet, ich kann ihr stützend als hilfreiches Selbstobjekt zur Verfügung stehen, während in der Position ihr gegenüber die Gefahr bestanden hätte, in die Position des entweder übergriffigen oder des kalten, zurückweisenden Objektes zu geraten. So hingegen konnte sie mein Spiel für ihre mentale Distanzierung nutzen. Die kurze Frage-Antwort Sequenz lässt sich als Vorstufe selbstreflexiven Denkens verstehen. Sie ist in diesem Spiel bei sich und im Dialog mit mir, weil sie ihr eigenes Spiel auch von außen wahrnehmen kann und meines auf das ihre als bezogen erkennt. Eine mentale Vorstellung, gestützt auf positive Resonanz, beginnt zu wachsen.

Besonders fallen die Schwingungen der Pauke auf. Dem Nachklang kann gelauscht werden. Frau Harke erfährt eine Resonanz von ihrem Tun und erlebt sich vielleicht zum ersten Mal als mächtig. Der Klang ist beherrschbar von ihr und muss nicht gefürchtet werden. Sie traut sich, mit meiner Pauken-Hilfe ihr Inneres zu erforschen. Bisher war Frau Harke mehr mit dem Äußeren beschäftigt, ein Blick in ihre Innenwelt erschien ihr so überschwemmend, dass jeder Versuch abgebrochen werden musste.

Frau Harke beschäftigt sich durch die Schläge auf der Pauke im Weitesten auch mit dem Thema Aggression. Ein Thema, das bisher im therapeutischen Geschehen vor allem durch Abwesenheit und Vermeidung auffiel. Winnicott (u.a. 1983, 94) beschreibt die Aggression als grundlegende Antriebskraft im Menschen, deren frühe Entstehung er betont. Aggressivität ist in der Säuglingszeit nahe der Aktivität, natürlich nicht mit der Absicht des Säuglings die Mutter zu zerstören oder zu verletzen. Für die weitere Entwicklung der aggressiven Impulse ist entscheidend abhängig, wie weit die Mutter in der Lage ist, adäquat auf aggressive Impulse ihres Säuglings zu reagieren. Winnicott zufolge ist Aggression notwendig, da sonst die Liebesfähigkeit und damit die Fähigkeit, wirkliche Beziehungen zu Objekten herzustellen, verloren geht.

Aggressives Erleben ist für Frau Harke stark bedrohlich, da sie sich nicht sicher sein kann, ob das Gute überleben würde. Damit kann auch die Notwendigkeit des Auseinanderhaltens von guten und bösen Anteilen (Spaltungsabwehr) bei Frau Harke verstanden werden. Die Schuldgefühle bewahren Frau Harke vor dem Kontakt mit der eigenen Destruktivität und sind Schutzwall gegen die unerträglich zerstörerischen Impulse. Sobald die aggressiv-destruktiven Impulse zu stark wurden und nicht mehr durch Schuldgefühle eine Form bekommen haben, entstand bei Frau Harke der Druck, sich zu zerstören und das Leben nehmen zu wollen.

Frau Harke nähert sich vorsichtig der Möglichkeit des Erlebens eigener aggressiver Impulse, indem sie auf die Pauke schlägt. Sie erfährt, dass dies Schlagen akzeptable, wenn nicht gar ganz gute Töne erklingen lässt, gleichzeitig spürt sie aber auch die Macht, die bei einer dynamischen Steigerung möglich wäre. Die Bedrohung einerseits wird deutlich, doch andererseits lässt das Durchstehen in der Auseinandersetzung mit aggressiven Tendenzen neue Sicherheit entstehen.

Szene 15: »Ich bin mehr als mein Bruder« (155)

In der (vorläufigen) Abschiedstunde erzählt Frau Harke, dass sie geträumt habe, ihr Bruder würde sterben. Sie habe das Gefühl, dass nach dem von ihr geschriebenen Brief und diesem Traum das Band zwischen ihnen durchgeschnitten sei, und sie fühle sich erleichtert. Sie wollte sich immer vor ihrem Bruder verstecken und erkennt nun, dass sie ihren Bruder auch in eine Wohneinrichtung mitgenommen hätte, da er bisher in ihrem Inneren so mächtig war. Sie habe sich immer durch die guten, sehr frühen Erfahrungen, die sie mit ihrem Bruder als Beschützer gehabt hat, an ihn gebunden gefühlt. Jetzt aber sieht sie sich nicht mehr darauf angewiesen, zumal sie auch auf andere gute Erfahrungen, z.B. durch die Therapie, zurückgreifen kann. Abschließend möchte sie noch einmal an der Pauke spielen, wobei sie mich dieses Mal auf den Platz ihr gegenüber wünscht.

Frau Harke beschreibt in klaren Worten, dass sie sich befreit fühlt. Voraussetzung dafür ist, dass sie sich auch von den guten Erfahrungen mit ihrem Bruder in der früheren Kindheit lösen kann. Die Vorstellung sich selbst genügend in der eigenen Wohnung schützen zu können, macht die Wohneinrichtung zunächst einmal überflüssig. Frau Harke sieht das als Erfolg und erlebt sich selbst mit mehr Macht ausgestattet, weshalb sie auch beginnen kann, sich klarer zu positionieren und Konflikte nicht mehr nur noch meiden muss.

Obwohl Frau Harke im Laufe der Behandlung beeindruckende Fortschritte gemacht hat, ist prognostisch davon auszugehen, dass sie erneute Krisen erleben wird, sobald äußere Umstände eine innere Überforderung evozieren, möglicherweise auch nach einer längeren Phase der Stabilität. Frau Harke hat ihren eigenen Weg mit zaghaften Schritten begonnen, doch die Verstrickung und die damit einhergehende starke Bindung zu den Eltern ist weiterhin vorhanden. Die Loslösung ihrer Töchter und das Älterwerden der Eltern mit dem anstehenden Verlust sind Entwicklungsschritte, die Frau Harkes gewonnene Individualisierung erneut erschüttern könnten.

Zusammenfassung: Die Rolle der Musik in der Therapie mit Frau H.

Die Funktionen, die die Patientin in dieser Geschichte im Rahmen ihrer Behandlung auf die Musik übertrug, waren unterschiedlich. Die erste Therapiezeit fiel vor allem durch Ablehnung von Musik auf. Der Versuch, aktiv Musik zu machen, scheiterte mehrfach (1–4). Wie sich später herausstellte, erwies es sich als richtig, nicht auf den Einsatz von Musik in der Interaktion von Patientin und Therapeutin zu insistieren. Die Vorraussetzung für das aktive Spiel mit Instrumenten musste erst einmal geschaffen werden. Das Gefühl von Sicherheit und Kontrolle über das Tun in der Musiktherapie war entscheidend.

Die Patientin projizierte ihr eigenes Versagen und das sich ungenügend Fühlen auf das Tun mit den Instrumenten. Die Vorstellung, aus eigenen Impulsen heraus, ungeplant aktiv zu spielen, war ihr nicht möglich und führte schnell zu einem stark unangenehmen Erleben. Der Druck, der für sie entstand, hatte Fluchtcharakter, enthielt teilweise auch Abbruchdrohungen.

So wie bei dieser Patientin, erlebe ich auch bei anderen Patientinnen mit schweren Persönlichkeitsstörungen des öfteren Schwierigkeiten mit der freien Improvisation. Die Vorstellung, frei zu spielen, wirkt bereits bedrohlich, da sie nur mit negativer Erwartung und Gedanken angefüllt wird. Das aktive Spiel kann nur unter der Bedingung vorgestellt werden, dass es den hohen Anforderungen von Perfektion entspricht. Durch die zu erwartenden Kränkungen im aktiven Tun fühlt sich die Patientin wieder in ihrem negativen Selbstbild bestätigt und kann die Improvisation erneut nur ablehnen. Damit die Patientin jedoch ihre innere Stabilität aufrechterhalten kann, entlastet sie das Selbst von den negativen Anteilen, in dem diese auf die Improvisation projiziert werden. Die Folge ist, dass möglicherweise »nur« die Musik abgelehnt wird oder aber der Beziehungsabbruch sich auf die Musiktherapie als Ganzes bezieht.

Die erste Möglichkeit, Musik in der Interaktion zuzulassen, war das Musikhören (9,10). Die Patientin setzte sich dem Hören zwar bewusst und damit auch aktiv aus, blieb aber in dem Zeigen von Eigenem bedeckt und passiv. Die in der Musik enthaltene Dynamik blieb für sie kontrollierbar und ermöglichte gleichzeitig das Verbergen von Selbstanteilen sowie die Verweigerung von Eigenaktivität, was beides von ihr nicht als positiv empfunden werden konnte. Musik blieb so auch weiterhin Projektionsfläche für negative Vorstellungen.

Nachdem eine Basis von Vertrauen erarbeitet war, brachte die Patientin ihre Lieblingsmusik mit und öffnete sich mittels dieser Klänge. Dies half mir wiederum, Musik für sie zu wählen, bei der ich sie nicht überfordern würde. In unterstützender und nun nicht mehr bedrohender Weise durfte Musik einen Platz zwischen ihr und mir bekommen.

Die Intervention der vorgestellten Klänge (11, 12) entstand aus dem therapeutischen Prozess heraus und nutzte die Fantasie der Patientin ohne ihr eine Beschämung, die bisher mit dem aktiven Spiel der Instrumente verbunden war, zuzumuten. Ihr gelang mit der Aufstellung der Instrumente und der offensichtlichen Verknüpfung klanglich/emotionaler Inhalte eine Perspektive von außen, die den Grad an emotionaler Ergriffenheit für sie noch aushaltbar gestaltete. In meinem Spiel für die Patientin (13) nutzte diese den Klang des von mir gezupften Cellos, um den Kontakt zwischen uns zu gestalten. Sie wurde aktiv in der Begrenzung ihres Gegenübers (Therapeutin). Der Kontrast zwischen den vielseitigen Möglichkeiten auf einem Cello und der für die Patientin notwendigen Begrenzung in Form von Kontrolle meines Cellospiels war extrem. Der Gegensatz von Frau Harkes erwünschten und von sich erwarteten Ansprüchen und das Auseinanderklaffen in Bezug auf die Realität zeigt sich in diesem Bild.

Das Spiel mit der Pauke war der Schritt zur aktiven Improvisation, allerdings unterstützt mit der Therapeutin Seite an Seite. Die Patientin blieb sich mit der Wahl eines Schlaginstrumentes treu (Conga, Pauke), veränderte aber die Spieltechnik, indem sie Schlägel wählte. Die Distanz zum Instrument ist größer geworden und der Kraftaufwand ist im Vergleich zur möglichen Lautstärke kleiner als beim Spiel mit Händen. Auch wenn die Patientin das laute Spiel und damit die Macht der Pauke nicht genutzt hat, spürte sie die Möglichkeit. Sie spielte vorsichtig, probierte herum und lauschte den von ihr erzeugten lauteren und leisen Tönen nach. Zu diesem Zeitpunkt sah die Patientin sich nicht mehr nur in einer Opferposition, sondern sie entwickelte eine Vorstellung über ihre eigenen mächtigen Anteile. Gleichzeitig nutzte sie die Improvisation mit mir, um mit sich selbst zu spielen. Ein reiferer musikalischer Dialog war noch nicht möglich, doch durch meine Unterstützung gelang es ihr, sich ihrem Innenleben erstmals auf wohlwollende Weise zuzuwenden.

Im letzten Behandlungsabschnitt lieferte die Patientin sich in ihrem Tun nicht mehr nur der Therapeutin aus. Sie begann das musikalische Tun mit selbstmotivierten Aktivitäten zu gestalten. Die Therapeutin wurde noch als »gute Erweiterung« ihrer selbst benötigt, gleichzeitig entstand bei Frau Harke jedoch eine Ahnung über ein getrenntes und sie nicht missbrauchendes Gegenüber.

Der dargestellte Therapieverlauf beschreibt eine langsame Erweiterung des Handlungsspielraumes der Patientin und damit die Überwindung ihrer Anspannungszustände, die für sich keine Worte fanden. Das Wiederauffinden und Entdecken von guten Selbstanteilen ermöglichte den Beginn eines Integrationsprozesses von guten und bösen Anteilen. Der dafür notwendige Abstimmungsprozess zwischen Patientin und Therapeutin war wesentlich durch das Medium der Musik bestimmt. Musik stellt ein Medium dar, das in seiner Rolle nicht zugeordnet werden kann, sondern sich gerade durch die Flexibilität auszeichnet. Die Handlungsebene eröffnete die Möglichkeit zur Bearbeitung und emotionalen Neuerfahrung. Das Thema der abgewehrten und bösen Selbstanteile konnte in den musiktherapeutischen Szenen eine Entsprechung finden, so wie auch die Entwicklung von guten Selbstanteilen zu einem späteren Zeitpunkt durch die Verwendung von Musik und Instrumenten einen Ausdruck finden konnten. Das Medium der Musik stand damit für Gutes und auch für Abgelehntes zur Verfügung.

Die Rolle der Musik in der Interaktion zwischen der Patientin und der Therapeutin veränderte sich und passte sich den Bedürfnissen der Patientin folgend dem Therapieprozess an. Wo die Worte fehlten, konnte das Medium mitteln und so schließlich ein Stück des Weges gegen die Scherben ebnen.

Literatur

Balint, Michael (1968): The Basic Fault. Therapeutic Aspects of Regression. Deutsch (1997): Therapeutische Aspekte der Regression. 2. Auflage, Stuttgart (Klett-Cotta).

Decker-Voigt, Hans-Helmut (Hg.) (2005): Der Schrecken wird hörbar. Musiktherapie für sexuell missbrauchte Kinder. Lilienthal/Bremen (Eres).

Dulz, Birger; Schneider, Angela (1996): Borderline-Störungen. 2. Auflage, Stuttgart, New York (Schattauer).

Egle, Ulrich Tiber; Hoffmann, Sven Olaf; Joraschky, Peter (Hg) (2000): Sexueller Missbrauch, Misshandlung, Vernachlässigung. 2. Auflage, Stuttgart, New York (Schattauer).

Fonagy, Peter; Target, Mary (2003): Frühe Bindung und psychische Entwicklung. Gießen (Psychosozial-Verlag).

Fonagy, Peter; Gergely, György; Jurist, Elliot L.; Target, Mary (2002): Affect Regulation, Mentalization, and the Development of the self. Deutsch (2004): Affektregulierung, Mentalisierung und die Entwicklung des Selbst. Stuttgart (Klett-Cotta).

Hirsch, Matthias (2004): Psychoanalytische Traumatologie. Das Trauma in der Familie. Stuttgart, NewYork (Schattauer).

Kernberg, Otto F.; Dulz, Birger; Sachsse, Ulrich (Hg.) (2000): Handbuch der Borderline-Störungen. Stuttgart/NewYork (Schattauer).

Klein, Melanie (1962): Das Seelenleben des Kleinkindes. Siebte Auflage 2001, Stuttgart (Klett-Cotta).

Lohmer, Mathias (2000): Abwehrmechanismen und Objektbeziehungsgestaltung bei Borderline-Patienten- eine psychoanalytische Perspektive. In: Kernberg, O. F., Dulz, B., Sachsse, U. (Hg.): Handbuch der Borderline-Störungen. Stuttgart/NewYork (Schattauer), S. 75–86.

Lorenzer, Alfred (1970): Sprachzerstörung und Rekonstruktion. Vierte Auflage 1995, Frankfurt a. M. (Suhrkamp TB).

Mayr, Ursula (2000): Ohnmacht und Bewältigung. Gesichter des Inzest. Stuttgart (Klett-Cotta).

Mitzlaff, Sabine; Strehlow, Gitta (2005): Besonderheiten der musiktherapeutischen Arbeit mit sexuell missbrauchten Kindern und Jugendlichen, S. 201–207. In: Decker-Voigt, H.-H. (Hg.): Der Schrecken wird hörbar. Musiktherapie für sexuell missbrauchte Kinder. Lilienthal/Bremen (Eres).

Rohde-Dachser, Christa; Wellendorf, Franz (Hg.) (2004): Inszenierungen des Unmöglichen. Stuttgart (Klett-Cotta).

Reddemann, Luise (2004): Psychodynamische-Imaginative-Traumatherapie (PITT). Das Manual. Stuttgart (Pfeiffer bei Klett-Cotta).

Sachsse, Ulrich (2004): Traumazentrierte Psychotherapie. Stuttgart, New York (Schattauer).

Scharff, Jörg M. (2002): Zur Zentrierung auf innere und äußere Faktoren als zwei Perspektiven klinischen Verstehens. In: Psyche – Z psychoanal 56, S. 601–629.

Steiner, John (1993): Psychic Retreats. Pathological Organizations in Psychotic, Neurotic and Borderline Patients. Routledge, London. Deutsch: 1998: Orte des seelischen Rückzugs: pathologische Organisation bei psychotischen, neurotischen und Borderline-Patienten. Stuttgart (Klett-Cotta)

Stern, Daniel N. (2004): The Present Moment in Psychotherapy and Everyday Life. Deutsch (2005): Der Gegenwartsmoment. Frankfurt a. M. (Brandes & Apsel).

Trondalen, Gro (2006): »Bedeutsame Momente« in der Musiktherapie mit jungen Menschen mit Anorexia Nervosa. In: Musiktherapeutische Umschau, 27, S. 130–143.

Winnicott, Donald W. (1958): Through Paediatrics to Psycho-Analysis. Deutsch (1983): Die Beziehung zwischen Aggression und Gefühlsentwicklung. In: Von der Kinderheilkunde zur Psychoanalyse. Frankfurt a. M. (Fischer).

»Ich fühle mich, als wäre mein Körper eingeschnürt – nur im Verlassen des Körpers ist etwas Freiheit.«

Inge Nygaard Pedersen

In diesem Beitrag präsentiere ich einzelne Schlaglichter einer musiktherapeutischen Langzeitbehandlung. Die Fallbeschreibung baut auf Informationen über die Geschichte der Patientin und das Störungs- und Therapieverständnis der Autorin auf. Die Beschreibung und Analyse der Gegenübertragungsphänomene sowie der musikalischen oder zeichnerischen Ausdrucksweisen der Patientin führen in einem zirkulären Prozess zum Verständnis der Psychodynamik sowie der während der Musiktherapie bewusst und unbewusst stattgefundenen, wechselseitigen Interaktionen in der Therapeutin/Patientin-Beziehung.

Informationen zur Person der Patientin

Biografische und anamnestische Daten der Patientin

Zum Zeitpunkt ihrer ersten Überweisung in die stationäre psychiatrische Behandlung im Jahr 1996 war die Patientin, die ich hier Frau B. nenne, 36 Jahre alt. Sie war und ist zum Zeitpunkt dieses Berichtes verheiratet und hat vier Kinder zwischen 8 und 19 Jahren. Einem Beruf außerhalb ihrer häuslichen Umgebung ging sie bisher noch nie nach.

Den anamnestischen Daten aus der Krankenakte war zu entnehmen, dass Frau B. auf dem Land aufwuchs. Sie war die zweite von drei Kindern und hatte eine drei Jahre ältere und eine drei Jahre jüngere Schwester. Die Schwester ihrer Mutter litt unter einer psychischen Krankheit und beging Suizid. Die jüngere Schwester von Frau B. hatte zwei Kinder, von denen beide unter dem Gilles-de-la-Tourette-Syndrom litten. Frau B. dachte, dass ihr Vater ebenso unter dem Tourette-Syndrom oder an einer Zwangsstörung litt, aber er sei nie untersucht oder behandelt worden. Ihren Vater beschrieb die Patientin als eher dominierend und als einen Menschen mit hitzigem Temperament. Er war sehr oft unberechenbar, so konnte er, wenn er mit den Kindern spielte, von einem Moment auf den anderen sehr zurückweisend und wütend werden. Ihre Mutter schildert Frau B. als eher fürsorglich. Sie habe stets versucht, familiäre Konflikte und Schwierigkeiten zu mildern, mischte sich jedoch nie ein, wenn der Vater explodierte.

Die erste bewusste Erinnerung der Patientin war mit der Geburt ihrer jüngeren Schwester verbunden: sie hätte sich in dieser Situation von ihrer Mutter sehr ausgeschlossen gefühlt. Frau B. hatte seit jeher Konflikte mit dieser jüngeren Schwester, die – nach der Meinung der Patientin – eine ähnliche Persönlichkeit wie der Vater besaß. Im Gegensatz dazu fühlte sich Frau B. ihrer älteren Schwester sehr nah, weil sie die einzige Person war, mit der sie über ihre Probleme reden konnte.

Frau B. war mit einem früheren Schulfreund aus der Grundschule verheiratet und mit ihm seit dem Alter von 17 Jahren liiert. Er war ein ungelernter Arbeiter und nach Aussagen von Frau B. tolerant aber nicht sehr einfühlsam bezüglich ihrer Probleme. Von ihren vier Kindern litten der älteste und der jüngste Sohn unter einer Zwangsstörung. Ihre Tochter hatte im Alter von 10 Jahren massive Angstprobleme und ging fast jeden zweiten Tag nicht zur Schule. Das vierte Kind war unauffällig. Aus dieser Konstellation ergaben sich alltägliche Schwierigkeiten in der Familie, mit denen sie umgehen musste.

Seit ihrer Kindheit litt Frau B. an panischer Angst. Sie hatte Angst vor dem Weg zur Schule, vor dem Wetter (insbesondere windigem Wetter), vor den Lehrern und den anderen Kindern sowie vor ihrem Vater. Häufig litt sie unter Magenproblemen. Im Alter von 15 Jahren erkrankte Frau B. an Diabetes und wurde vier Mal täglich mit Insulin behandelt. Im Alter von 17 Jahren wurde sie an einen Psychologen überwiesen, der ihre Symptome als typische Teenager-Probleme ansah und ihr daher keine psychotherapeutische Behandlung anbot. Mit 23 Jahren wandte sich Frau B. an einen Psychiater zwecks einer Gesprächstherapie, brach diese jedoch nach zwei Sitzungen ab, weil sie sehr schnell zu weinen anfing. Dies wiederholte sich im Alter von 28 Jahren, als sie einen anderen Psychiater aufsuchte und den Kontakt bereits nach der ersten Sitzung abbrach.

Zum Zeitpunkt der Aufnahme litt Frau B. nach eigenen Aussagen unter Angst und Unsicherheit sowie einer Tendenz sich von anderen Menschen abzuschotten und sich zu isolieren. An bestimmten Tagen würde sie das Haus nicht verlassen, sie spürte dann »Knoten im Bauch«, erhöhten Herzschlag, würde hyperventilieren und schwitzen. Auch ihr Gesichtsfeld würde sich verengen, wenn sie einen Raum beträte, und sie könnte dann mit niemanden außer ihren Kindern in Kontakt treten. Die Patientin sprach über ihr Leiden in einer tiefen, neutralen Stimmlage. Laut ihrer Aussage hätte sie keine Probleme in Bezug auf ihre Kinder, aber sehr oft Schwierigkeiten in sozialen Situationen außerhalb der Familie. Sie wäre derzeit zur Rehabilitation in einer sozialpädagogischen Einrichtung. Dort wäre sie konfrontiert mit ihrem Problem, nicht entspannt mit anderen Menschen zusammen sein zu können, insbesondere wenn sie im Zentrum der Aufmerksamkeit anderer stünde. Daher wäre es Ziel der Behandlung, ihr dabei behilflich zu sein, soziale Fähigkeiten zu entwickeln und ihre Isolation zu durchbrechen.

Diagnose und Indikation

Der psychiatrische Befund bei ihrem ersten Klinikaufenthalt im Jahr 1996 lautete, dass

- Frau B. ihr ganzes Leben in ihren eigenen familiären Beziehungen stabil gewesen war, aber sich gegenüber Fremden abgrenze und zurückweisend verhielt
- sie sich in ihrer Abwehr vorwiegend der Verdrängung bediente
- sie Schwierigkeiten hätte, eine Verknüpfung zwischen ihrer Lebensgeschichte und ihren augenblicklichen Symptomen herzustellen

- sie eine sehr gut funktionierende Kontrolle ihrer Impulse hätte, aber eine schwache Fähigkeit, ihre psychischen Probleme verbal auszudrücken
- sie Schwierigkeiten hätte, Konfrontationen zu reflektieren, Spiegelungen anzunehmen oder Interpretationen zu verstehen
- sie keine psychotischen Züge oder Halluzinationen hätte und dass sie nicht suizidal wäre.

Aus diesem Befund wurde geschlossen, dass es sich bei der psychischen Störung der Patientin um eine Charakterneurose handelte, die durch ausweichendes Verhalten gekennzeichnet war. Ihre Angstsymptome erschienen als eine Mischung aus generalisierter und panischer Angst, obwohl sie die Bedingungen keiner der beiden Diagnosen vollständig erfüllte. Ihre Diagnose wurde im ICD 10 mit F60.6 klassifiziert: Ängstliche (vermeidende) Persönlichkeitsstörung mit irregulären Reaktionen panischer Angst und sozialer Phobie.

Die Überweisung in die stationär psychiatrische Behandlung geschah jedes Mal gegen den Willen von Frau B. Da sie zur Introspektion und Reflexion ihrer Probleme relativ unfähig schien und vor dem Hintergrund der Erfahrung, dass sie vorherige Behandlungen zwei Mal abgebrochen hatte, erschien eine auf Einsicht abzielende, verbale Psychotherapie nicht indiziert. Eine pharmakologische Behandlung wurde ebenfalls nicht in Erwägung gezogen, da die Patientin die Kriterien einer generellen Angst- oder Panikstörung nicht erfüllte. Letztlich wurde eine Verhaltens- oder kognitive Therapie empfohlen, die jedoch zu dieser Zeit in diesem Krankenhaus nicht angeboten wurde.

Überweisungen und Verweigerungen

Im Jahr 1999 wurde Frau B. von ihrem Hausarzt an die psychotherapeutische Ambulanz eines psychiatrischen Klinikums überwiesen. Dort wurde ihr eine kognitive Gruppentherapie angeboten, doch bereits während des Erstinterviews war deutlich, dass sie für diese Art der Behandlung nicht genügend motiviert war. In der Teamberatung mit meinen Kollegen schlug ich vor, der Patientin an Stelle dessen

Einzelmusiktherapie anzubieten. Nach meiner damaligen Vorstellung könnte die musikalische Improvisation als eine Art Übergangsraum fungieren, in dem die Angst der Patientin gehalten und gespiegelt werden würde und für die Patientin ein niedrigschwelliger Einstieg in die Therapie geschaffen werden könnte, um ihre Probleme mitzuteilen und gemeinsam zu lösen. Als Frau B. das Angebot einer Einzelmusiktherapie mit der Begründung unterbreitet wurde, dass sie sich selbst mit der Unterstützung eines Therapeuten und mithilfe von Musik erkunden könnte, willigte sie ohne zu zögern ein.

Die Einzelmusiktherapie begann Anfang 2000 bei meinem Kollegen, weil ich zu dieser Zeit keine freien Therapietermine mehr hatte. Da dieser nach sieben Monaten wegzog, wurde der Patientin angeboten, die Musiktherapie mit mir als Therapeutin fortzusetzen, denn inzwischen war ein Therapieplatz bei mir freigeworden. Zunächst akzeptierte Frau B. dieses Angebot, aber zwei Tage vor unserem ersten Termin entschied sie sich, die Musiktherapie doch nicht mit mir fortzuführen. Erst ein Jahr später – im November 2001 – begann unsere Zusammenarbeit. Anlass dafür war, dass ihre Tochter in der benachbarten Kinderpsychiatrie ambulant behandelt wurde und die dort tätigen Psychiater und Psychologen Frau B. dringend angeraten hatten, ihre Musiktherapie wieder aufzunehmen.

Den Aufzeichnungen meines musiktherapeutischen Kollegen vom Vor-Aufenthalt entnahm ich, dass er bei der Behandlung von Frau B. im Wesentlichen zwei Therapieziele verfolgt hatte, nämlich

- die musikalische Improvisation dazu zu nutzen, damit die Patientin sich öffnen und ihre Ressourcen im eigenen Ausdruck erkunden konnte und
- die Patientin graduell darin zu unterstützen, depressive Gefühle zuzulassen und diese näher zu explorieren.

Nach der siebenmonatigen Therapie hatten erkennbar positive Entwicklungen stattgefunden. Zum Beispiel konnte Frau B. in der Musik ihre Gefühle deutlicher erleben und artikulieren. Trotzdem hatte sie noch immer sehr abwehrend reagiert, wenn sie mit realistischen Fakten oder mit ihrer Ambiguität konfrontiert gewesen sei, weil sie dies als überwältigend erlebte. Mit einer Kernaussage fasste er die

Therapie folgendermaßen zusammen: »Die musikalische Interaktion war die Brücke zwischen uns durch den ganzen und schwierigen Therapieprozess hindurch.«

In den medizinischen Berichten wurde zudem betont, dass jede therapeutische Behandlung dieser Patientin zumindest am Anfang supportiv sein sollte und eine Langzeitbehandlung notwendig wäre. Außerdem wäre es besonders wichtig, die Behandlung in regelmäßigen Abständen zu evaluieren und die Patientin in Entscheidungen über eine Fortführung der Behandlung mit einzubeziehen, da sie sehr ausweichend auf Veränderungen im Therapieangebot reagieren würde. All diese Informationen deuteten an, dass ich wahrscheinlich mit viel Widerstand bei Frau B. rechnen und daher sehr geduldig und unterstützend mit ihr umgehen musste. Dies erwies sich als richtig: Frau B. lehrte mich eine Menge in Bezug auf mögliche Strategien, mit dem Widerstand umzugehen.

Setting und Rahmenbedingungen der Musiktherapie

Ich arbeite in einer psychiatrischen Klinik mit etwa 220 Patienten. Den Patienten wird medizinische und psychotherapeutische Behandlung sowie soziales Training angeboten. Psychische Störungen werden in dieser Institution vor dem Hintergrund eines bio-psycho-sozialen Krankheitsverständnisses gesehen und von einem »Vulnerabilitäts-Stress«-Modell aus betrachtet. Den Schwerpunkt bildet die medizinisch-psychiatrische Behandlung, aber es werden auch sowohl kognitive als auch psychodynamische Psychotherapieansätze verfolgt. Musiktherapie ist ein psychodynamisch verstandenes, psychotherapeutisches Behandlungsangebot für Patienten, die Schwierigkeiten haben, sich selbst mit Worten auszudrücken oder bei denen wenig emotionale Verbindung zu ihren verbalen Äußerungen zu erkennen ist.

Der Musiktherapieraum befindet sich am Ende eines langen Flurs, weit entfernt von den Stationen und in unmittelbarer Nachbarschaft von Büros für technische Ausrüstung und der Waschküche, sodass Andere von den Klängen nicht gestört werden. Wegen der Entfernung zur Station, sind die Musiktherapeutinnen verpflichtet, ein Alarmgerät bei sich zu tragen. Bei der Arbeit mit potenziell gewalttätigen Patienten wird in einem angrenzenden Raum ein Beobachter postiert, der die Therapie über ein Videosystem verfolgt. Dies war bei Frau B. unnötig, aber es kam vor, dass Musiktherapiestudenten im Hospitationspraktikum den Sitzungen zuschauten, womit Frau B. einverstanden war.

Im Therapieraum gibt es eine umfangreiche Sammlung an Musikinstrumenten, davon bestimmte Instrumente wie Klavier, Xylophon, Djembe, Conga, akustische Gitarre und Flöte in jeweils zwei Ausführungen. Dies ermöglicht der Therapeutin, sich entweder in der Instrumentenwahl der Patientin anzupassen oder ein konträres Instrument zu spielen. Ein Schlagzeug und eine Vielzahl an Percussions- und Blasinstrumenten stehen weiterhin zur Verfügung. Die meisten der Instrumente sind akustisch, aber es gibt auch einen Verstärker mit zwei Mikrofonen und ein elektrisches Piano.

Die Musiktherapie mit Frau B. fand einmal pro Woche für eine Stunde (60 Minuten) statt. Alle Sitzungen werden normalerweise mit Einverständnis der Patienten auf Audiocassette aufgezeichnet, womit auch Frau B. einverstanden war. Die Aufnahmen werden dazu verwendet, die Improvisationen erneut zu hören und einerseits die therapeutischen Techniken zu analysieren, und andererseits dienen sie bestimmten Forschungsvorhaben. Die Patienten unterzeichnen einen Vertrag bezüglich der Nutzung des Datenmaterials. Alle Musiktherapeuten im Team dokumentieren jede Sitzung schriftlich in einem Protokoll für therapeutisch-klinische und wissenschaftliche Verwendungszwecke. Zusammenfassungen nach der Anfangsphase und nach jeweils drei bis sechs Monaten der Therapie werden in der Krankenakte abgeheftet. Den Entlassungsbrief schreiben die Musiktherapeutin und der behandelnde Arzt gemeinsam.

Theoretischer Rahmen: Verständnis der Psychopathologie und des therapeutischen Prozesses

Informationen über den Ausbildungshintergrund der Therapeutin

Ich wurde in analytischer Musiktherapie nach Mary Priestley (London) ausgebildet. Sie arbeitete über viele Jahre als Psychoanalytikerin innerhalb der Tradition von sowohl Sigmund Freud als auch C.G. Jung, bevor sie das Feld der Musiktherapie betrat. Klinische Fragen ihrer musiktherapeutischen Arbeit reflektierte sie sehr detailliert, wie sie in ihren Veröffentlichungen anhand umfangreicher klinischer Beispiele illustrierte (Priestley 1975, 1994). Einer ihrer wesentlichen Beiträge zur Musiktherapie war ihr Verständnis dreier verschiedener Positionen der Gegenübertragung:

1) Klassische Position, Freudsches Verständnis der Gegenübertragung
2) Empathische Position, konkordante Gegenübertragung
3) Komplementäre Position, komplementäre Gegenübertragung

Inspiriert wurde Priestley von Heimann (1950), die dafür plädierte, dass das Verstehen des Phänomens der Gegenübertragung nicht allein ein intellektueller Vorgang sein könne, sondern vor allem ein emotionaler Prozess sein müsse. Priestley beschreibt (im Gegensatz zu Freuds Forderung nach Neutralität und seiner analytischem Haltung der gleichschwebenden Aufmerksamkeit), dass der Therapeut in vollständigem emotionalem Kontakt mit dem Klienten sein und auch das analytische Werkzeug der »gleichschwebenden Emotionalität« anwenden solle. Für Heimann offenbart die Analyse der Gegenübertragung eine Beziehung zwischen zwei Personen, die durch die Intensität der von beiden erlebten Emotionen und der Art des Umgangs damit gekennzeichnet ist. Priestley betrachtet diese zwei Faktoren als sich wechselseitig bedingend. Heimann betont darüber hinaus, dass innerhalb des Konzeptes der Selbstanalyse der Therapeut lernen sollte, die bei ihm hervorgerufenen Emotionen auszuhalten und sie nicht wie der Patient auszuagieren mit dem Ziel, diese Emotionen unter Kontrolle zu bringen, sodass der Therapeut in seiner Arbeit schließlich als Spiegel des Klienten fungieren kann.

Hauptsächlich bezog sich Priestley jedoch auf Racker (1968) und verwendete ihn als Vorbild für ihre drei Definitionen von Gegenübertragung für die Musiktherapie. Racker gilt als der erste Psychoanalytiker, der in der Gegenübertragung des Therapeuten unterschiedliche Positionen erkannte. Dabei handelte es sich um Identifizierungen mit dem Selbst des Patienten (konkordante Gegenübertragung) oder einem Objekt des Patienten (komplementäre Gegenübertragung) sowie – in der Freudschen Betrachtungsweise – um Einflüsse aus seiner eigenen Lebensgeschichte in Form von unkontrollierten Empfindungen und Emotionen.

Höreinstellungen (Listening Attitudes)

Priestleys Verständnis der verschiedenen Positionen der Gegenübertragung habe ich dahin gehend weiter entwickelt, in dem ich Hörperspektiven und -einstellungen herausgearbeitet habe, die in diesen Positionen immanent sind. Das bedeutet, dass man mit einer so genannten allo-zentrischen Haltung (ein Begriff, der von dem dänischen Psychologen J. Fog 1995a entwickelt wurde) hört, wenn man in eine komplementäre Gegenübertragungsposition gebracht wird. Meine volle Aufmerksamkeit ist somit auf den Patienten gerichtet während ich von mir selbst absehe bzw. meine Selbstwahrnehmung zurückstelle. Werde ich hingegen in eine konkordante Gegenübertragung verwickelt, bringt mich das dazu, aus der so genannten autozentrischen Haltung (a.a.O.) zu hören, indem ich mich empathisch mit dem Selbst des Patienten identifiziere und durch das Wahrnehmen meiner eigenen Empfindungen und Emotionen, die aus dieser Identifikation entstehen, unbewusste Signale des Patienten besser hören und verstehen kann. In beiden Positionen kann die Gegenübertragung im Sinne von Freud, von der ich unbewusst überwältigt werde (siehe oben), plötzlich wieder für kürzere oder längere Zeitabschnitte virulent sein. Ich verstehe das Phänomen der klassischen Gegenübertragung dann nicht als etwas Negatives, das vermieden werden müsste, wenn es dem Musiktherapeuten gelingt, sich der eigenen Beteiligung durch Selbstreflexion während oder nach der Sitzung bzw. in der Supervision bewusst zu werden. Ich halte dieses Geschehen für eine wertvolle Information im Rahmen unbewusster Kommunikationsvorgänge, die zwischen mir und dem Patienten stattfinden.

Ich nehme an, dass Musiktherapeuten, die eine fundierte musikalische Ausbildung hatten, offen für diese tiefgehenden Höreinstellungen sind. Darüber hinaus bin ich der Auffassung, dass sich die Offenheit für unbewusste Vorgänge von den Höreinstellungen eines Musikers unterscheidet und daher eine Lehrtherapie für angehende Musiktherapeuten notwendig ist. Vielleicht beeinflusst dieser Unterschied sogar zu einem gewissen Grad, welche Musiker lieber Musiktherapeuten als Musiker werden möchten (und anders herum), nämlich unter Umständen solche, die einen einfachen Zugang und ein Interesse an unbewusstem Hören haben und denen es leicht fällt, in solch einer tiefen musikalischen Kommunikation kreativ zu werden. Diese Diskussion darüber würde jedoch den Rahmen dieses Artikels überschreiten.

In der Arbeit mit erwachsenen psychiatrischen Patienten habe ich gelernt, dass ich in Verbindung mit der konkordanten Gegenübertragung bleiben muss – auch wenn ich mich primär in der komplementären Position befinde – um die Distanz zwischen mir und dem Patienten nicht zu erhöhen, was sich negativ auf die Beziehungsgestaltung auswirken würde. Dies bedeutet, dass ich mich in beiden Höreinstellungen zur gleichen Zeit befinde, um sehr flexibel auf die Bedürfnisse des Patienten nach Distanz und Nähe eingehen zu können, bzw. auf ihre Angst überwältigt zu werden oder ihre Angst allein gelassen oder vollständig verloren zu sein, was mitunter sehr schnell wechselt. Darüber hinaus bedeutet dies, dass ich mich aus der gleichschwebenden Emotionalität hinaus und wieder hinein begebe und zum Teil vorsichtig aus der Distanz heraus reagiere. Dies erwächst aus der Notwendigkeit, einige Ich-Funktionen des psychotischen Patienten (oder des Patienten mit Persönlichkeitsstörungen) zu übernehmen, die dieser im Moment nicht zur Verfügung hat.

Störungs- und Therapieverständnis aus einer interpersonellen, psychoanalytischen Perspektive

Die besondere Beachtung von Gegenübertragung und Höreinstellungen in meiner klinischen Arbeit basiert auf dem Verständnis von Therapie als einem zirkulären Prozess, zu dem beide Parteien etwas beisteuern. Aus diesem Grunde verstehe ich die Psychoanalyse als einen relationalen, intersubjektiven Prozess. Für mich sind die Interpretation oder das Einnehmen einer neutralen Haltung durch den Therapeuten, die in der klassischen Psychoanalyse als kurative Elemente hervorgehoben werden, nur zwei der Möglichkeiten unter anderen Wirkfaktoren der Therapie. Ich denke, dass kurative Elemente auch in der emotionalen Reagibilität des Therapeuten bestehen, in seiner Bereitschaft berührt oder auch vorübergehend überwältigt zu werden und der Fähigkeit, sich in eine neutrale Position hinein und wieder hinaus zu begeben.

Dies bedingt eine Sichtweise, in der Bedeutung nur in einem interpersonellen Kontext erschaffen, entwickelt und verstanden werden kann bzw. auf der Erfahrung von wechselseitigem Einfluss in einem interpersonellen und intersubjektiven Feld beruht. Dies impliziert auch, dass traumatische Erfahrungen aus der Vergangenheit und die Art, in der sie im Hier und Jetzt ausgedrückt werden, untersucht werden können und müssen. In diesem Zusammenhang ist Wachtels (1982) Aussage besonders relevant:

> »The core point in this understanding is the supposition that the apparently infantile wishes and fantasies which are disclosed in psychoanalysis are not maintained in spite of the person's reality but rather because of the here and now reality. If we study a person's daily patterns of actions in details we will find that the person distorts his/her experiences in a special way, choose partners for actions, provoke certain characters in them and thus contribute to make his/her milieu just as peculiar and individual as a finger print.« (Wachtel 1982, S. 259)

Auf Wachtel geht der Begriff des »cyclic psychodynamic process« zurück, was die Psychoanalytiker Strupp und Jeffery (1984) dann folgendermaßen ausformulieren:

> »Through such evil circles self confirming social patterns of interplay contribute to confirm the patient's perceptions and to strengthen the problematic ways of being as derived from these perceptions. While some events in the past started these evil circles the preservation of these staying patterns are no longer dependent of causal influences from earlier events and situations. Therefore the disclosure of details (historical) and knowledge about the past is not that important for a cyclic dynamic understanding.« (Strupp & Binder 1984, S. 73).

Entsprechend dieses Therapieverständnisses können aktuelle Lebensereignisse und interpersonelle Beziehungen eine stärkere Gewichtung und Raum in der Therapie einnehmen, als dies nach klassisch analytischer Auffassung der Fall ist. Auch sind die kontextabhängigen, unbewussten Verhaltensmuster in den aktuellen Beziehungen des Patienten für das klinische Verständnis ebenso wichtig wie die Aufdeckung unbewusster, infantiler Konflikte. Aber die Bedeutung der Kindheit wird wiederum auch nicht vernachlässigt. Leitfragen der Therapie sind, welche Ursachen dem derzeitigen Verhalten und Erleben zugrunde liegen sowie unter welchen Bedingungen frühere Erfahrungen überarbeitet und damit auch Interaktionsmuster in der Gegenwart umgestaltet werden können. Denn die pathologischen Verhaltensweisen des Einzelnen werden als ein Ausdruck selbst erzeugter und aufrecht erhaltener Teufelskreise verstanden, in denen die frühen Erfahrungen mit wichtigen Bezugspersonen äußerst einflussreich sind, sodass die Wahrscheinlichkeit ähnliche Erfahrungen zu suchen und zu erleben groß ist. Es entsteht gewissermaßen ein Akkumulationseffekt, der die Störungen von Krankheitswert, die von unintegrierbaren Emotionen begleitet sind und unter denen psychiatrische Patienten leiden, erklärbar macht. (vgl. Wachtel 1985, S. 288).

In mein Therapieverständnis fließen auch die Beiträge des norwegischen Psychologen G. Høstmark Nielsen ein, der die zirkulär dynamischen Systeme unter Beteiligung von sowohl intra- als auch interpsychischen Phänomenen beschreibt. Es handelt sich um überaus stabile Wahrnehmungs-, Denk-, Emotions- und Verhaltensmuster, sodass sich die Aufmerksamkeit des Therapeuten sowohl auf die seelischen Bewegungen als auch auf das äußere Verhalten des Patienten richten sollte, um Störungen zu verstehen. Änderungen in einem Teil dieses Systems werden die gesamte Person beeinflussen. Eine Verhaltensänderung kann neue soziale Erfahrungen ermöglichen, die wiederum die existierende innere Struktur und Schemata beeinflussen können. Umgekehrt ermöglichen feiner abgestufte und weniger starre Strukturen und Schemata der Wahrnehmung ein differenzierteres Verhalten. Also arbeiten wir in einem Bereich sowohl der Assimilation als auch Akkomodation (von Piaget 1972 geprägte Begriffe) – Prozesse die sich gegenseitig bedingen, die aber in ungleichen Rhythmen ablaufen können (G. Høstmark Nielsen 1998, S. 5)

In der klassischen Psychoanalyse werden therapeutische Wirkfaktoren im Zusammenhang mit dem Paradigma der Interpretationseinsicht gesehen, insbesondere der Deutung, auf welche Weise der Patient seine Konflikte in der Beziehung zum Therapeuten wiederbelebt. Unter dem zirkulär dynamischen Blickwinkel hingegen werden die kurativen Elemente der psychodynamischen Psychotherapie als korrigierende emotionale Erfahrungen verstanden, was im Grunde nichts anderes ist als ein anspruchsvoller Lernprozess. Ihn durchläuft der Patient, indem er sich unter sicheren und wohlwollenden Bedingungen der emotionalen Situation aussetzt bzw. wieder aussetzt, mit der er zuvor nicht umgehen konnte. Fraglos handelt sich dabei nicht um eine intellektuelle Leistung sondern um einen emotionalen Lernprozess, der sich im Rahmen der Übertragungs-/Gegenübertragungsbeziehung abspielt. Die Interventionen des Therapeuten zielen nicht allein auf die Deutung der Übertragung des Patienten oder auf eine direkte Beeinflussung der emotionalen Erfahrung. Vielmehr geht es um die Gestaltung einer therapeutischen Beziehung, in der die Haltung und die Rolle des Therapeuten als die eines teilnehmenden Beobachters beschrieben werden können, indem er versucht, eine für den Patienten optimale Balance zwischen Intimität und Distanz sowie zwischen unaufdringlicher Präsenz und aktiv empathischer Teilnahme zu finden.

Aus dem Gesagten wird ersichtlich, dass der Therapeut keine neutrale Spiegelfunktion ausübt, sondern durchaus seine Lebenserfahrung einbringt und dabei teils bewusst, teils auch unbewusst die therapeutische Beziehung beeinflusst. Durch wechselnde therapeutische Situationen hat der Therapeut die Möglichkeit, die charakteristischen Bewegungen und den interpersonellen Stil des Patienten kennen zu lernen. Durch die Aufmerksamkeit für die Rollen, in die der Patient den Therapeuten unbewusst manövriert, und welche Gefühle, Empfindungen, Fantasien und Handlungstendenzen dadurch in ihm ausgelöst werden, kann der Therapeut nach und nach begreifen, wie der Patient seine Beziehungen gestaltet und wie möglicherweise die jeweiligen Beziehungspartner reagieren. Auf diese Weise werden die Gegenübertragungsreaktionen zu einer wertvollen Informationsquelle über die soziale Umgebung, in der sich der Patient normalerweise bewegt. Zusammengefasst lässt sich sagen, dass im zirkulär dynamischen Verständnis der Veränderungsprozess auf der therapeutischen Situation im »Hier und Jetzt« basiert, d.h. durch die sich nach und nach umgestaltenden, wechselseitigen Aktionen in Übertragung und Gegenübertragung.

Nun komme ich zu meinem Ausbildungshintergrund zurück und zitiere Mary Priestley, die bereits 1975 eine sehr ähnliche Definition der analytischen Musiktherapie aufstellte:

> »It is important for the music therapist to divide in both an inner objective observer which can survey the counter transference imitations, and an open irrational receiver which can transform these or their oppositions to sounding patterns. But with one ear at the client and two hands on the piano, and the awareness towards the free flowing counter transference, it demands quite a lot of exercise to keep this observer intact.« (Priestley 1975, S. 241)

Auf dieser Grundlage und mit dem Verständnis psychischer Probleme kann ich mich mit der Psychotherapie in Form einer modernen interpersonellen Psychoanalyse identifizieren und dies in meiner klinischen Arbeit anwenden, was ich analytisch orientierte Musiktherapie nenne. Ich sehe Musiktherapie als komplementäre Therapieform innerhalb der Psychiatrie an, die sich sowohl mit klinischer, psychotherapeutischer Arbeit, als auch Diagnostik und Forschung befasst. Komplementär deshalb, weil sowohl die Rollenzuweisungen des Patienten an den Therapeuten als auch die korrigierenden emotionalen Erfahrungen sehr häufig zunächst in den musikalischen Improvisationen stattfinden.

Musiktherapeutische Einzelfallstudie

Da die Therapie insgesamt 125 Sitzungen über den relativ langen Zeitraum von 3 Jahren umfasste, werde ich den Prozess in fünf Abschnitte einteilen: »Musiktherapeutische Anamnese« (Sitzungen 1–7), »Die ersten Therapiesitzungen« (Sitzungen 8–18), »Erste Hälfte der fortgeführten Behandlung« (Sitzungen 19–69), »Zweite Hälfte der fortgeführten Behandlung« (Sitzungen 70–120), »Ende« (Sitzungen 120–125).

Musiktherapeutische Anamnese

Die Phase der musiktherapeutischen Ersteinschätzung der Patientin wurde von zunächst vereinbarten drei auf sieben probatorische Sitzungen verlängert. Normalerweise umfasst diese Phase drei bis sechs Sitzungen. Zur musiktherapeutischen Diagnostik probieren wir einige Situationen des Zusammenspiels aus, bei denen Wechsel in den musikalischen Parametern eintreten, wie beispielsweise Veränderungen im Tempo oder in der Dynamik. Außerdem versuchen wir Improvisationen anzubieten, die auf assoziativen Spielregeln beruhen, wie z.B.: »Stellen Sie sich vor, wir beide laufen auf einer Straße, aber gehen an den gegenüberliegenden Enden der Straße los. Vielleicht treffen wir uns irgendwo in der Mitte. Wir laufen so lange, bis wir das andere Ende der Straße erreichen.« Oder wir probieren Spielregeln aus, die auf das emotionale Erleben zielen, wie zum Beispiel: »Spielen Sie zu jemandem, den Sie sehr mögen« oder »Spielen Sie zu jemandem, den Sie nicht mögen«. Die Idee dahinter ist, Informationen darüber zu bekommen, wie flexibel der oder die Patientin ist und ob sie Differenzierungen in ihrem emotionalen Ausdrucksqualitäten zeigen kann und/oder ob sie zu Symbolisierungen in der Lage ist. Ich versuche weiterhin zu erfahren, ob die Musik vom Patienten als eine bedeutungsvolle Möglichkeit des eigenen Ausdrucks erlebt werden kann.

Bei Frau B. war nach drei Sitzungen offensichtlich, dass sie das Klavierspielen mochte, obwohl sie nur in einem dynamischen Bereich von pianissimo bis piano spielte. Es war außerdem erkennbar, dass sie gemäßigten Änderungen in Tempo und Dynamik folgen konnte. Aber sie zeigte keinerlei Nuancen im Ausdruck ihrer Gefühle. Bezüglich der Frage einer Fortsetzung der Therapie schien sie gleichgültig. Sie zog sich körperlich zurück und gab meist nur Ein-Wort-Antworten wie: Ja, Nein, Ich weiß nicht, etc. Ich fühlte mich nicht beachtet und isoliert, wenn ich mit ihr zusammen war und übernahm die Rolle derjenigen, die die Initiative übernahm. Gleichzeitig war ich mir darüber bewusst, dass dies vermutlich ein sich wiederholendes soziales Muster von ihr war, in das sie mich verwickelte. Ich brachte dies ansatzweise zur Sprache, doch verstärkte dies nach meinem Empfinden erneut die Anspannung in der Atmosphäre zwischen uns.

Am Ende der drei Sitzungen willigte sie in die Fortführung der Therapie für vier weitere Stunden bis Weihnachten ein, und in dieser zweiten Hälfte der musiktherapeutischen Befunderhebung wurde ein Konfliktthema sichtbar. Frau B. verweigerte sich total, wenn sie ermuntert wurde, sich selbst etwas Gutes zu geben. Es ging dabei besonders um das Thema Aufmerksamkeit. Die Patientin konnte nicht vorstellen, dass sie meine Aufmerksamkeit erhalten und ich für sie spielen oder singen würde. Gleichzeitig ermöglichte sie, dass ich mich ihr aufmerksam zuwendete, denn sie berichtete von ihren traumatischen Erfahrungen aus ihrer Kindheit, insbesondere ihrem ersten Jahr in der Schule und ihren Problemen mit dem Schulweg. Ihre phobische Angst vor stürmischem Wetter hatte sie bis dato nicht überwunden. Außerdem war sie überzeugt, dass ihre Krankheit eine biologische Störung im Gehirn sei, und sie betonte, dass ihr niemand ihre Depression abnehmen könnte. Sie hatte einen niedergelassenen Psychiater konsultiert bevor sie an diese Klinik überwiesen wurde und nahm ein Antidepressivum, dessen Wirkung ihrem Empfinden nach zwar ihre Angst milderte, ihre depressiven Tendenzen jedoch erhöhte, was aber in ihrem Sinne war. Ich sagte ihr, dass ich nicht die Absicht hätte, ihr etwas weg zu nehmen, aber dass ich gerne mit ihr zusammen Wege finden wollte, auf denen sie sich selbst noch besser helfen könne. In den gemeinsamen Improvisationen spielte sie auf dem Klavier so sanft wie bisher, während ich in einer begleitenden Rolle blieb. Ihrem Erleben nach half ihr dies, im Hier und Jetzt zu entspannen.

Nach den sieben probatorischen Sitzungen willigte sie in die Fortsetzung der Musiktherapie ein. Wir einigten uns auf einen Zeitrahmen von zunächst zehn Sitzungen, in denen wir beide die Möglichkeit haben sollten, die Bedeutung der Therapie zu überdenken. Ihrer Selbsteinschätzung nach benötigte sie Hilfe, um mit anderen Menschen in sozialen Beziehungen umzugehen, aber sie akzeptierte in diesem Gespräch, dass wir an zwei Zielen gleichzeitig arbeiten würden:

1) Was bedeutet Hilfe für sie?
2) Wie kann sie besser mit anderen Menschen umgehen und sich zu diesen verhalten?

Auf meiner Seite spielte bei der Zieldefinition eine Überlegung die entscheidende Rolle, nämlich wie es möglich sein würde, Frau B. einen Raum für Inszenierungen zur Verfügung zu stellen, ohne dass verhandelt und geklärt werden konnte, was Hilfe bedeutete. Dies fußte auf dem Gefühl, dass sie nichts von mir annehmen würde, weil ich in ihrem Weltbild nicht wirklich existierte, während in ihrer Vorstellung von sich selbst sie es nicht wert war, etwas von Anderen anzunehmen.

Die erste Phase von zehn Sitzungen

Nachdem die Patientin sich erstmals in ihrem Leben entschieden hatte, eine Psychotherapie fortzuführen, zog sie sich innerhalb unserer Sitzungen zunächst erneut zurück, während mein Gefühl für eine mögliche Zusammenarbeit ein viel stabileres als noch vorher war. Sie sagte einfach gar nichts mehr und überließ mir allein die Initiative, die Konversation in Gang zu halten. In der zweiten Sitzung konfrontierte ich sie mit dieser Beobachtung. Ich ließ ihr etwa 10–15 Minuten Zeit zu antworten und hielt die Atmosphäre schwerer Anspannung aus. Die Sitzung endete, und im Türrahmen drehte sie sich um und sagte: »Jetzt habe ich das gleiche Gefühl in meinem Körper wie damals als mein Vater mich dominiert und gedemütigt hat.« Ich erklärte ihr, dass ich sie als sehr präsent im Hier und Jetzt empfunden hätte und dass ich dieses Gefühl als das eines kleinen ängstlichen Mädchen in ihr verstehen könne, die in unserem Arbeitsraum aber sehr willkommen war. Ich sagte ihr, dass ich das Mädchen gerne an die Hand nehmen und ihr helfen würde, sich besser mit der erwachsenen Frau B. zu verknüpfen. Eine Weile stand sie in der Tür, schaute mich direkt an und sagte dann: »Wie beeindruckend, dass man solche starken Emotionen, die eindeutig aus einer bestimmten Lebenssituation stammen, in eine andere übertragen kann.« Ich beglückwünschte sie für diese Einsicht und wir beendeten die Sitzung.

In den nächsten Stunden öffnete sie sich mehr und mehr und erzählte mir von verschiedenen traumatischen Episoden ihrer Kindheit, meist in Bezug auf ihren Vater, der sie gedemütigt und emotional missbraucht habe. Gemeinsam entwickelten wir ein passendes Modell für unsere Improvisationen am Klavier, nämlich eine A-B-A1-Form. Wir begannen im A-Teil im Pianissimo und spielten zierlich und fast zeitlos. Dies entsprach dem Wunsch von Frau B. und symbolisierte einen »sicheren Ort« für sie. Nach einer Weile führte ich Dissonanzen, rhythmische Muster und Forte-Dynamik als Teil B ein. Wir hatten uns geeinigt, dass Frau B. entscheiden und dann musikalisch anzeigen solle, wann sie zu den musikalischen Qualitäten des A-Teils zurückkehren möchte. Ich würde ihr dann augenblicklich folgen.

Im Anschluss an die Improvisationen berichtete sie mir häufiger, dass sie sich im Teil B abgetrennt gefühlt habe und das Gefühl hatte, dass sie ihren Körper verlassen müsse, um im Raum und der Musik bleiben zu können. Dennoch empfände sie es als neu und wichtig, dass sie blieb und nicht den Raum verließ, denn sie ermöglichte sich auf diese Weise, ein peripherer Teil dieser »traumatischen« Musik zu sein. Wir musizierten meist zehn bis fünfzehn Minuten und hörten anschließend die aufgezeichnete Musik an, wozu Frau B. farbige Bilder malte. Vorsichtig übertrug sie die drei Teile der Musik in ihren Zeichnungen.

Um einen Eindruck des symbolischen Gehalts ihres Ausdrucks mit Farben zu erhalten, werde ich als Beispiel eines ihrer ersten Bilder beschreiben, auf dem sie in drei Teilen den Qualitäten der Musik folgend malte: Auf der linken Seite eine pastellfarbene gelbe Blume, die die Qualität des ersten A-Teils der Musik symbolisierte. In der Mitte des Bildes ein großer Schornstein aus blau gefärbten viereckigen Steinen und einem kleinen gelben Halbkreis unterhalb davon, was den Teil B der Musik symbolisierte. Und auf der rechten Seite und über das ganze Papier zwei Linien, eine gelb/orange eine grüne, die in der Mitte ineinander verknotet und von hellen blauen Farben umrahmt waren. Sie selbst verstand das Bild so: Die Blume symbolisiere sie selbst – sensibel, zierlich und isoliert. Zum B-Teil erklärte sie, dass der große Schornstein eine schwere Bürde sei, den sie in ihrem Körper und ihrer Seele spüren würde. Der gelbe Halbkreis am Boden zeige an, wie sie sich auf ihre Knien vorwärts beuge, um diesen großen und schweren Schornstein auf ihrem Rücken und ihren Schultern zu tragen. Im dritten Teil des Bildes wären sie selbst und ich, die Therapeutin, miteinander verbunden, was friedlich und beruhigend wäre.

In dieser Beschreibung fand ich auch meine Empfindungen zu diesen dreiteiligen Improvisationen, bestätigt: Im ersten A-Teil der Musik waren wir weit voneinander entfernt, obwohl ich versuchte, eine empathische Begleiterin ihres Spiels zu sein. Wie traumatisch sie den Teil B der Improvisation erlebte konnte ich gut nachvollziehen, vor allem entsprach mein eigenes Empfinden einer sehr sensitiven Verbindung zwischen uns in der Musik des A1-Abschnittes, nachdem sie die Führung aus dem traumatischen Teil B heraus übernommen hatte. Manchmal spürte ich ein Kribbeln in meiner Wirbelsäule, wenn wir zu A1 zurück kamen und die Klänge wie klare Luft im Sonnenschein waren.

Ich fragte sie mehrmals direkt nach dem Beenden unseres gemeinsamen Spiels, ob sie etwas zu der musikalischen Erfahrung in diesem letzten Teil der Musik sagen wolle, aber sie antworte nur mit »es war schön« oder »es war okay«. Die Übertragung ihres Erlebens von einem Medium zum anderen, also vom Improvisieren zum Musikhören und Malen bis hin zum Verbalisieren, schien jedoch sinnvoll zu sein.

Während der letzten drei Stunden dieser ersten zehn Sitzungen untersuchten wir erneut, was Hilfe für Frau B. bedeuten könnte, und kamen auf solche Dinge wie, dass Frau B. jeden Mittag zwei Stunden schlafen müsse. Sie befürchtete, nicht genügend Schlaf zu bekommen, weil sie unter Albträumen über Spinnen litt und eine phobische Angst vor allen Insekten hatte. Sie berichtete auch, dass ihr Ehemann einmal versucht habe, sie fest in seinen Armen zu halten, als sie einen dieser Albträume hatte, woraufhin sie sehr schnell panisch und wütend geworden sei und dann für eine sehr lange Zeit keinen körperlichen Kontakt mehr mit ihm gehabt habe. Ein andermal erzählte sie, dass sie sich als Kind und auch noch als Teenager in das sichere Bett ihres Vaters verkrochen habe, wenn sie eine Spinne in ihrem Raum entdeckt hatte, obwohl sie ihren Vater eigentlich hasste. Hier trat die Ambivalenz in der Beziehung zu ihm sehr deutlich zutage. Die Erfahrung der Demütigung, wenn sie ihn um Hilfe bitten musste, hatte dazu beigetragen, dass sie letztlich nicht mehr in der Lage war, die Hilfe von jemandem, der sich um sie sorgte, anzunehmen. Zwar war ja die Mutter bemüht, für Harmonie in der Familie zu sorgen, in Bezug auf das Verhalten des Vaters hatte sie sich immer zurückgehalten. Das Äquivalent dazu erlebte ich in der Rolle der musikalischen Begleiterin als Gegenübertragung. Während sie sich anscheinend entspannen konnte, hatte ich das Gefühl, dass ich im Versuch mich musikalisch (und verbal) um sie zu kümmern, auf Distanz gehalten wurde. Eine Veränderung in Richtung auf wechselseitige Bezogenheit war nur möglich, nachdem spannungsvolle Momente in die Musik gebracht worden waren – analog der Beziehung zum Vater, jedoch hier in einem sichereren Rahmen. Zwar waren diese musikalischen B-Teile belastend für Frau B., aber sie konnte spüren, dass etwas daran stimmig war, sodass sie sie akzeptieren konnte.

In ihrer Zeichnung in der neunten Sitzung teilte sie das Blatt erneut in drei Teile. Für Teil A wählte Frau eine zierliche, gelbe Frau ohne Kopf. Teil B war durch eine große Spinne in Form eines gespenstischen Vogels repräsentiert, der seine Flügel über den rechten und linken Rand des Bildes hinaus ausbreitete. Im Teil A1 war die Jungfrau Maria als Mutter, die ihr Kind in ihren Armen wiegt, dargestellt. Erneut identifizierte sie sich mit der kopflosen Frau und erzählte mir, dass ihre Angst vor der Spinne sie in einem Gefühl zurücklasse als würde ihr etwas auf den Kopf fallen. Sie fühlte sich in der musiktherapeutischen Situation sicher, obwohl wir über ihre Phobie redeten, weil sie unsere Beziehung für sich anscheinend als »Mutter Maria wiegt ihr Kind« interpretierte. Kurz darauf fragte sie mich zum ersten Mal, ob ich ihr das Lied »Du, der du Millionen von Sternen zum Leuchten gebracht hast« vorspielen und singen könnte. Dieses dänische Volkslied ist nicht so sehr verbreitet, aber ihr wäre es sehr wichtig. Bevor ich anfing zu singen, sagte ich ihr, dass ich für sie sänge und dass sie vielleicht versuchen könnte, dies anzunehmen. Ich wiederholte das Lied mehrere Male, während sie aufmerksam zuhörte. Als sie am Ende der Sitzung im Begriff war, den Raum zu verlassen, umarmte sie mich spontan, was sie zuvor noch nie getan hatte, und zum ersten Mal sagte sie: »Ihnen einen schönen Tag noch!« Ich nahm ihre Umarmung entgegen im Bewusstsein, dass sie mutig einen sehr wichtigen Schritt gegangen war.

In meiner anschließenden Reflexion hielt ich fest, dass sie sich zugestand, mit mir ein positives Bündnis einzugehen, dass sie mich idealisierte und dass dies eine gute Basis war, um weiter in einem zirkulär dynamischen Prozess daran zu arbeiten. In dieser Phase gab ich ihr viel positive Bestätigung und machte sie darauf aufmerksam, dass sie alles Positive mir und alles Negative sich selbst zuschrieb.

Es bestand nun kein Zweifel mehr, dass sie die Musiktherapie fortsetzen wollte, wobei sie ihrer eigenen Wahrnehmung nach nur dann existierte, wenn sie von mir gewürdigt wurde, nicht aber weil sie ein wertvoller Mensch war. Auch war ihr noch immer unklar, was Hilfe in ihrem Selbstverständnis für sie bedeuten könnte.

Fortsetzung ohne eine Begrenzung der Anzahl an Stunden – Phase 1

Diese Fortsetzungsphase werde ich in drei Abschnitte teilen, wobei ich den ersten Teil als eine Zeit der Veränderungen ausführlicher beschreiben werde. In ihr ging es darum, dass die Patientin die Bereitschaft entwickeln würde, Fürsorge und Herausforderungen von mir anzunehmen und neue Umgangsformen damit zu entwickeln. Es gab einige grundlegende Veränderungen in unserer Beziehung, denn Frau B. fing an, sich selbst als eigenständige Person darin zu erleben.

Obwohl es so aussehen mag, dass Frau B. schon in den ersten Monaten angesichts der Schwere und Dauer ihrer Störung sehr schnelle Fortschritte zurückgelegt hat, so war diese Entwicklung keineswegs linear. Sie hatte wiederholt depressive Phasen, war dann völlig energielos und zurückgezogen. Noch immer begann sie jede Sitzung, indem sie sich, ohne ein Wort zu sagen, auf den Stuhl setzte und darauf wartete, dass ich die Initiative ergriff. Ich variierte meine Interventionen. Manchmal machte ich einen assoziativen Spielvorschlag, ein andermal – als wir für lange Zeit ohne Worte oder Handlungen nebeneinander saßen – schlug ich vor, die Atmosphäre, die gerade zwischen uns in der Luft lag, musikalisch auszudrücken. Oder es kam vor, dass ich darauf wartete, bis sie schließlich doch die Initiative ergreifen würde. Dies war harte Arbeit für mich, denn manchmal spürte ich einen fürchterlichen Druck auf der Brust, einen großen Knoten in meinem Magen oder auch heftigen Kopfschmerz – Körpergefühle, die eindeutig nicht in Verbindung mit eigenen Lebensereignissen standen. Ich variierte meine Positionen der Rollenerwiderung, sodass ich manchmal die initiative Rolle übernahm (komplementäre Gegenübertragung) und manchmal ein Teil der angespannten Atmosphäre war, in der nichts stattfand (konkordante Gegenübertragung).

Meine therapeutische Haltung während dieses ersten Jahres war motiviert von dem Wunsch, eine Balance zwischen diesen Positionen zu finden und ihr einen sicheren Ort anzubieten, auf dessen Grundlage ich so optimal wie möglich konfrontieren konnte.

Frau B. selbst ging weiterhin davon aus, dass es sich bei ihrer

Krankheit um eine Störung im Gehirn handelte, und dass nicht dadurch geholfen werden könnte, indem wir beide die traumatischen Situationen ihrer Kindheit oder deren Einfluss auf unsere heutige Beziehung untersuchten. Trotzdem konnte sie akzeptieren, dass wir mit dieser Idee arbeiteten, weil wir den Kompromiss aushandelten, dass es eventuell beides sein könne und wir nur Ursache und Wirkung nicht genau klären könnten. Auf diese Weise entstand etwas, das zwischen uns existieren konnte und in dem wir beide eine Gemeinsamkeit empfinden konnten.

Während der folgenden Sitzungen entwickelte ich meine Spielvorschläge aus den Erzählungen von Frau B. und achtete darauf, dass emotionale Qualitäten immer durch ihr Gegenteil abgesichert wurden. Zum Beispiel spielten wir einmal zuerst eine rigide, sehr spannungsgeladene Musik, und daraus entwickelte die Patientin das Gegenteil »Chaos erlauben«. Diese Improvisation erlebte Frau B. als ziemlich hart. Mehrere Male musste sie sich dagegen abgrenzen, schaffte es aber immerhin sich in der Peripherie aufzuhalten und damit präsent zu bleiben. Hinterher meinte sie, es sei für sie einfacher, Chaos in der Musik als mit Worten auszudrücken. Zudem beteuerte sie mir fortwährend, dass sie ihre eigenen musikalischen Beiträge langweilig und zerstückelt fand und dass sie sich in der Musik nur deshalb als eine Einheit mit mir fühlte, weil ich die Musik zusammenhalten würde. Daraufhin ließ ich sie die aufgezeichneten Improvisation wieder und wieder anhören und forderte sie auf, sich ihre eigenen musikalischen Beiträge genau anzuhören. Oft realisierte sie, dass ihre Empfindungen während des Spielens anders waren als beim Anhören der eigenen Musik.

Eine der Zeichnungen von Frau B. in dieser ersten Phase der fortgesetzten Behandlung zeigte ein neues Sujet, das sich über das ganze Blatt erstreckte. Aus einem breiten Fundament bildeten sich eine Art Wurzeln in blauer Farbe, die sich nach oben weiter fortsetzten und in gelb-orangenen und grünen Linien verjüngten, um schließlich in einem Kopf und zwei ausgestreckten grünen Armen zu enden. Frau B. erläuterte, dass dies uns beide symbolisierte, wie wir gemeinsam musizierten. Ich spiegelte, dass sie gesagt hatte, dass wir *zusammen spielen* würden und dass folglich diese Musik nicht ohne ihren Beitrag entstehen könnte. Sie konnte dies nicht ganz leugnen, war aber auch nicht hundertprozentig überzeugt davon.

Unterdessen hatte Frau B. immer noch Probleme mit anderen Menschen in ihrem Alltag umzugehen, beispielsweise, wenn sie ein Treffen an der Schule ihrer Kinder oder in ihrer Gemeinde hatte. Aber sie konnte sich selbst und mir eingestehen, dass ihre Angst mit der Vorstellung verknüpft war, dass andere Menschen sie für unnormal und verrückt halten würden. Wir sprachen darüber, dass eine Möglichkeit, für sich selbst zu sorgen, darin bestünde, wenn sie sich erlauben könnte, anderen Personen die Freiheit zu gewähren, wie auch immer geartete Fantasien zu haben. Und wir sprachen oft darüber, wie sie sich selbst besser ermöglichen könne, in sozialen Situationen auf ihre eigene Art präsent zu sein

Auch Ärger und Wut waren Bestandteil der zentralen Konflikte in dieser Phase, und sie war in der Lage, einen Teil ihres Ärgers in der Musik auszuagieren. Sie gestattete sich sogar, die Musik zwischendurch zu »vermasseln«, ohne danach ein schlechtes Gefühl in ihrem Magen zu haben. Ich bot ihr unterstützende Spielregeln an, wie z.B. »Ich darf in der Musik präsent sein« – »Ich darf meinen musikalischen Ausdruck einbringen« – »Ich darf meinen Raum in der Musik beanspruchen«. Dazwischen streute ich auch etwas provokativere Regeln, wie »Ich darf alles vermasseln« oder »Ich darf unnormal spielen«.

Parallel zum Zeichnen und Spielen redeten wir über die Beziehung zu ihrem Vater, wobei sie eine sehr starke innere Stimme entwickelt hatte, die ihr sagte: »es ist schade für ihn – er kann nicht anders als gemein sein«. Gleichzeitig spürte ein anderer innerer Teil ihres Selbst Hass und Wut ihm gegenüber. Es war ihr allein schon in der Fantasie unmöglich, sich als Erwachsene in Beziehung zu ihm zu sehen. Folglich gelang es ihr nicht, die beiden Stimmen miteinander zu verbinden, geschweige die Ambivalenz akzeptieren.

In der Mitte dieses ersten Jahres sprachen wir darüber, dass Frau B. versuchen könnte, eine neue innere Repräsentation von einer positiven Vaterfigur aufzubauen. Sie fragte mich (tatsächlich!) mit der Stimme eines kleinen Mädchens: »Ist das eine Person, die mich nicht demütigt?« In dieser Phase arbeiteten wir mit Techniken des Psychodramas innerhalb der Musik und stellten Spielregeln auf, dass sie sich entweder mit ihrer kindlichen Wut gegenüber ihrem Vater identifizieren, diese ausagieren und ihn fort stoßen solle oder dass sie den Vater spielte, so wie ihn sie sich wünschen würde. Ein anderer Ansatz war, dass ich den Vater nach ihren Anweisungen spielte. Oft merkte sie, dass sie mental aus ihrem Körper flüchtete, sich von ihrem körperlichen Gefühl ablöste, sobald sie sich irgendetwas bezüglich ihres Vaters vorstellte. Wir arbeiteten sehr konkret an diesem Thema. Beispielsweise gab ich ihr die Anweisung, ein rhythmisches Ostinato permanent zu wiederholen, um besser auf sich selbst hören zu können und in der Musik präsent vor ihrem »Vater« zu bleiben, der überaus dominant von mir gespielt wurde. Hier agierte ich meine komplementäre Gegenübertragung aus (all die Frustration, dass sie nicht präsent war und nicht reagierte) und blieb im gleichen Moment in Kontakt mit meiner konkordanten Gegenübertragung (und damit in Verbindung mit ihrer Angst und dem Gefühl der Hilflosigkeit).

Wir arbeiteten also beide intensiv, und für die Patientin war es zugleich sehr beängstigend und schwierig. Frau B. konnte kein stabiles Selbstbild aufrechterhalten, aber sie konnte den Schmerz zulassen gleichzeitig bemerken, dass ich sie in ihrer Art mit der Situation umzugehen respektierte. Ihr Selbstbild änderte sich von Woche zu Woche, und parallel dazu variierte ich in meiner Gegenübertragung die Rollen der aufmerksamen Mutter, des provozierenden Vaters und einer dritten Person, die mit ihr diese sich wechselseitig beeinflussenden Rollen reflektieren konnte.

In dieser wechselvollen Zeit, herrschte immer noch ihre zurückgezogene Grundstimmung vor, und ihre bevorzugte Art zu improvisieren, waren monotone, harmonische und auf- und absteigende Melodielinien am Klavier. Auch grenzte sie sich von mir ab, wenn ich sie musikalisch oder verbal zu sehr forderte.

Ich selbst erlebte in meiner Gegenübertragung wiederkehrend extreme psychophysische Anspannungen, die jegliche Rollen durchzogen, die ich einnahm. Manchmal wurde der Druck auf meiner Brust fast unerträglich. Meine Strategie war, diese Empfindungen und Gefühle der Hilflosigkeit und Wut so gut es ging auszuhalten, bis ihr Selbstbild etwas gefestigter sein würde.

In dieser Phase der Therapie entschied Frau B. aus verschiedenen Anlässen heraus, sich zu Hause für mehrere Stunden während des Tages ins Bett zu legen. Auch mied sie andere Menschen, wenn sie in einem depressiven Zustand war. Zur Musiktherapie kam sie dennoch regelmäßig. Alles in allem sagte sie nur fünf Einheiten über die ganzen drei Jahre hinweg ab, und das meist aus Gründen von Erkrankungen ihrer Kinder, nur ein einziges Mal sagte sie unseren Termin ab, weil sie es nicht aus dem Bett schaffte.

In der letzten Phase dieser ersten Periode spielten wir häufig ausgehend von der Regel: »Es ist okay, sich schlecht zu fühlen und das in Musik auszudrücken«. Frau B. entwickelte aus dem Gefühl der Angst, von Anderen nicht akzeptiert zu werden und sich deshalb allein und isoliert zu fühlen, allmählich das Gefühl, andere aus ihrem privaten Raum draußen zu lassen, wenn sie allein sein wollte. Sie lernte ihre Gefühle und Stimmungen zu akzeptieren und konnte sich erlauben, allein zu sein. Diese Bewegung, ausgehend von der Flucht vor Anderen und dem Rückzug in ihre eigene Welt, was verbunden war mit dem mentalen Verlassen ihres Körpers, hin zu der Erlaubnis, in ihrer eigenen Welt bleiben und die Anderen außen vor lassen zu dürfen, was mit dem Gefühl von Schmerz verbunden war, war für Frau B. entscheidend.

An diesem Punkt begannen wir an der von mir entwickelten Metapher der drei imaginierten »Präsenz- und Kommunikationsräume« (Pedersen 2002) zu arbeiten. Ich verwende diese Metapher, um bewusst anwesend zu bleiben und mich selbst in die Lage zu versetzen, mich in den verschiedenen Rollen der Gegenübertragung orientieren zu können. Darüber hinaus verwende ich sie auch als ein Angebot an den Patienten, sich der Präsenz innerhalb der Musiktherapiesitzungen und ganz generell in Situationen mit anderen Personen besser bewusst zu werden. Ich bezeichne diese Metaphern als eine Art der Anwesenheit in einem 1) privaten Raum (private space), 2) sozialen Raum (social space) und 3) einem solistischen Raum (soloist space).

Obwohl Frau B. von Beginn der Therapie an von anderen Menschen völlig zurückgezogen zu sein schien, existierte sie in ihrer Selbstwahrnehmung nicht in ihrem privaten Raum. Daher verwendete ich bei Frau B. diese Metapher, um ihre Selbstwahrnehmung bezüglich des hin und her Bewegens innerhalb dieser Räume zu fördern und um ihr Bewusstsein für den Kontakt mit ihrem privaten Raum zu stärken, wenn sie daran arbeitete, die von ihr imaginierte bedrohliche Bewertung Anderer in sozialen Situationen zu ignorieren.

In den Improvisationen übten wir lange Zeit eine musikalische Beziehung, in der sie sich zu erlauben begann, mich zu übertönen und mich aus ihrem privaten Raum auszuschließen, wo immer es nötig erschien. Nach einer dieser Improvisationen malte Frau B. ein Bild mit den gleichen Farben ihrer ersten Zeichnung (auf welchem ein gelber Halbkreis zu sehen gewesen war, der sie darstellte, wie sie sich nach vorne beugte, um den schweren Schornstein aus dunkelblauen Steinen auf ihren Schultern zu tragen). Diesmal zeichnete sie über das ganze Papier einen steilen Berg, der in der Mitte durch zwei verschiedene Farben vertikal geteilt war – die linke Hälfte war gelb und die rechte dunkelblau. Es wirkte nun, als ob ihr Selbstporträt und ihre »Bürde« von Außen (ihre niederdrückende Seite) zur einen Hälfte eine Last und zur anderen Hälfte eine Stärke in ihrer Erfahrung repräsentierten. Symbolisch richtete sie damit auf, um ihre Bürde herauszufordern – und sich nicht von deren Gewicht nach unten drücken zu lassen.

Frau B. war sehr offen für meinen interpretativen Vergleich zwischen den beiden Zeichnungen und meine Ausführungen, wie wir ihre intrapsychische Entwicklung symbolisch an ihren Bildern erkennen und miteinander teilen könnten. Sie selbst hatte die Einsicht, dass der gelbe Anteil gewachsen war, weil sie sich zugestand, Fürsorge und Aufmerksamkeit in den musiktherapeutischen Sitzungen auf interpersoneller Ebene anzunehmen. Sie hatte mir erlaubt, symbolisch ihre »kleine Mädchenhand« zu nehmen und dem Kind dabei zu helfen, sich mit dem erwachsenen Anteil zu verbinden, um mehr psychischen Raum und die Freiheit zu gewinnen, sich gegen den repressiven Anteil aufzulehnen, der mit Macht danach strebte, das Kind zu demütigen und der dessen Rechte missachtete.

Nach dieser ersten Phase der fortgesetzten Behandlung war Frau B. erstmals bereit zuzugestehen, dass ihr auf diese Weise eventuell geholfen werden könne, und dass ihre Erkrankung vielleicht nicht nur eine Störung im Gehirn sei, mit der sie für den Rest ihres Lebens zurechtkommen müsse.

Die zweite Phase der fortgeführten Therapie

In diesem Teil der Beschreibung werde ich mich auf einige wenige wichtige Ereignisse beschränken, die die restliche Zeit unserer therapeutischen Zusammenarbeit beeinflusst haben. Wir spielten in jeder Sitzung weiterhin eine A-B-A1-Form und zeichneten die Improvisationen auf. Oft hörten wir uns anschließend die Musik an, und Frau B. zeichnete während des Hörens Bilder. Im Gespräch konnte sie sich mehr öffnen. Unsere Allianz schien zu wachsen und sehr tief und vertrauensvoll zu werden.

Ein paar sehr intensive Erzählungen, die Frau B. mir am Anfang dieser Phase schilderte, beeinflussten mich grundlegend in meiner Gegenübertragung und in der Art mit ihr zusammen zu sein. In intimen Momenten enthüllte sie mir die Quellen ihrer Angst und ihrer Konflikte:

»Mein Vater schlug mich als ich ein Kind war, bis ich in Ohnmacht fiel.«

»Ich fühle mich, als wäre ich mit einem dicken Seil um meinen Körper gefesselt.«

»Wenn ich mich in traumatische Emotionen begebe, habe ich Angst zu verschwinden und nicht in der Lage zu sein zurückzukehren.«

»Ich weiß nicht, wie ich für mich selbst sorgen kann – ich bin unwichtig.«

Solche Leitsätze beeinflussten Frau B. noch immer in ihrer Art in der Welt präsent zu sein und in der Art, in der sie sich zu Anderen und zu mir verhielt.

Wir setzten die Arbeit mit der musikalischen Form A-B-A1 fort, und wiederholt sagte sie mir, dass sie dies mochte, sogar den B-Teil, weil sie nur noch teilweise vor Zeit und Raum des weniger harmonischen und eher chaotischen Teils durch Dissoziation flüchten musste. Ihr gelang es auch zunehmend besser, in diesem Chaos stärker präsent zu sein, und nach einer dieser Improvisationen erzählte sie mir, dass sie sich an eine Beerdigung vor sechs oder acht Jahren erinnert habe. Damals waren zwei Freunde ihrer Kinder aus der Spielgruppe und deren Mutter in einem Verkehrsunfall getötet worden. Sie sei zu dieser Zeit wie paralysiert gewesen und so stark durch dieses Ereignis beeinflusst worden, dass sie nichts anderes mehr tun als für ihre Kinder sorgen konnte. Sie sagte: »Ich konnte nicht trauern, weil die Kinder mich brauchten.« Wir sprachen über die Möglichkeit, dieses traumatische Erlebnis als ein symbolisches Thema für unsere nächsten Improvisation zu verwenden und Frau B. damit die Chance zu geben, um ihre Freundin trauern und von ihr Abschied nehmen zu können. Zunächst zögerte Frau B., doch dann nahm sie den Vorschlag an und ich versicherte ihr, dass ich ihrer Stimmung in der Musik folgen und sie unterstützen würde.

Folgende Aufzeichnungen über unsere gemeinsame Improvisation stammen aus dem Protokoll, welches ich direkt nach dieser Sitzung angefertigt habe:

Wir spielten 17 Minuten lang, und ich bemerkte, dass die Musik anfangs sehr zögerlich war. Es gab nur einzelne Melodielinien in den hohen Lagen des Klaviers. Ich wurde unglaublich müde, fiel fast vom Stuhl, aber versuchte empathisch zu folgen und Frau B.s Musik zu unterstützen. Beinahe driftete ich in einen Benommenheitszustand ab, und so fügte ich einen sich wiederholenden Basslauf hinzu, der mich gefühlsmäßig etwas präsenter im Raum hielt. Nach einigen Minuten wurde ich überwältigt von einem Gefühl tiefen Schmerzes und intuitiv begann ich, einen tiefen, vibrierenden und getragenen Ton zwischen den zögerlichen Melodien und dem tiefem Bassakkord zu singen. Das Benutzen meiner Stimme erleichterte es mir, präsent zu bleiben und die Emotionen aufzunehmen, von denen ich sicher war, dass sie nicht aus meiner eigenen Lebenssituation stammten. Im Gegenzug erlebte ich, dass die Musik sehr weit weg war und ich gleichzeitig direkt in der Musik war. Zwischendurch vergaß ich Frau B. fast – so, als ob ich mich in einem konstanten Fluss innerer Bewegungen zwischen maximaler Präsenz in der Musik und dem fast Verschwinden in einen traumähnlichen, gewichtslosen Zustand des Bewusstseins befand. Die letzten drei Minuten zog ich mich über ein eindeutiges musikalisches Motiv zurück, welches Frau B. schon mal kommentiert hatte. Es wäre ein Motiv, das ein tanzendes Mädchen in ihrem Innern darstellte, das nicht raus könnte. Ich kam in den Raum zurück und wir beendeten die Improvisation gemeinsam.«

In unserem anschließenden Gespräch erzählte mir Frau B., dass ihr Körper sich gegen die emotionale Öffnung und die Erinnerungen gewehrt habe und dass sie große Angst gehabt hätte, mit dem Weinen anzufangen und nicht mehr aufhören zu können. Sie sagte mir auch, dass sie ernsthaft daran interessiert wäre, offen gegenüber ihren traumatischen Emotionen zu sein, aber es sehr schwierig fände. Sie sei völlig von sich abgetrennt gewesen, aber der letzte Teil der Musik hätte sich wieder gut angefühlt. Wir einigten uns darauf, dass es okay sei, wenn sich etwas als sehr schwierig anfühlte und wir aber weiter an dieser Herausforderung arbeiten würden.

Eine studentische Beobachterin im angrenzenden Videoraum berichtete mir nach der Sitzung, dass sie durch das Zuschauen stark beeinflusst wurde. Sie hatte eine qualitative Beschreibung der Musik verfasst, inklusive der Minutenangaben ihrer verschiedenen Stimmungen während der Musik.

Beim Vergleich unserer Aufzeichnungen stellte sich heraus, dass die Studentin meinen inneren Erfahrungen empathisch gefolgt war, was sie wie folgendermaßen formuliert hatte (Auszüge):

MINUTE

00.45: Ich werde traurig, fühle mich nicht geerdet, es ist als ob ich ruhelos umherstreife oder abdrifte.
01.18: Einige tiefe Bassakkorde helfen mir, wieder auf den Boden zurück zu kommen.
03.00: In meinem Körper beginnt ein Beben.
05.00: Ich merke, dass ich mit meinen Gedanken weggedriftet bin und die Verbindung zur Musik verloren habe.
05.19: Von der Stimme der Therapeutin werde ich wieder in die Musik zurückgeholt.
10.30: Ruhelosigkeit bis hin zur Ungeduld.
12.30: Müdigkeit übermannt mich – erneut schweife ich in meinen Gedanken ab.
13.00: Zum ersten Mal fühle ich mich von der Musik getragen.
15.00: Noch immer ist da ein Schmerz, aber nun auch vermischt mit dem Gefühl der Fürsorge.
16.00: Ich fühle mich geerdeter – ich werde durch einige kräftige Klänge zum Rückzug gezwungen.

16.50: Es ist wie Aufwachen, meine Sicht wird klar. Von den letzten sich wiederholenden Tönen werde ich eingehüllt und wieder in die physische Welt zurückgeholt.

Diese erstaunlich synchrone Beschreibung zeigt für mich, wie stark das Feld der Übertragung und Gegenübertragung zu diesem Zeitpunkt war. In meiner empathischen Position ließ ich mich in die Angst von Frau B. hineinziehen, d.h. in meiner konkordanten Gegenübertragung identifizierte ich mich mit ihrem Selbstobjekt auf einer nahezu archaischen Ebene. In der übernächsten Sitzung, als ich mich in unserer gemeinsamen Improvisation selbst wie eingeschnürt fühlte, vertraute ich voll und ganz unserem therapeutischen Bündnis. In diesem Moment überließ ich meinem Körper die Führung und reagierte einem unbewussten, inneren Impuls folgend, indem ich ungewollt eine Trommel, die direkt neben dem Klavier stand, sehr hart schlug – so hart, dass ich körperlich zurückfederte, bevor ich zum Klavier zurückkehren konnte und wir die Improvisation mit harmonischen Melodielinien beendeten. Im Rückblick realisierte ich, dass mein Körper (in dem Fall meine Hand) offensichtlich unwillentlich reagiert hatte, weil der Druck nicht länger auszuhalten gewesen war und ich dieses Gefühl des Eingeschnürtseins aus traumatischen Situationen meiner eigenen Lebensgeschichte und teilweise auch das Gefühl der Dissoziation als Lösung dessen kannte. Nach dieser Improvisation berichtete mir Frau B., dass sie das Gefühl gehabt hätte, einen elektrischen Schlag abzubekommen, als sie die Trommel hörte und dass sie dadurch plötzlich in das Hier und Jetzt aus ihrem Wegdriften zurückgeholt wurde. Sie sagte mir auch, dass sie es nicht gemocht und dennoch das Gefühl gehabt hätte, dass es wichtig für sie gewesen sei und sie diese brutale Behandlung als etwas Positives für sich hat akzeptieren können, was durchaus auch mit ihrer Idealisierung von mir als ihre Therapeutin zu diesem Zeitpunkt in Verbindung stehen könnte. Sie hätte versucht mich zu übertönen, es aber nicht schaffen können. Ich bemerkte ihr gegenüber, wie klar sie von ihren Erlebnissen erzählt habe. Wir setzten unser konfrontierendes Zusammenspiel fort, in welchem sie es schrittweise wagte, mich zu übertönen und die Stärke des symbolischen »Jemanden schlagen«

fühlen konnte. Diese Position war für sie sehr angstbesetzt, denn sie empfand sich selbst ebenso brutal wir ihren Vater, wenn sie sich durchzusetzen versuchte.

Meine tiefgreifende Gegenübertragungserfahrung mit der Trommel eröffnete eine neue Phase unserer Zusammenarbeit, in der ich offensiver vorgehen konnte und meine Emotionen nicht länger zurückhalten musste. Diese hatten Platz zwischen uns und waren etwas, das wir gemeinsam untersuchen konnten, wofür wir verantwortlich waren und das wir uns nach und nach aneignen konnten.

Ein signifikantes Zeichen ihres Selbstausdrucks in dieser Phase war ein weiteres Bild mit einem dunkelblauen Vulkan, der gelbe Lava ausspuckte. Sie war jetzt in der Lage, mehr Ich-Kontrolle über ihre Impulse zu gewinnen und auf diese Weise einen Realitätsbezug herzustellen und zu behalten.

Das Ende

In einer der letzten Sitzungen vor Ende der Therapie sprachen wir darüber, was wichtige Lernschritte für Frau B. gewesen seien. Sie erklärte mir: »Das Wichtigste, was ich gelernt habe, ist, dass ich nun denke, dass ich gut genug bin, weil Sie mir das kontinuierlich gesagt haben.« Ich weiß, dass ich diese Formulierung nie wortwörtlich benutzt hatte, aber so erlebte es die Patientin, was ich höher bewerte als das, was ich tatsächlich gesagt oder getan habe.

Nichtsdestotrotz war das Ende nicht einfach. Als nur noch sechs Sitzungen verblieben, tauchte Frau B. nicht auf und sagte mir am Telefon, dass es keinen Sinn hätte zu kommen – wir müssten so oder so aufhören, und wir würden ja auch nicht mehr weiter kommen. Das gab mir die Möglichkeit ihr zu erklären, wie wichtig es für mich sei, dass sie weiterhin komme und dass wir das traurige Gefühl des Beendens einer engen Beziehung teilen könnten. Frau B. gelang es daraufhin in die letzten Sitzungen zu kommen, und sie wunderte sich, aber akzeptierte es auch, dass sie für jemand Anderen neben ihren Kindern wichtig sein könne – dass sie sogar vermisst werden könne, aber in erster Linie dass sie für Andere wichtig sei.

Die Ergebnisse der Behandlung waren, dass die Patientin ab der zweiten Hälfte des Therapieverlaufes ein verändertes Krankheitsverständnis hatte, dass sie es schaffte, ihre soziale Phobie zu einem gewissen Grad zu überwinden, dass sie ohne Probleme an Treffen in der Schule teilnehmen und ihre eigenen Bedürfnisse und Wünsche in ihrem sozialen Netz besser ausdrücken konnte. Ihre Depression verschwand fast vollständig, und wenn sie doch wiederkam, fiel es ihr sehr viel leichter damit umzugehen. Sie bekam einen »sicheren« Job in der Kindertagesstätte ihrer Schwester, den sie nun ausüben konnte.

Schlussbemerkung

Ich werde diesen Fall für sich selbst sprechen lassen und ihn nur dadurch abschließen, dass er nach meinem Verständnis zeigt, dass vielfältige hilfreiche Elemente in der Musiktherapie innerhalb der Erwachsenenpsychiatrie vorhanden sind. Sie umfassen die Art des Therapeuten präsent zu sein, die Art des Hörens, die Art für Spannungen im Raum offen zu sein und die Art mit dem Bewusstsein für Gegenübertragungsphänomene umzugehen. Sie sind auch bestimmt durch den Gebrauch und die Bedeutung der Musik, wodurch, wie in diesem Fall, die Patientin zunächst entspannen, dann Chaos ausdrücken, die Führung übernehmen und sich zutrauen konnte, in traumatische Erfahrungen einzutauchen, dabei auch zu entscheiden, wann sie wieder hinaus gehen möchte. Außerdem übernahm die Musik am Ende sozusagen selbst die Führung, als die Therapeutin unwillkürlich auf die Trommel schlug und damit die zirkulär dynamische Beziehung veränderte. Die Entwicklungslinie der therapeutischen Beziehung reicht von der Ausgangssituation, in der die Therapeutin überwiegend die Initiative übernahm und starke Emotionen und Wahrnehmungen aushielt bis hin zu zwei gleichberechtigten Partnerinnen, die sich die Verantwortung für die Atmosphäre im Raum und für das Auftreten starker Emotionen teilten. Die Zeichnungen wurden ein wichtiger Ausdruck intrapsychischer Zustände und Entwicklungen der Patientin und natürlich waren auch die verbalen

Reflektionen für Frau B. ein bedeutender Schritt zu der kognitiven Einsicht, dass sie ein Recht hatte zu existieren, geschätzt zu werden und für sich selbst einstehen zu dürfen.

Literatur

Eschen, Johannes Th. (Hg.): Analytical Music Therapy. London (Jessica Kingsley).

Fog, Jette (1995a): Adskilt I forbundethed (Separated in connectedness). In: Psyke & logos. Årgang 7, nr. 1. København (Dansk Psykologisk Forlag).

Fog, Jette. (1995b): At komme til klarhed. Om bevidstblivelsesprocessen hos terapeuten. (To come by Awareness. On the Therapist's Process of getting Conscious) In: Psyke & logos. Årgang 16, nr 2. København (Dansk Psykologisk Forlag)

Heimann, Paula (1950): On Countertransference. In: International Journal of Psychoanalysis, vol. 31 S. 81–84.

Heimann Paula (1990): On Counter-transference. In: Langs, R. (Hg.): Classics in Psychoanalytic Technique. Jason Aronson Inc (Nachdruck vom I. J. Psycho-Anal. 31: 81–84)

Høstmark Nielsen, Geir (1998): Psykiske problemer og psykoterapi i lys af moderne interpersonlig psykoanalyse. (Mental problems and psychotherapy in the light of modern interpersonal psychoanalysis). Unveröffentlichtes Vortragsmanuskript, Aalborg Psychiatric Hospital.

Lynn, Steven J. & Garske, John P. (Hg.) (1985): Contemporary psychotherapies: Models and methods. Toronto (Merrill).

Pedersen, Inge Nygaard (1997): The Music Therapist's Listening Perspectives as Source of Information in Improvised Musical Duets with Grown-up, Psychiatric Patients suffering from Schizophrenia. In: Nordic Journal of Music Therapy, 6 (2), S. 98–111.

Pedersen, Inge Nygaard (1999): Music Therapy as Holding and re-organising work with schizophrenic and psychotic patients. In: Wigram, T. & De Backer, J. (Hg.): Clinical Applications of Music Therapy in Psychiatry. London (Jessica Kingsley) S. 22–44.

Pedersen, Inge Nygaard (2000): Inde-fra eller ude-fra – orientering i terapeutens tilstedeværelse og nærvær. (From in-side or from out-side – an orientation in the therapist's presence and attentiveness.) In: Musikterapi i Psykiatrien. Årsskrift 2. Musikterapiklinikken. Aalborg Universitet/Aalborg Psykiatriske Sygehus, S. 81–103.

Pedersen, Inge Nygaard (2002): Psychodynamic movement – A Basic training Methodology for Music Therapists. In: Eschen, J. Th. (Hg.): Analytical Music Therapy. London (Jessica Kingsley) S. 205–209.

Pedersen, Inge Nygaard (2005): At bruge musik til at håndtere modoverføring.

(Using music to handle counter transference). In: Musikterapi I psykiatrien. Årsskrift 4. Musikterapiklinikken. Aalborg Universitet/Aalborg Psykiatriske Sygehus).

Piaget, Jean (1972): Psykologi og erkendelseori. (Psychology and Theory of Knowledge). København (Hans Reitzels Forlag).

Priestley, Mary (1975): Music therapy in Action. London (Constable).

Priestley, Mary (1994): Essays on Analytical Music Therapy. Phoenixville PA, USA (Atlantic Books).

Racker, Heinrich (1968): Transference and counter transference. Karnac, London (Marsfield Library).

Strupp, Hans & Binder, Jeffery (1984): Psychotherapy in a New Key. A Guide to time-limited Dynamic Psychotherapy. New York (Basic Books).

Wachtel, Paul (1982) Vicious circles: The self and the rhetoric of emerging and unfolding. In: Contemporary Psychoanalysis, 28, S. 259–280.

Wachtel, Paul (1985): Integrative psychodynamic therapy. In: S.L. Lynn & J.P. Garske (Eds.), Contemporary psychotherapies: Models and methods. Toronto (Merrill).

Wigram, Tony & De Backer, Jos (Hg.) (1999): Clinical Applications of Music Therapy in Psychiatry. London (Jessica Kingsley).

Sich das Leben zusammenbauen müssen, statt getragen zu werden

Maria Becker

Einleitung

Sprache als Mittel des In-der-Welt-Sein

Der Titel dieser Arbeit wirkt in seiner Formulierung mühsam und umständlich. Darin klingt etwas von der Anstrengung an, mit der sich die Patientin, um die es hier gehen wird, durchs Leben schlagen muss. Es ist, als ob jemand gezwungen ist, sich ohne Sprachverständnis mit Worten zurechtzufinden, um sein Leben zu meistern. Das betrifft viele Menschen. Sprache fungiert öfter, als es uns bewusst ist, als ein Ausschlusssystem. Hier ist besonders an Menschen mit Lernbehinderungen wie auch Menschen aus Unterschichtfamilien zu denken. Ihre Eltern – mit dem inneren und äußeren Überleben beschäftigt – konnten sie nicht in die Möglichkeiten von Sprache einführen, da sie ihnen selbst kaum verfügbar waren. Diese Menschen sind damit in ihren Chancen zur Selbstbehauptung wie Möglichkeiten zur Selbstreflexion entscheidend eingeschränkt. Denn mit der Verfügbarkeit von Sprache können eigene erlittene Erfahrungen symbolisiert werden. Mit diesen ist der Mensch nun nicht mehr Auslösereizen ausgeliefert und in Klischees gefangen. Sprache ist so verstanden ein Mittel, sein In-der-Welt-Sein begreifen und mittels der Benennung probehandelnd gestalten zu können. Als ich im Rahmen meiner früheren Tätigkeit einem Jugendlichen eine positive Rückmeldung für seine Arbeit gab, fragte dieser zurück, was denn eigentlich positiv heiße, man höre zurzeit so viel von »Aids positiv«. Ich war erschrocken und dankbar: erschrocken darüber, wie meine Botschaft ins Gegenteil verkehrt anzukommen drohte, dankbar, dass die Rückfrage des jungen Mannes mir erlaubte zu verstehen, dass ich von falschen Voraussetzungen ausgehe, nämlich, dass wir die gleiche Sprache sprechen. Da ich die Beurteilende und er der Beurteilte war, drohte meine Sprache, die er nicht verstand, zu einem Bollwerk zu werden, das ihn ausschließt von der Möglichkeit, sich aktiv in der Welt behaupten zu können.

Auch die Patientin, mit der sich der vorliegende Beitrag beschäftigt, verstand sich selbst und erschien anderen oft als behindert, wiewohl ihr, wenn sie sich freier fühlte, viele kognitive Fähigkeiten verfügbar waren. Im Gegensatz zu dem o.g. jungen Mann konnte sie jedoch keine Frage stellen, die es ihr ermöglicht hätte, auf ihr Gefangensein (oder Ausgeschlossensein) zu weisen. Sie hatte jedoch einen Zugang zur Musik. Musik war in ihrem Alltagsleben für sie wichtig, da sie sich mit ihr stärker und freier fühlen konnte. Dies bedeutete nicht, dass sie sich nicht auch hier manchmal eingeengt und gefangen wie zugleich auch ausgeschlossen fühlte. In der Musiktherapie eröffnete dies jedoch die Chance, die in der Musik zur Geltung kommende Weise ihres Gefangenseins zu verstehen, um sie in vorsichtiger Form zur Sprache bringen zu können.

Die 29-jährige Patientin – Frau Z. – bemühte sich aufgrund starker Minderwertigkeitsgefühle, Ängste und Verzweiflungszuständen um Hilfe. Im Mittelpunkt dieses Beitrages steht die besondere Form, mit der in der hier vorgestellten tiefenpsychologisch fundierten Psychotherapie das musikalische Material bedeutsam wurde. Es kam in einer Weise zum Einsatz, die die therapeutische Intention zu konterkarieren schien. Gerade hierdurch jedoch konnte das zentrale Anliegen der Patientin – die unbewusste Konfliktlage – in der therapeutischen Beziehung deutlich werden.

Das Konzept der tiefenpsychologisch fundierten Psychotherapie und der Einsatz nonverbaler Techniken

Die tiefenpsychologisch fundierte Psychotherapie ist eine Abwandlung der klassischen Psychoanalyse. Sie basiert mit einigen Unterschieden auf den gleichen Wurzeln. Der Ansatz geht von den aktuell wirksamen psychischen Konflikten aus, die für die Symptomatik der Patientin/des Patienten verantwortlich sind. Diese Konflikte werden als relativ bewusstseinsnahe Abkömmlinge von Grundkonflikten aus der frühkindlichen Entwicklung verstanden. Die frühkindliche Entwicklung ist durch eine Reihe von Grundkonflikten gekennzeichnet, für die Menschen Lösungen finden müssen. Diese formen die Persönlichkeit eines Menschen und ermöglichen ihm je nach ihrer Flexibilität im späteren Leben einen mehr oder weniger großen Gestaltungsspielraum in der Auseinandersetzung mit den allgemeinen Lebensherausforderungen. Die kompromisshaften Lösungen dieser Grundkonflikte können später in bestimmten Lebenssituationen – Veränderungen im Außen (Arbeitslosigkeit, Partnerverlust) oder innen (Schwellensituationen wie Abschluss der Berufsausbildung, Beginn einer Partnerschaft oder Elternschaft) – fraglich werden und zu sog. krankheitswertigen Symptomen führen.

Ein Beispiel für einen solchen Grundkonflikt ist der Wunsch des Kindes, sich aus dem Angewiesensein auf mütterliche Hilfe zu lösen und auf eigenen Beinen zu stehen. Dieser Wunsch macht zugleich Angst. Denn er wird virulent in einer Zeit, in der das Kind für sein Überleben noch unbedingt auf die Hilfe der Mutter angewiesen ist. Sich zu lösen würde bedeuten, die Mutter als Sicherheitsbasis loszulassen. Dieser Wunsch hat daher zur Folge, dass das Kind mit seiner Angst sein Angewiesensein auf die Mutter wahrnimmt. Die Angst mindert sich, wenn dem Kind eine weitere wichtige Beziehung – i.d.R. der Vater – real zur Verfügung steht. Manchmal gelingt es dem Kind mittels der sog. Reaktionsbildung den Drang zum Protest/Eigensinn in Freundlichkeit und Hilfsbereitschaft umzuwandeln. Wenn sich das Kind jedoch mit seinem Wunsch nach Autonomie besonders gefährdet erfährt – beispielsweise dadurch, dass es sich bislang in der Beziehung zur Mutter nicht sicher aufgehoben fühlen konnte – kann es den Ausweg finden, dass es sich übermäßig auf seine Leistungsfähigkeit stützt, die ihm ein Gefühl für Autonomie bei gleichzeitiger Anerkennung vermittelt. Manchmal entwickeln Menschen eine überbetonte Trotzhaltung, die ihnen ein Gefühl der Stärke bei gleichzeitigem Kontakt verschafft. Manchmal werden Menschen besonders brav und angepasst bei gleichzeitiger passiver Verweigerungshaltung. Solche scheinbaren Lösungen können wie schon erwähnt in bestimmten Lebensphasen dysfunktional werden – z.B. bei Trennung aus dem Elternhaus oder Abschluss der Ausbildung, wenn die bislang aufgrund eigener Ideale abgewehrten und als schlecht erlebten Wünsche nach Gehaltenwerden aufbrechen. Der damit verbundene Regressionssog erzwingt die Symptombildung, die dann zum Therapiewunsch führt.

Der Fokus der Therapie kann als Kristallisationspunkt dreier Wirkfaktoren aufgefasst werden. In ihm bündeln sich a) die der Symptomatik zugrunde liegenden unbewussten aktuellen konfliktuösen Muster, b) die sich in der therapeutischen Beziehung realisierende Inszenierung sowie c) die damit zusammenhängende frühkindliche Konfliktlage. Ziel ist es, dass die PatientIn durch Einsicht in ihre unbewussten motivationalen Strebungen versteht, in welcher Weise sie die Symptomatik unbewusst aufrechterhält. Sie erkennt beispielsweise, dass sie bislang in Form einer passiven Verweigerungshaltung aggressive Impulse auslebt, ohne dafür die Verantwortung übernehmen zu müssen. Diese Erkenntnis erschwert es ihr, dies fortsetzen zu können. Erst dadurch, dass ihr der dahinter liegende Konflikt nun spürbar wird, kann es ihr möglich werden, adäquatere Umgangsformen dafür zu finden.

Wenn in dieser Therapieform im Ausnahmefall auch nonverbale Techniken wie musiktherapeutische Interventionen einbezogen werden, hat dies zur Grundlage, dass Musik ebenso wie Sprache ein Symbolsystem ist. Allerdings ist sie im Gegensatz zur Sprache präsentativ organisiert. Hierbei liegt ähnlich wie beim Kinderspiel das Symbolisierte auf der gleichen Ebene wie das Symbol. Musik symbolisiert ganze Szenen und gliedert sie nicht wie Sprache in Subjekt-Prädikat-Objekt grammatikalisch auf. Sie ist szenisches Erleben, das sie zugleich formuliert. Musik hat damit eine besondere Nähe zu sinnlich-symbolischen Interaktionsformen. Sie aktiviert Interaktionsformen, die noch nicht in Selbst- und Objektrepräsentanzen ausdifferenziert wurden. In den musikalischen Formenbildungen können hierdurch gerade jene frühen Erfahrungen aufgehoben und formuliert werden, die im Kontext des gesellschaftlich Verwertbaren und sprachlich Anerkannten strukturell ausgegrenzt wurden. Diese können musikalisch eine erste Formulierung erhalten und hierdurch einer sprachlichen Bearbeitung erst zugänglich werden.

In der Therapie mit Frau Z. war es von Beginn an fraglich, inwiefern sie ausreichend zum Einnehmen einer introspektiven Haltung in der Lage war. Ging es in der Therapie überwiegend um stützende Arbeit oder konnte die Patientin auch zu Einsichten in bislang vermiedene eigene Anteile gelangen? Auf diese Frage wurde ich natürlich auch vom Gutachter des medizinischen Dienstes hingewiesen. Obwohl die Patientin auch aus musiktherapeutischer Sicht ihren Wunsch nach Ausdruckmöglichkeiten in einer problematischen Weise einbrachte – sie schien die Therapie in einen Musikunterricht umzuformen zu wollen –, waren gerade die sich daraus ergebenden Inszenierungen Grundlage dafür, mittels der Analyse der Gegenübertragung auf der Basis des szenischen Verstehens (Lorenzer 1976) deutend eingreifen zu können.

Zur Bedeutung des »Szenischen Verstehen«

Als Gegenübertragung verstehe ich dabei das Gesamt meiner Eindrücke, Fantasien, Gefühle und Reaktionen in Bezug auf die Patientin, in dem meine Wünsche wie auch Abwehr ebenso gestaltend beteiligt sind. Handlungsleitend ist dabei das von Lorenzer konzeptualisierte szenische Verstehen. Szenisches Verstehen wendet sich den Inszenierungen zu, die den »Interaktionen der Subjekte mit ihrer Mitwelt und Umwelt« (a.a.O., S. 141) wie auch den Vorstellungen des Subjektes zugrunde liegen. Diese werden »als Realisierung von Beziehungen, als Inszenierung der Interaktionsmuster« (a.a.O., S. 141f.) verstanden. Szenisches Verstehen ist daher der Versuch, das Subjekt als treibende Kraft in den Inszenierungen, in der Beziehungsgestaltung benennend zu entdecken. Es fußt auf der Teilhabe der Therapeutin an der Inszenierung der Patientin. Die coenästhetische Wahrnehmung (Spitz 1957, S. 40) als ein Sich-dem-Beziehungsangebot-Überlassen wird überschritten im Bemühen, die Inszenierung in ihren dem Bewusstsein entzogenen Anteilen als Neuauflage frühkindlicher Interaktionsmuster der Patientin zu deuten. Das Übertragung-Gegenübertragung-Geschehen als unbewusste gemeinsame Inszenierung ist Gegenstand der Aufmerksamkeit der Therapeutin. In der manchmal auch stummen Deutung formuliert sie das bislang unbewusste Geschehen sprachlich. Dieser »Übergang von der koenästhetischen zur diakritischen Ebene […] ist die Leistung der Symbolbildung des Analytikers, die dem Sekundärprozess zugehört.« (a.a.O., S. 223)

Die Inszenierung des Konfliktes in der Eingangssituation (1.–5. Sitzung)

Falldarstellung: Frau Z. ist eine schlanke, blondgelockte, eher kindlich wirkende junge Frau. Sie schaut mich mit großen Augen, in denen Tränen stehen, an. Es gehe ihr sehr schlecht. Sie habe große Angst, da die Unterstützung, die sie in Form einer pädagogischen Betreuung erhalte, auslaufen solle. Sie bekomme ein schreckliches Gefühl, wenn sie Fehler mache oder jemand sie kritisiere, z.B. ihr Chef oder der Dirigent (des Laienorchesters, in dem Frau Z. in ihrer Freizeit mitspielt). Sie traue sich dann nichts mehr zu und werde ganz wütend. Sie könne nicht darüber sprechen. Sie habe auch Beziehungsschwierigkeiten. Ihr Freund wolle Liebe von ihr, die sie nicht geben könne, da sie selbst keine Liebe, sondern nur Schläge bekommen habe. Er sei neidisch auf ihre Stärken, während sie neidisch auf seine Familie sei. Nach den eruptiv, mit vorwurfsvollem Unterton vorgetragenen Beschwerden verstummt sie. Die Atmosphäre ist beklemmend. Mir bleibt die Sprache weg. Die Stille ist zugleich unerträglich. Je mehr ich jedoch durch Bemerkungen oder Fragen versuche, den Gesprächsfaden zu halten, umso mehr scheint sich die Patientin in Schweigen zurückzuziehen. Ich erlebe mich zunehmend als bedrängend, als müsse ich das Gegenüber unbedingt erreichen, da es sonst gehen und mich zurücklassen könnte. In der zweiten Stunde ist die Patientin besonders verzweifelt. Sie habe im Orchester Schwierigkeiten. Sie dürfe keine Fehler machen. Ich schlage vor, Musik zu machen. Frau Z. greift diesen Vorschlag sofort auf. Sie möchte mit mir zusammen am Klavier nach einfachen Noten (Lieder) spielen. Während des Spielens beruhigt sie sich. In der folgenden Stunde greifen wir das gemeinsame Klavierspiel wieder auf. Wir spielen recht einfache Stücke. Frau Z. spielt die rechte Hand, ich die linke Hand. Ich bin überrascht, wie schnell sich Frau Z. am Klavier zurechtfindet und vom Blatt spielt, obwohl das Klavier als Instrument ihr nicht vertraut ist. Meine anerkennenden Bemerkungen freuen Frau Z. sichtlich. Dennoch ist das Zusammenspiel mit ihr nicht leicht. Das Spiel von Frau Z. ist rhythmisch unregelmäßig und verwirrend. Es treten Lücken auf. Frau Z. scheint dies jedoch nicht zu bemerken. Während Frau Z. eifrig und konzentriert spielt, fühle ich mich gehetzt und unter Druck. Anschließend erzählt Frau Z. von den Eltern. Sie sei geschlagen und eingesperrt worden. Später sei sie im Heim gewesen, eine Tante habe sich um sie gekümmert.

Kommentar: Die Unerträglichkeit der Atmosphäre weist auf die drohende Überwältigung durch ein traumatisches Geschehen hin. Das sich zwischen uns inszenierende Muster ist durch »Flucht – Verfolgung« gekennzeichnet. Ich drohe in die Rolle eines verfolgenden Objektes zu geraten. Die Patientin spricht Neid an. Sie schildert die Bedrohlichkeit einer Liebesbeziehung, in der sie Schläge befürchten muss und, statt Gutes zu bekommen, etwas geben soll, was sie nicht hat. Dies lässt an einen narzisstischen Missbrauch denken. Zugleich wirkt die Patientin in Bezug auf die Bedürftigkeit des Freundes böse und hart. Wie sie sich durch dessen Bedürftigkeit bzw. durch die auf ihn projizierte bedroht fühlt und diese mit Verachtung und Wut von sich fern halten muss, so ist sie zugleich das Opfer, das sich von einer Bedürftigkeit, die nicht die ihre ist (und/oder nicht die ihre sein darf, die sie nicht als die ihre erkennen kann), verfolgt fühlt. Entsprechend entzieht sie sich in der therapeutischen Situation immer mehr durch Schweigen. Währenddessen spüre ich die unerträgliche Angst, verlassen zu werden, wenn ich ihr nicht etwas Gutes tun, sie verstehen kann. Gerade davor scheint sie sich zugleich zu fürchten. In der Musik erscheinen die rhythmischen Unregelmäßigkeiten wie Lücken, wie nicht überbrückbare Einbrüche, die mühsam überstolpert werden.

In dieser Inszenierung lässt sich das Wirken des paranoid-schizoiden Modus (im Sinne von Melanie Klein) erkennen. Es lässt sich vermuten, dass die Patientin keine sichere Fremdenrepräsentanz ausbilden konnte, die ihr geholfen hätte, die Erfahrung des Ausgeschlossenseins zu ertragen. Infolgedessen bleibt sie zur Bewältigung der daraus resultierenden Affekte auf frühe Abwehrformen wie Spaltung und projektive Identifikation angewiesen. Die Erfahrung des Ausgeschlossenseins droht mit den rhythmischen Unregelmäßigkeiten wie in den unerträglichen Schweigesituation virulent zu werden.

Theoretischer Exkurs I: Zum Konzept der Fremdenrepräsentanz

Erdheim (2002) hat das Konzept einer Fremdenrepräsentanz als Vorläufer der Position des Dritten entwickelt. Er versteht darunter eine frühe Konfiguration, die zum Sammelpunkt der höchst ambivalenten Erfahrung des Kindes mit dem Fremden – der Nicht-Mutter – wird. Wenn die beunruhigenden und bedrohlichen Erfahrungen mit Fremdsein in tröstenden Formen aufgefangen werden können, hilft dies dem Kind, auch Neugier und Interesse am Fremden lustvoll leben zu können. Ein mögliches problematisches Geschehen, dass die Ausbildung einer Fremdenrepräsentanz verhindert, bezeichnet Niedecken als dyadische Konfrontation (Niedecken et al. 2003, 70). Aufgrund des Virulent-Werdens eigener existenzieller Konflikte der Mutter, Eingriffen von außen, die die Mutter in ihren Ängsten bestärken statt sie zu beruhigen, oder Schwierigkeiten des Kindes, die die Einfühlungsmöglichkeiten der Mutter schwer beeinträchtigen, kann sich die Mutter nicht ihrer coenästhetischen Wahrnehmung überlassen. Ihr Verlassensein von eigenen guten inneren Objekten zwingt sie, vom Kind Halt und Bestätigung zu erwarten. Hierbei inszeniert sich ein Teufelskreis, aufgrund dessen die Fremdenrepräsentanz als Vorläufer einer dritten Position im Spaltungsmodus verbleibt. Der erzwungenen regressiven Verschmelzung mit dem dyadischen Objekt steht die Projektion der unerträglichen aggressiven Affekte in ein Außen gegenüber, das nun als prinzipiell fremd und feindlich erlebt wird. Für das Kind bleibt die Mutter (die frühen Mutter-Erfahrungen und die darin mitenthaltenen Selbstanteile) gespalten in eine gute Mutter – symbiotisch-verschmelzende Erlebensformen, die gute friedliche Natur, die wunderbare Musik – und eine böse Mutter – die böse Realität, das böse System, der böse Körper, die böse Behinderung etc.: eine Spaltung, die durch Legierung mit dem späteren Gegensatz zwischen guter Umwelt-Mutter und böser Objekt-Mutter (Winnicott 1984, 96) fixiert wird.

Fortsetzung des Kommentars: Frau Z. hinterlässt in mir das Gefühl, dass sie in großer Not ist und unbedingt Hilfe braucht. Zugleich erscheint sie unerreichbar und entzieht sich durch Schweigen. Meine Fantasie ist, dass die Patientin mich enttäuscht verlässt und ich als versagende Therapeutin zurückbleiben werde. Es erscheint mir nun, als brauche ich es, dass ich die Patientin verstehe und sie sich beruhigen kann, damit ich mich als gute Therapeutin fühlen kann. Für die Patientin sind die Bösen die fordernden Anderen: der Chef, der Freund, der Dirigent. Für mich droht der Gutachter des medizinischen Dienstes zum Bösen zu werden, der von mir Unmögliches zu fordern scheint, nämlich die Konfrontation der Patientin mit jenen Anteilen in ihr, die solche Teufelskreise in Gang setzen und aufrechterhalten. Wenn das nicht gelinge und die Therapie nicht bewilligt werde, drohen Versagensängste, mit denen ich zur »schlechten Therapeutin« werden könnte. In dieser Notsituation einer drohenden dyadischen Konfrontation ist der Wechsel zur Musik für uns ein rettender Ausweg. Das Unerträgliche scheint durch ihn gebannt, da er für uns beide eine Flucht vor vernichtenden Versagensgefühlen wie zugleich auch Halt dafür bietet. Der Patientin ermöglicht das Musikmachen die Identifikation mit einem idealisierten Objekt, während für mich der Wechsel die Versagensängste erträglich machten. Auch beim Musizieren spüre ich Verzweiflung, Versagensängste, fühle mich unter Druck und gehetzt. Die Empfindungen bedrohen jedoch nicht die Beziehungssituation. Ich kann meinen Fantasien und Einfällen, die sich z.B. auch auf biografische Aspekte beziehen, Raum geben.

Biografische Daten

Frau Z. war einziges Kind einer Unterschichtfamilie. Die Mutter litt zeitlebens unter einer schlecht eingestellten Epilepsie. Sie hätte sie viel geschlagen, wäre ausgerastet, wenn ihr (der Patientin) ein Malheur passiert wäre. Paradigmatisch steht dafür die Erinnerung der Patientin an eine Situation, bei der sie versehentlich Porzellan zerbrochen hätte und die Mutter sie dafür auf den Kopf geschlagen hätte. Der Vater hätte sich wenig gekümmert. Mit anderen Kindern hätte sie nicht spielen dürfen. Im Alter von 11 J. starb die Mutter an Lungenkrebs. Der Vater heiratete wieder. Die Patientin hätte sich mit der Stiefmutter nicht vertragen. Für sie wäre kein Geld da gewesen, sie wäre nicht ausreichend mit Essen und Kleidung versorgt und eingesperrt geworden. Vor Hunger wäre sie öfters zu Verwandten weggelaufen, die sie jedoch immer wieder nach Hause zurückgeschickt hätten. Mit Unterstützung einer Lehrerin, die die Verelendung der Patientin bemerkt hätte, wäre sie schließlich mit 15 J. per Gerichtsbeschluss von zu Hause aus- und in eine betreute WG eingezogen. Mit 19 J. Umzug in eine eigene Wohnung mit pädagogischer Betreuung, die auch noch zurzeit der Therapie bestand. In der Schule hätte sie auch Schwierigkeiten gehabt. Die Kinder hätten sie gehänselt und gejagt. Die Patientin besuchte die Sonderschule. Hier wäre sie besser als die Mitschüler gewesen und hätte besonders zu einer Lehrerin einen guten Kontakt gehabt. Nach einer Ausbildung im hauswirtschaftlichen Bereich arbeitet Frau Z. als Reinigungskraft auf dem zweiten Arbeitsmarkt. Mehrere Beziehungen zu Männern beendete sie, da sie sich unter Druck gesetzt fühlte. Die Männer würden klammem und zu viel von ihr wollen. In ihrer Freizeit spielte sie in einem Laienorchester.

Fortsetzung der Falldarstellung: Die gemeinsame Musik in der 5. Stunde ist wieder mühsam. Frau Z. scheint überfordert und zugleich unter einem enormen Leistungsanspruch zu stehen. Zwischen uns erlebe ich einen schwer erträglichen Konkurrenzdruck. Ich komme mir wie eine Betrügerin vor und werde von Versagensgefühlen geplagt. Erst als ich diese quälenden Empfindungen innerlich im Sinne Küchenhoffs (1990) als sog. Anwesenheit des traumatischen Objektes benennen konnte, tritt in mir eine Entspannung ein.

Theoretischer Exkurs II: Die Repräsentanz früher Taumata in der Übertragung

Küchenhoff (1990) weist darauf hin, in welcher Weise Verarbeitungsformen früher Traumata – Personifizierung und Verwerfung – die Übertragungsbeziehung gestalten können. Frühe Traumata gehen im Gegensatz zu späteren strukturbildend in den psychischen Apparat ein. Sie können beispielsweise zur »Grundüberzeugungen führen, »dass das Leben sich vor dem Hintergrund einer basalen Unberechenbarkeit abspielt« (zit. a.a.O., S. 18). Küchenhoff beschreibt die Umgangsformen der Personifizierung und Verwerfung. Die Personifizierung stelle den Versuch dar, das Trauma »in eine Objektbeziehung einzubinden. Dadurch wird das Trauma personifiziert. Die schicksalhaften, traumatischen Belastungen werden dann einem schädigenden grausamen Objekt, gleichsam einer nur böse agierenden Brust zugeschrieben, die immer neu zuschlägt.« (zit. a.a.O., S. 23) Das Besondere ist die Allgegenwärtigkeit des traumatischen Objektes. Wenn diese Form der Einbindung des traumatischen Geschehens nicht gelinge oder in der Therapie bearbeitet worden sei, käme die Verwerfung zur Geltung, bei der sich die Fantasie des leeren Raumes ausbreite. Hierbei »erscheinen alle symbolisch repräsentierten Objekte in einem traumatischen Horizont. So könnte sich auch die Frage nach der Repräsentation des Nicht-Repräsentierten beantworten lassen, als die Frage nach der Erinnerungsspur sehr früher lebensgeschichtlicher Erfahrungen. Das Trauma ist zwar selbst nicht symbolisiert, aber es ist i.S. eines Figur-Hintergrund-Verhältnisses der Hintergrund für Repräsentanz, in jeder Repräsentation also mitgedacht, aber niemals in einzelnen Symbolen auf den Begriff zu bringen.« (zit. a.a.O., S. 27)

Kommentar: Mit der Idee der Anwesenheit des traumatischen Objektes bringe ich die quälenden Empfindungen in mir (heftige Versagensängste) mit dem Gefangensein der Patientin in Verbindung. Die Vorstellung der furchtbaren Not des drohenden Verhungerns in einer durch Abhängigkeit gekennzeichneten Beziehung – das Gefängnis – hilft mir, die Situation in der Therapie auszuhalten und die schrecklichen Gefühle des Versagens, des Nichtverstehens und der

Hilflosigkeit zu ertragen. Ich kann im Sinne Bions als Container fungieren und darauf hoffen, dass sich mit der Zeit doch etwas verstehen lassen würde.

Erste Einschätzung: Flucht – Verfolgung

Das durch Flucht-Verfolgung gekennzeichnete spezifische Übertragungs-Gegenübertragungsmuster wird auf der musikalischen Ebene in der Weise deutlich, wie die Patientin die Musik benutzt. Sie grenzt mich aus und bietet mir kaum Eingriffsmöglichkeiten. Hierüber entsteht jedoch ein sprachlicher Zugang, der vorerst nur als deutende Benennungen in der Therapeutin aufgehoben ist. Über die musikalischen Inszenierungen wird die sprachliche Benennung der Gegenüberragungsempfindungen als Anwesenheit des traumatischen Objekts möglich, die mir als Hintergrundswissen dient und Interventionen und auch den Verzicht auf solche ermöglicht.

Das in der Inszenierung reaktivierte Trauma – der Schrecken – scheint in diesem Fall das ohnmächtige Gefangen-Sein in einer Beziehung, in der die Patientin befürchten muss, gewaltsamen und erschreckenden Übergriffen wie auch schwerem Mangel ausgesetzt zu sein. Genetisch ist hier sowohl an die epileptischen Anfälle der Mutter zu denken, in denen diese von einem Moment zum anderen für Frau Z. bedrohlich fremd wurde, wie auch an deren gewaltsame Übergriffe. Die Mutter war emotional überfordert. Sie hatte vielleicht gehofft, dass das Kind ihr mit seinem Angewiesensein hilft, ihre eigenen Ängste vor dem Bösen, was in ihr ist, fernzuhalten. Das Eigen-Sein des Kindes, seine Impulsivität wie auch Aggressivität, riefen möglicherweise ihre eigenen bösen Geister wach, die sie nun im Eigen-Sein des Kindes bekämpfen musste. Die Patientin war gezwungen, sich anzupassen und die die Beziehung zur Mutter gefährdenden Affekte (Wut, Neid, Haben-Wollen) auszublenden. Mittels Spaltung müssen hoch idealisierte Selbst-Objekt-Aspekte von schlechten, bedrohlichen Selbst-Objekt-Anteilen getrennt gehalten werden. Diese werden auf das Gegenüber (die böse Mutter) übertragen und dort kontrolliert. Die Fixierung auf eine anale Kontrolle mittels Reaktionsbildung – das Bemühen brav zu sein – stützt das schwache Ich der Patientin gegen das Virulentwerden der eigenen Wut, des eigenen Böse-Seins: Affekte, die ihre schwachen Selbstrepräsentanz gefährden würden.

Das Angebot einer Beziehung scheint die Patientin mit der Angst zu konfrontieren, angewiesen auf ein Gegenüber zu sein, dass sie einsperrt, verhungern und verwahrlosen lässt. Dieser Gefahr hatte die Patientin in der Pubertät mithilfe einer Lehrerin per Gerichtsbeschluss entkommen können. In konkretistischer Weise aktualisierte sich damit ein frühkindlicher Abhängigkeitskonflikt. Die in dieser Lebensphase mit der erwachenden Triebhaftigkeit und dem veränderten Körperschema erneut erforderliche Lösung aus der Abhängigkeit von den Eltern fand hier durch die Staatsmacht von außen statt und wurde gewaltsam erzwungen. Die eigene Leistung der Patientin war das Weglaufen, wie auch der Appell an die Lehrerin, die sie zur Rettung veranlassen konnte. Die Aggression musste jedoch nun auf äußere Autoritäten projiziert werden: die von der Lehrerin herbeigerufene Staatsmacht, der Dirigent, der Chef, von denen sich die Patientin nun ähnlich abhängig erleben musste wie zuvor von den Eltern.

Die Patientin ist auf äußere gute Objekte angewiesen, die sie gegen das traumatische Introjekt (die böse Mutter) schützen. Das Auslaufen der pädagogischen Betreuung ist als Autonomieanforderung im Sinne einer Schwellensituation zu verstehen, die regressive Wünsche der Patientin aber auch aggressive Affekte virulent macht. Dies führt zu einer Verstärkung der Spaltungsabwehr und projektiven Identifikation, was mit einer Intensivierung des Flucht-Verfolgungsmusters einhergeht.

Fokus der Therapie

Der sich aktualisierende Konflikt der Patientin – der Fokus der Therapie – kann wie folgt beschrieben werden. Die Patientin versucht sich die Fantasie omnipotenter Kontrolle zu erhalten: »Wenn ich mir nur genügend Mühe gebe und mich anstrenge, kann ich mich vor der Unberechenbarkeit der Welt schützen und es wird alles gut. Ich erwerbe mir so einen Anspruch darauf, dass das Gegenüber mir gut ist und mich unterstützt.« Das Gegenüber darf nicht als getrennt wahrgenommen werden, da hierdurch seine Unberechenbarkeit ins Spiel käme. Die Patientin schützt sich so vor dem Erleben von Angewiesensein. Dazu gehören hohe idealisierte Ansprüche an sich selbst und andere sowie ein sehr strenges Über-Ich. Die Wahrnehmung eigener Grenzen wie auch Rückschläge und Frustrationen lösen Wut aus als Reaktion auf das Gefühl der heftigen narzisstischen Kränkung durch die beschämende Hilflosigkeit und das Ungeliebtsein, das in solchen Situationen virulent wird. Die Wut wie auch ihre Bedürftigkeit muss sie auf das Gegenüber projizieren und dort kontrollieren. Diese Bewältigungsformen beinhalten die Umkehrung von Passiv in Aktiv, die Festlegung auf die Opferrolle und die Identifikation als Behinderte. Mit dem Bemühen, beim Erleben eigener Grenzen durch omnipotente Kontrolle, Umkehr von Passiv in Aktiv und Spaltung dem virulent werdenden traumatischen Objekt (»Mutter schlägt mich auf den Kopf, wenn ich etwas kaputt mache«) etwas entgegenzusetzen, hat die Patientin die Härte gegen sich selbst (gegen die eigene Bedürftigkeit und Impulsivität) gerichtet. Sie stellt Bestrafung und Enttäuschung selbst her, indem sie sich überfordert, alles sofort schaffen muss, keine Fehler machen darf. Das Bemühen um omnipotente Kontrolle steht ihrem Wunsch nach Beziehung, nach Sich-zeigen- wie auch Getragen-werden-Wollen entgegen. Dieser Wunsch muss immer wieder durch die oben beschriebenen Mechanismen scheitern. Ziel der Therapie muss es sein, dass die Patientin Einsicht darin gewinnt, wie ängstigend für sie Situationen sind, in denen sie nicht das Heft in der Hand hat, auf welche Weise sie sich solchen Situationen immer wieder entziehen muss, damit aber an dem Erleben von Ausgeschlossensein festhält. Diese Einsicht bedeutet ein Betrauern dessen, was gewesen war, und welch' schmerzliche Auswirkungen dies auf ihr gegenwärtiges Leben hat.

Die Bedeutung des musikalischen Materials im therapeutischen Prozess mit Frau Z. (7.–99. Sitzung)

Musik ohne Wirkung

Bei dem sich in der therapeutischen Beziehung inszenierenden Konflikt spielt das musikalische Material eine spezifische Rolle. Um diese These auszuführen, stelle ich kurz dar, in welcher Weise Frau Z. das Material einbrachte. Es folgen einige theoretische Ausführungen zur Musiktherapie und ein interpretierender Kommentar. Daran schließen sich Darstellung und Interpretation des Therapieprozesses an.

Frau Z. brachte in der therapeutischen Situation ihren Wunsch nach Musik selbst selten aktiv ein, wiewohl er unterschwellig oft zu spüren war. Sie schien mein Angebot – »Wollen wir miteinander sprechen oder Musikmachen?« – zu benötigen und wählte dann meist das Musikmachen. Sie überließ also mir die Verantwortung für den Einsatz der Musik. In der Form, wie sie mit mir musizieren wollte, war sie wiederum recht bestimmt. Sie brachte zeitweise Noten mit oder wollte im Therapieraum vorhandenes Notenmaterial benutzen, um gemeinsam mit mir am Klavier danach zu spielen (die Patientin spielte mit der rechten Hand die Oberstimme und ich mit der linken die Begleitung). Oft wollte sie die Stücke üben, am besten gleich beherrschen können, ohne dass es möglich war, die Musik als solche wirken zu lassen, über die Bedeutung der Musik zu fantasieren etc. Ein auf Teilhabe und Wirkung hin angelegtes Material erhielt in einem die Bereitschaft, sich auf Neues einzulassen, erfordernden Kontext die Bedeutung, gerade diese Offenheit für Neues zu verhindern.

Theoretischer Exkurs III: Zur symbolisierenden Funktion der Improvisation in der Musiktherapie

Grundprinzip der psychoanalytischen Musiktherapie ist, dass das musikalische Material Eingang in die therapeutische Beziehung findet, dieses Material die therapeutische Beziehung strukturiert und den Konflikt in seiner spezifischen Weise aufnimmt. Die therapeutische Beziehung wird nicht nur sprachlich, sondern – zumindest zeitweise – auch musikalisch gestaltet und als solche auch begriffen. Dies setzt voraus, dass die musikalische Beziehung offen für die bewussten und unbewussten Impulse und Intentionen der Patientin ist. Methodisch lässt sich die aktive von der passiven bzw. rezeptiven Musiktherapie unterscheiden. Während bei der rezeptiven Musiktherapie das »Musikhören als Therapie« (Bruhn et al. (Hg.) 1993, S. 412) verstanden wird, steht in der aktiven Musiktherapie das gemeinsame Musizieren von Patientin und Therapeutin im Mittelpunkt. Dieses kann durch verschiedene Spielvorgaben strukturiert werden oder im Sinne einer »freien musikalischen Improvisation« (a.a.O. 1993, S. 419) durchgeführt werden. Rezeptive Formen wie strukturierende Spielvorschläge können einen strukturierenden Rahmen zur Verfügung stellen, dessen Halt es der Patientin manchmal erst ermöglicht, sich ihren musikalischen Einfällen zu überlassen.

In der Psychoanalyse steht dem freien Assoziieren der Patientin die gleichschwebende Aufmerksamkeit der Analytikerin gegenüber. Beide Haltungen dienen dem Ziel, der in der therapeutischen Beziehung sich gestaltenden Inszenierung bzw. dem darin sich aktualisierenden unbewussten Konflikt der Patientin Raum zu geben. Ein solches, der gleichschwebenden Aufmerksamkeit entsprechendes Pendant sieht Tüpker (1988) in der Haltung der Musiktherapeutin, aus der heraus sie die musikalischen Impulse der Patientin musikalisch beantwortet. »Der mitspielende Therapeut kann eine seelische Verfassung finden, in der sein Spielen sich von dem her gestaltet, was im Seelischen des Patienten auf Ausdruck drängt.« (zit. a.a.O., S. 184) Das Ringen um eine gelingende Improvisation, in deren Gestalt das affektive Geschehen – der Übertragungs-Gegenübertragungs-Komplex – als musikalische Formenbildung eine vermittelnde Distanz erfahrt, tritt so an die Stelle des Ringens um das Einhalten der psychoanalytischen Grundregel. Mit der gelungenen musikalischen Gestalt wird ein bislang unbewusstes Erleben als sinnlich-symbolische Interaktionsform gefasst. Wie Niedecken (1988) gezeigt hat, ist die gelungene Improvisation die Deutung der Inszenierung, während die misslungene, unvollständig gebliebene Improvisation der Einbeziehung des Kontextes wie auch sprachlicher Bearbeitung bedarf, um die Intention der Inszenierung aufgreifen und bewusst machen zu können.

Das musiktherapeutische Geschehen ist als Übertragungsangebot zu begreifen, das die Ebene der sinnlich-symbolischen Interaktionsformen und damit eine sehr frühe Ebene anspricht. Bei dieser läuft das dyadische Erleben immer mit. Die Dominanz der unabhängigen Beziehungspartnerin ist daher von besonderer Bedeutung. Zur Außensicht, aus der heraus beispielsweise die methodischen Unterscheidungen wie aktive vs. rezeptive Musiktherapie oder freie Improvisation vs. strukturierende Spielvorschläge aber auch die Analyse des musikalischen Materials Orientierung für die Bedeutungsbildung geben, kommt entsprechend der frühen Übertragungsebene die Sichtweise von Innen hinzu. Diese führt zu musikalischen Einfällen als Eingriffen in die Situation, mit der sich in der Therapeutin Vorstellungen bilden, die die Inszenierungen als sinnlich-symbolische Interaktionsform auf eine neue Stufe im heben. Die Reflektion der Innensicht ist so bedeutsam, da das Beziehungsgeschehen in der Improvisation durch mögliche Spielvorschläge und Eingriffe deut- aber auch manipulierbar wird. Da Musik – wie Kunst überhaupt – in sich nicht kritisierbar ist, ist der von der Therapeutin auf das Spiel der Patientin hin gesetzte musikalische Bezugsrahmen nur vom Gesamt der Improvisation als Frage ihrer Stimmigkeit als Ganzes in Frage zu stellen, ebenso wie die musikalische Reaktion der Patientin darauf. Ob die Therapeutin beispielsweise die melodischen Wendungen der Patientin in konventionellen Harmonien begleitet oder ihnen Dissonanzen entgegenstellt, fokussiert sehr unterschiedliche Aspekte des Spiels der Patientin.

Kommentar: Frau Z. benutzte die Musik in einer Weise, die es ihr ermöglichte, mich in meiner Dominanz zu begrenzen und auszusperren. Dies lässt sich als Angriff auf das Setting verstehen. Dieser Angriff bezog sich auf die spezifische Art und Weise, in der die Patientin das musikalische Material benutzte. Sie spielte allein oder mit mir zusammen Musikstücke, so wie sie es für richtig hielt, ohne darüber zu sprechen. Ich kam mir ausgeschlossen vor. Mir schien damit die Möglichkeit genommen, therapeutisch einzugreifen und mit diesen Eingriffen auf etwas Neues zu verweisen. So wie die Pausen im Gespräch keine Pausen waren, in denen das Gesagte in uns hätte nachklingen können bzw. wir unseren Fantasien und Gefühlen hätten nachsinnen können, gab es in der Situation auf der musikalischen Ebene keinen Raum, in den hinein die Musik hätte wirken können. Die Musik schien die Funktion zu haben, den Raum zuzustopfen und Leere zu verhindern. In mir entstanden zwar Vorstellungen. Diese bezogen sich jedoch darauf, dass ich mich damit von der Musik ausgeschlossen fühlte. So wirkte die Art, wie sich die Patientin mit der Musik beschäftigte, häufig autistisch. Ich war überflüssig, schien wie nicht vorhanden. Sie war zufrieden für sich ganz damit beschäftigt, die Noten zu lesen und sie so zu spielen, wie sie da standen, ohne anscheinend fühlen zu können, was sie da spielt. Hierbei nahm sie die Musik buchstabengetreu und nicht dem »Sinn« nach. Die Musik durfte nicht wirken. Das Einzige, was von mir zu ihr durchdrang, ohne sie aus dem Konzept zu bringen, war beständige Anerkennung. Das musikalische Material erschien in dieser Inszenierung zugleich als ein Gefängnis und als Halt. Der Wunsch, der mit der Musik zum Ausdruck hätte kommen können – sich zu Gehör zu bringen und gehört zu werden, getragen zu werden und damit im eigenen Recht, »ich« sagen zu können, denn dafür steht der Wunsch, eine gelungene musikalische Figur zu spielen – löste sofort Angst aus und damit den Wunsch nach omnipotenter Kontrolle. Mit dem Bemühen, die Figur zu erzwingen, und mit der Festlegung auf die einzige Möglichkeit der Reaktion – zu loben – musste das Resultat als gegeben vorausgesetzt werden, um mit ihm das Unerträgliche auszublenden: die dem paranoid-schizoiden Modus entsprechenden Vernichtungsängste. Mit dem Wunsch hätte sich die Patientin als angewiesen auf eine Beziehung fühlen müssen, in der ihre Impulsivität als »ich-sagen« anerkannt werden kann. Die Bedürftigkeit als an ein Objekt gerichtete Wünsche durfte nicht spürbar werden. Denn damit hätte sich die Patientin wieder im Gefängnis erleben müssen. Dass ich jemand sein könnte, die etwas zu geben hat, auf das sie angewiesen ist, schien für sie unerträglich. So brachte sie sich zeitweise selbst zu essen mit, brachte Noten-Material mit, bei dem sie sich zwar Unterstützung wünschte, sich damit aber überwiegend allein beschäftigte und zwar in einer Weise, dass das Gegenüber keine Chance hatte, mitzukommen.

In der Musik lag zugleich eine Chance. Die Inszenierung schilderte eine Szene, in der ein gänzlich überfordertes Kind bemüht ist, eine sehr prekäre Balance zu halten, und durch jegliche Bewegung des Gegenübers aus dem Gleichgewicht gebracht zu werden droht. Sonst droht »das Porzellan zu zerbrechen«. Die Patientin war zwar überfordert, den oben beschriebenen Konflikt auf einer die Introspektion voraussetzenden Weise zu bearbeiten, ebenso wie sie mit dem Angebot einer musikalischen Beziehung partiell überfordert schien. Hierüber entstanden jedoch sprachliche Bedeutungen in der Therapeutin. Insofern gelang es ihr, über den Weg der Musik über sich zu sprechen. Die Patientin konnte über ihre Schwierigkeiten mit dem Musizieren sprechen und darin etwas von sich selbst sagen, was ihr selbst kaum bewusst und zugänglich war. Sie musste, wenn sie über die Musik sprach, nicht die volle Verantwortung für die darin zum Ausdruck kommenden Impulse und Strebungen übernehmen. Hiermit wäre sie überfordert gewesen. Sie sagte darin etwas über sich und ihre Wünsche, wie auch über das »traumatische Objekt«, das sie von diesen Wünschen auszuschließen schien. Das Musizieren selbst bot der Patientin die Möglichkeit der Verbindung zu einem idealisierten Selbstobjekt, das sie kontrollieren konnte und das ihr zugleich mit seinem Objektcharakter Widerstand entgegensetzte. Die Musik fungierte damit als ein spezifisches Übergangsobjekt, das die Spannung des »me/not me« (Winnicott 1985) enthält, fremd und vertraut zugleich ist. Da die Beschäftigung mit der Musik und den sich hier zeigenden Schwierigkeiten sowohl hinsichtlich der Erfordernisse der Musik als auch bezüglich unserer Beziehung für die Patientin weniger ängstigend war, konnte es ihr gelingen, etwas von ihrem spezifischen So-Sein in Beziehungen wahrzunehmen.

Die durch die Not mit der Musik zur Sprache kommende Not der Patientin

Pendelnd zwischen traumatischem Objekt und idealisiertem Selbstobjekt

Falldarstellung: In der 7. Stunde erzählt die Patientin, wie schwer es für sie im Orchester ist, auf andere zu hören. Nur wenn sie die Melodie-Stimme spiele, fühle sie sich sicherer. In der Formulierung klingt unterdrückter Ärger an.

Kommentar: Ich verstehe, dass sie die 1. Geige spielen möchte und dafür Begleitung braucht. Sie will mit ihrer eigenen Stimme im eigenen Recht gehört werden. Dieser Wunsch erscheint jedoch zugleich als aggressiver Akt, als würde sie den anderen ihre Melodie-Stimme neiden und wegnehmen müssen. Denn mit der eigenen Stimme Teil eines Ganzen zu sein und nicht den Ton anzugeben ist für sie bedrohlich. Das Sich-ausgeschlossen-Fühlen bedroht sie mit dem unerträglichen Zustand des Nicht-da-Seins. Nur als »erste Geige« kann sie sich genügend abgrenzen.

Falldarstellung: In den nächsten Stunden spielt Frau Z. am Klavier häufig allein. In der 12. Stunde – es ist die Stunde vor Weihnachten, sie spielt Weihnachtslieder – empfinde ich die Atmosphäre wieder als sehr anstrengend. »Ich denke immer daran, wie eingesperrt und lebensbedroht sie sich im Zimmer der Eltern gefühlt haben muss, das hilft etwas«. Während die Patientin die Musik als gut und tröstlich erlebt, fühle ich mich in der Gegenübertragung allein: »Ich kann so wenig tun, ich genüge nicht, in keiner Weise, was ich tue, ist falsch«.

Kommentar: Das Unerträgliche besteht darin, dass die Patientin über sich spricht und zugleich nicht über sich spricht. Sie benutzt das Klavierspiel, um mit dem Schwierigen nichts zu tun haben zu müssen. Sie will von dem, worüber sie nicht sprechen kann, was sich ereignet, ohne dass sie es versteht, (von ihrem aggressiven Wegdrängen des Gegenübers, ihrem Neid, ihrem Hass, aber auch ihrer Not und Hilflosigkeit) nichts wissen. Dies kann ich im Sinne des Containings vorerst nur in mir aufbewahren.

Falldarstellung: Etwas davon kommt in der 16. Std. zur Sprache. Die Patientin ist etwas krank und spricht im Gegensatz zu sonst etwas mehr. Sie erzählt von verschiedenen Erlebnissen u.a. über eine Umfrage zum Thema des sexuellen Missbrauchs. »Menschen, die so etwas tun, sollte man foltern und umbringen!« Ich bin wie erschlagen von der Härte und Wucht. Rasch kommt die Patientin auf die Mutter zu sprechen, die sie für das Zerschlagen des Porzellans so hart auf den Kopf geschlagen habe und ausgerastet sei. In der nächsten Stunde spricht die Patientin offener über ihre aktuellen Schwierigkeiten und wie viel Angst sie vor Fehlern hat. Wir sprechen über Versagensängste. Ich erkläre, dass Pflanzen zwar Dünger, Erde und Wasser brauchen, sie dann aber von alleine wachsen. Die Patientin lacht. Sie erzählt, dass sie gern ein Tasteninstrument lernen möchte. Dann spielt die Patientin wieder mit mir zusammen am Klavier.

Kommentar: Das Unerträgliche kommt hier erstmals zur Sprache. Es sind Vernichtungsängste und Vernichtungswut. Fehler rufen Vernichtungsängste auf den Plan, die mit ihren heftigen aggressiven und sadistischen Impulsen zusammenhängen. Mit dem Hinweis auf die Pflanze weise ich daraufhin, dass etwas eigenes Gutes in ihr ist, das aus sich heraus Wirkung entfaltet. Die Patientin kann den Vergleich annehmen und nun etwas milder mit sich sein. Sie drückt daraufhin einen Beziehungswunsch in der für sie typischen ambivalenten Weise aus: ihr Wunsch nach Identifikation mit mir. Sie will auch Klavier spielen wie ich. Die Ambivalenz liegt darin, dass sie sich mit der Identifikation eben auch an die Stelle des Objektes setzt.

Rhythmus als Herausforderung: Sich-Anvertrauen vs. Kontrolle

Falldarstellung: In der 17. Stunde sieht sich Frau Z. alle Instrumente an. Es wirkt, als ob sie erstmals den Kopf hochhebt und schaut, wo sie ist. Eine Stunde später sieht sie mich aus einer Schweigesituation heraus an. Ich sage, sie wolle wohl schauen, ob ich da bin. Die Patientin lacht. Nach einem wie üblich für mich schwer erträglichen Klavierspiel bemerkt die Patientin, ihr würde das Rhythmusgefühl fehlen. Wir sprechen über Rhythmus. Sie berichtet in der folgenden Stunde, dass ihr das Gespräch geholfen habe. Sie erzählt dann von ihren Bemühungen um Spenden für ihre Selbsthilfegruppe, um die Schwierigkeiten mit Übersetzungen der Schreiben aus dem Ausland. Sie wolle die Therapie auf jeden Fall weitermachen. Sie würde mutiger. Dennoch kann sie Niederlagen und Absagen nur sehr schwer hinnehmen. Diese rufen heftige Verzweiflung hervor. Die Anstrengungen lägen dann vor ihr wie ein riesiger steiler Berg.

Kommentar: Hier thematisiert die Patientin erstmals selbst ihre Schwierigkeit mit der Musik: ihr mangelndes Rhythmusgefühl. Durch die Art, wie die Patientin mir ihre Rhythmusschwierigkeiten schildert, beginne ich zu begreifen, weshalb es sich so schrecklich anfühlen muss, mit ihr zusammen am Klavier zu spielen, bzw. warum ich mich immer als Versager fühlen muss. Da sie den Rhythmus nicht fühlen kann, muss sie sich ihn ausschließlich durch die Berechnung des Taktes und der Notenwerte erschließen. Indem sie sich im gemeinsamen Klavierspiel die Notenwerte im Zueinander erschließen muss, kann ich mich im Zusammenspiel nicht dem Rhythmus überlassen. Denn dieser ist nicht Grundlage unseres Zusammenspiels. Das von ihr eingebrachte und eingeforderte Material erfordert aber im gemeinsamen Spiel zwingend die Einigung auf einen gemeinsamen Rhythmus. Ich bin damit ganz auf sie angewiesen, muss erahnen oder erraten, wo sie ins Stocken gerät und wann sie wohl weiterspielen wird. Damit erlebe ich mich als abhängig von einer Person, die ganz und gar mit sich selbst beschäftigt ist: damit, sich selbst zusammenzuhalten. Die Patientin überträgt damit Selbstaspekte auf mich, während sie sich in der Position des allmächtigen Objektes befindet. Sie lässt mich spüren, wie umfassend unsicher sie sich fühlt und sich als Kind gefühlt haben muss, angewiesen auf eine durch Unberechenbarkeit geprägte Umwelt. In mir bildet sich für diese Art des Weltbezuges als stille Deutung die Formulierung: »Sich das Leben zusammenbauen müssen statt getragen zu werden« – anders formuliert: sich zusammenhalten müssen, statt getragen zu werden, statt sich Zuständen der Unintegriertheit überlassen zu können.

Das gestörte Rhythmus-Empfinden verstehe ich als Hinweis auf die tiefgreifende Störung in ihrem Körperselbst. Sie kann auf kein stabiles Körperselbst zurückgreifen. Die Patientin setzt gegen die damit zusammenhängenden Ängste den Versuch der analen Kontrolle.

Theoretischer Exkurs IV: Rhythmus als Organisator frühkindlicher Entwicklungsprozesse

Rhythmen sind in den frühen, schon intrauterin sich bildenden Interaktionsformen zwischen Mutter und Kind verwurzelt. Sie entsprechen somit und begleiten anfangs Erfahrungen von Einbrüchen in ein bedürfnisloses Kontinuum und seiner Wiederherstellung. Als embryonal wirksame Ordnungsfaktoren finden sie schon vor der Geburt im Zusammenspiel der kindlichen und mütterlichen biologischen Rhythmen ihren Niederschlag. Dies ist jedoch nicht als ein rein biologisches Geschehen zu begreifen. Schon hier sind vermittels der unbewussten mütterlichen Reaktionen die darin gefassten gesellschaftlich-sozialen Lebensentwürfe konturierend beteiligt. Die Bildung der Interaktionsformen ist ein »unter Dominanz zweier Wirkungskreise – der biologischen und der sozialen Wirklichkeit – sich ereignendes Zusammenspiel von sozialen Lebensentwürfen und Reiz-Reaktions-Kreisen« (zit. Niedecken 2003, S. 139f.), bei dem die Rhythmen eine strukturierende Rolle spielen. Auch nach der Geburt entsteht die Beziehung zwischen Mutter und Kind in der Erarbeitung gemeinsamer Bewegungs-, Erlebens- und Lebens-Rhythmen. Das Kind erlangt erste vegetative Kontrolle über Koordination von Herz- und Atemrhythmen. Es entwickelt sein Aufmerksamkeits- und Erregungsniveau (die sog. »states«) in einem organisierten Rhythmus. »Der ›State‹ des Säuglings stellt eine erste Stufe der Synthese oder der Kohärenz zwischen verschiedenen physiologischen Subsystemen dar und zeichnet sich durch Periodizität und Rhythmizität aus«. (Sandler, S. 137 zit. n. Lichtenberg 1991, S. 40) Das Kind ist dabei auf die Unterstützung durch die Mutter angewiesen, wenn diese es versteht, »ihr eigenes Verhalten den Rhythmen des Babys anzugleichen«. (zit. Brazelton, Cramer 1991, S. 148) Das Finden und Ruhen in einem Rhythmus wird dabei immer wieder aufgebrochen durch Störungen von Innen und Außen, wie es zugleich über sie vermittelnd sich bildet. In der spannungsarmen Pentatonik des Wiegenliedes und seinem 2-Rhythmus wird dieses Hin und Her von Störung und Einpendeln begleitet und formuliert.

Rhythmus kann damit als Schaltstelle begriffen werden, der die dyadische Identität des Kindes – der körperlich eingeschriebene Niederschlag früher Interaktionserfahrungen – organisiert und an soziale Ausdrucksformen (Symbolsysteme) koppelt. Denn Rhythmus ist musikalischer Parameter und zugleich Organisator von »Affektabstimmung« und »Vitalitätsaffekten« (vgl. Köhler 1990, S. 46) und damit Ordnungsfaktor dyadischer Interaktionen. Rhythmische Bewegungsformen können daher zu frühen nichtreflexiven Formen und Objekten werden, mittels derer sich das Kind als »da« erleben kann. Potenziell ermöglichen sie dem Kind einen Umgang mit den Momenten des Gewahrseins von Getrenntheit. (vgl. Ogden 2000, S. 53f.) Die organismische Spur dieser in tröstende Formen eingebundenen Erfahrungen des Fremd-Seins wird zum späteren Ausgangspunkt der Ausbildung des Körperselbst des Kindes. Mit der Ausbildung des Körper-Selbst vollzieht das Kind eine erste Abgrenzung von Ich und Nicht-Ich. »Die Bildung eines Körperselbst, das Erleben des Körpers als zum Selbst gehörig, erscheint als ein erster wichtiger Schritt der Subjekt-Objekt-Differenzierung« (zit. Plassmann 2000, S. 138) als erste Grenze von Ich und Nicht-Ich. Diese Grenze ist die Voraussetzung der Ausbildung von Subjekt- u. Objekt-Repräsentanzen. Sie führt die Unterscheidung von Subjekt und Objekt jedoch noch nicht durch. Traumatische Erfahrungen führen in diesem frühen Stadium zu körperlich gebundenen Interaktionsformen, die eine Umsetzung in Subjekt-Objekt-Spannung verhindern: »Misslingt die subjektive Aneignung des Körpers, so persistiert ein »symbiotischer Bereich im Körper selbst«, in welchem der Körper und die Mutter, die ihn in Besitz genommen hat, fusioniert erlebt werden. In diesem symbiotischen Bereich des Köperselbst persistiert damit die bewusste psychotische Fantasie einer körperlichen Entgrenzung.« (zit. a.a.O., S. 138) Plassmann bezieht sich hier auf Patientinnen mit artifiziellem und selbstverletzendem Verhalten. Ich gehe davon aus, dass ein anderer Ausweg, den Menschen für frühe traumatisierende Erfahrungen finden können, in der Ausbildung von Ungeschicklichkeit liegt, mit der der damit verbundene Konflikt auf den Körper fixiert und dort ausgetragen wird. Das damit einhergehende defizitäre Körpergefühl entsteht dadurch, dass körperliche Entwicklungsschritte übersprungen werden müssen und rationale Kontrolle den fehlenden Körper-Sinn ersetzen soll. Der Körper bewahrt mit seiner Ungeschicklichkeit die Erfahrung der Unberechenbarkeit der Welt auf und gibt dieser einen Ort.

Im Rhythmus wird der Körper gerade in seiner Eigenschaft der unbewußten Ansteckung spürbar: als körperliche Begleiterscheinungen des Affektes, wenn z.B. sich der Herzschlag bei Freude oder Angst auch am Bewusstsein vorbei verändert oder wenn jemand beim Hören ansprechender Musik mit dem Fuß wippt, ohne sich des Musikhörens bewusst zu sein. Diese Ansteckung wird aber auch über den Rhythmus indirekt – z.B. über Atemtechniken – kontrollierbar. Rhythmus ist zugleich eng verbunden mit der Fähigkeit, sich überlassen zu können (bei der Musik, beim Tanzen, aber auch in der Sexualität). Darin transportiert sich etwas von dem frühen Erleben des Ergriffenseins von der Szene (Niedecken 2003). Mit diesem Ausdruck weist Niedecken auf den Umstand, dass das Kind in den frühen Beziehungserfahrungen der Beziehungsdynamik ausgeliefert ist Das darin enthaltene Dominanzgefälle löst den Impuls zu dessen Überwindung aus. Mittels der Einfädelung dieses Impulses als Intention der Inszenierung kann sich das Kind als Subjekt der Szene finden – wenn es beispielsweise die Erfahrung macht, den Anstoß zum Schaukeln geben zu können. Einen Rhythmus muss man spüren und damit in sich finden, um sich von ihm tragen lassen zu können. Das wird am deutlichsten beim Wiegenliedrhythmus oder bei Tanzrhythmen. Der Körper kann damit gerade mit seiner Eigenschaft, sich rhythmisch anstecken zu lassen, zum Ort werden, auf den das »traumatische Objekt« übertragen wird. In diesem Fall ist es einem Menschen kaum möglich, ja es muss vermieden und abgewehrt werden, sich Rhythmen zu überlassen, da dies das traumatische Objekt virulent machen würde.

Wendung ins Aktive: Spielen ohne Rücksicht auf Verluste

Falldarstellung: In den folgenden Stunden spreche ich beim gemeinsamen Spiel meinen Eindruck an, dass Frau Z. nicht auf mich wartet. Sie kommentiert mit: »macht nichts«; ich: »sie spiele wohl ohne Rücksicht auf Verluste«. Bei ihren Erzählungen werde ich nun öfters furchtbar traurig. Wir üben jetzt manchmal den Rhythmus. Ich zeige ihr Möglichkeiten, auch für sich allein zu üben. Sie nutzt diese und kann davon profitierten, ist aber immer wieder ganz verzweifelt, wenn etwas nicht klappt. Mir fällt auf, wie furchtbar gehetzt ihr Spiel klingt. Zugleich spricht sie davon, dass sie bei den Orchesterproben gehetzt werde. Sie lerne zu langsam. Das sei eben ihre Behinderung, auf die keiner Rücksicht nehme. Wenn ich mich am Klavier verspiele, lacht sie.

Kommentar: Erstmals bringe ich hier mich und damit die Beziehung ins Spiel. Wenn sie nicht auf mich wartet und lacht, wenn ich Fehler mache, dreht sie den Spieß um. Nicht sie wird gehetzt, sondern sie hängt das Gegenüber ab. Das Thema des Gehetzt-Werdens hat mich an ihre früheren Erzählungen aus der Schulzeit erinnert: die Mitschüler hätten sie gejagt. In mir ist das Bild eines kleinen Mädchens entstanden, das sowohl voller Angst um alles in der Welt mithalten muss, als auch ganz böse ist, das sowohl gejagt wird und als auch hinter anderen herlaufen muss, um den Anschluss zu halten. Die, die sie jagen, sind die Menschen im eigenen Recht, deren Status als Subjekt sie (die Patientin) existenziell bedroht, sodass sie sich wieder der unberechenbaren Welt ausgeliefert fühlen muss. Zugleich muss sie die Verbindung zu ihnen halten, da sie auf sie (die Mitschüler) ihre aggressiven Impulse übertragen hat, und sie nun die Hoffnung verkörpern, sich selbst im eigenen Recht behaupten zu können.

Ich kann nun spüren, das hinter der Wut und dem Kontrollzwang Trauer steht, die die Patientin vermeiden muss: Traurigkeit über dieses umfassende Ausmaß an »Nicht-als-Subjekt-gesehen-Werden« und über das damit verbundene furchtbare Verlassensein.

Mit der Anregung des Rhythmus-Übens knüpfe ich an ihre Möglichkeit, ihrem Wunsch nach Kontrolle an. Zugleich weise ich auf etwas, was dahinter ist, hin: dass es Zuverlässigkeit geben kann und dass diese nicht durch sie gemacht wird. Ich mute ihr somit Kleinheitsgefühle zu.

Falldarstellung: Die Patientin erzählt (33. Stunde), dass sie Wiederholung langweilig findet. Sie könne nicht üben. Entweder sei die Musik daher zu schwer für sie oder zu leicht.

Kommentar: Die Patientin spricht hier davon, dass sie nicht spielen kann, spielen wie kleine Kinder es tun. Kleine Kinder können stundenlang das gleiche Spiel wiederholen. Sie freuen sich darüber, wieder und wieder das gleiche Märchen zu hören, das gleiche Spiel mit Mutter und/oder Vater zu spielen. Darin liegt Beruhigung und Trost. Mit der Versicherung des Immergleichen versichern sich die Kinder des dyadischen Beziehungsaspektes, der beim Spiel immer mitläuft. Und sie nehmen die Versicherung in die eigene Hand. Wiederholung ist auch ein zentraler Faktor in der Musik. Dies gilt sowohl fürs Erlernen wie für die Musik selbst, für die das Spiel mit Wiederholung und Variation der Wiederholung wesentlich ist. Damit kann Musik etwas vom dyadischen Sein in der Zeitlosigkeit aufgreifen und es im ästhetischen Schein wiedererlebbar werden lassen. Die Möglichkeit, sich im Spiel oder in der Musik der dyadischen Verbindung (der Verbindung zu frühen guten Selbstobjekten) zu versichern, hat jedoch zur Voraussetzung, dass die frühen Objektbeziehungen nicht durch eine zu große Ambivalenz geprägt sind. In diesem Fall können die bedrohlichen Erfahrungen nicht in tröstenden Formen aufgefangen und damit zum Ausgangspunkt spielerischer Aneignung werden. Sie bleiben an den paranoid-schizoiden Modus gebunden und sind durch den Wiederholungszwang geprägt. So konnte sich auch Frau Z. mit dem Wiederholen nicht der zeitlosen Zuverlässigkeit des dyadischen Erlebens versichern. Für sie war das Immergleiche zwangsläufig Verlassensein und Leere, in der sie einem traumatischen Objekt ausgeliefert war.

Falldarstellung: Die Patientin berichtet in der 35. Stunde, sie habe einen neuen Freund gefunden. Es habe zwischen ihnen gefunkt. (Von dem früheren Freund hatte sie sich vor einiger Zeit getrennt.) Mit dem neuen Freund fühle sie sich viel besser. Sie wisse aber noch nicht, ob sie ihn liebe. In der darauf folgenden Stunde warte ich vergeblich auf die Patientin. Einige Tage später ruft sie an, sie habe

Urlaub und daher unseren Termin vergessen. Im Gespräch darüber meint sie, ich hätte ja auch anrufen können. Ich bemerke, ich hätte sie nicht vergessen und hätte mich über ihren Anruf gefreut. Sie schaut mich vorsichtig an.

Kommentar: Die Patientin ist etwas sicherer geworden. Das Vergessen der Stunde im Zusammenhang mit der neuen Beziehung lässt sich als aggressiver Akt wie auch als Loslassen verstehen. Die Patientin hatte Urlaub und ihre Freizeit auf dem Balkon genossen. Ich verstehe es, als probiere sie aus, ob sie für sich allein sein kann, für sich die 1. Geige spielen und sich nach sich selbst richten kann. Andererseits erscheint es, als müsse sie, gerade weil ihr die Beziehung (die therapeutische und die Partnerschaft) wichtiger wird, sogleich etwas gegen die Beziehung setzen, indem sie sich versichert, dass sie sie vergessen kann, ebenso wie sie noch nicht weiß, ob sie den neuen Freund liebt. Mir war bedeutsam, dass sie anrief, um sich zu vergewissern, dass ich da bin, nicht böse bin und es weiter geht. Als sie meint, ich hätte ja auch anrufen können, kommt erstmals auch vorsichtig Ärger auf mich zum Ausdruck. Möglicherweise ist sie ärgerlich, dass sie sich schuldig fühlen muss bzw. ich sie in die Position gebracht hatte, dass sie ihr Wollen, ihren Wunsch nach Beziehung ausdrücken muss. Sie scheint erleichtert und überrascht, als ich meine Freude über ihren Anruf zum Ausdruck bringe. Ich war tatsächlich froh gewesen, dass sie sich nicht mehr so ausgeliefert fühlen musste, indem sie nun etwas für die Beziehung tun kann.

Auf dem eigenen Weg vs. Fortwährendes In-Bewegung-Sein

Falldarstellung: Mit der Musik geht es zunehmend etwas besser. Frau Z. wirkt dabei überrascht, wenn die Bedingungen des anderen ins Spiel kommen. Sehr schnell kann sie jedoch aus dem gemeinsamen Spiel herauskatapultiert werden. Sie erzählt jetzt häufig von ihrem Fahrrad. Wenn es kaputt ist, muss sie öffentliche Verkehrmittel benutzen und wurde von finanziellen Ängsten geplagt. In der 42. Stunde dann stellt sich in der Musik überraschend von allein ein gemeinsamer Rhythmus ein. Kurze Zeit fühlt es sich leicht und schön an. Auch die Patientin bemerkt es erstaunt. Drei Stunden später erwähnt die Patientin wieder ihren Wunsch, Klavierspielen lernen zu wollen. Ich erschrecke, als hätte ich die Patientin zu Allmachtsfantasien ermuntert, die nur scheitern können. Wieder fühle ich mich am Stunden-Ende furchtbar traurig. In der folgenden Stunde berichtet die Patientin von einem zum Glück glimpflich verlaufenen Fahrradunfall.

Kommentar: Das Fahrrad verstehe ich als Symbol ihrer Bemühungen, auf eigenen Beinen zu stehen und zugleich ein wenig durchs Leben gleiten zu können. Damit erlebt sie sich als gefährdet. Immerhin scheint die Patientin ausreichend gestärkt. Sie muss sich jetzt in der Therapie weniger kontrollieren, sodass bei einem Spiel ein gemeinsamer Rhythmus entstehen konnte. Das ist für uns beide ein überraschender und beglückender Moment. Dieser ruft verständlicherweise erneut Angst hervor. Es ist zu vermuten, dass Frau Z. durch das Loslassen (im »Sich-einem-Rhythmus-Überlassen«) mit großer Traurigkeit in Berührung zu kommen droht. Dies ist jedoch zu gefährlich. Sie ist darauf angewiesen, diese zu projizieren und damit zu vermeiden. Die Patientin verbalisiert mit ihrem Wunsch, Klavier spielen zu lernen, ihre Sehnsucht, sich mit mir identifizieren zu können, und damit die Sehnsucht nach Identifikation mit einem idealisierten Objekt. Ich reagiere mit Erschrecken. Der darin liegende Beziehungswunsch scheint mit Angst verbunden. In der Identifikation liegt der Aspekt, durch narzisstische Größenfantasien das beneidete Objekt zu entmachten, und sich damit vor der Erfahrung der Getrenntheit und damit Trauer und Desillusionierung zu schützen. Da mit der Identifikation die Erfahrung der Getrenntheit vermieden wird, kann die Funktion des haltenden Objektes gerade nicht introjiziert werden. Indem sich die Patientin etwas mehr auf die Beziehung eingelassen hat, kommt sie also mit ihrem Konflikt in Kontakt. Gerade das Vertrauen auf eine haltende Beziehung lässt sie spüren, dass sich ihr Wunsch nach Halt wie eine unrechtmäßige Anmaßung formuliert und sie dadurch in Gefahr gerät. Der Fahrradunfall zeigt mir, wie gefährdet sie sich fühlt, wenn sie versucht, durchs Leben zu gleiten.

Falldarstellung: In der 55. Stunde spricht Frau Z an, wie schwer es ihr ist, den Rhythmus »vom Dirigenten abzunehmen«, sich vom Notenblatt zu lösen und auf ihn zu schauen. Ich vermute, dass sie hin und her gerissen ist zwischen dem Drang, sich auf ihre Noten zu konzentrieren und dessen Forderung, ihn anzuschauen und sich nach ihm zu richten. Ein möglicherweise ähnlicher Konflikt tritt in der Therapie auf, wenn die Patientin noch Klavier spielt und ich sage, dass die Zeit vorbei ist. Dies ignoriert die Patientin meistens. Wenn ich das anspreche, lacht sie.

Kommentar: Hier wird deutlich, dass die Patientin entweder nur auf sich oder auf das Gegenüber achten kann. Orientiert sie sich am Gegenüber, dann muss sie sich klein und rausgeschmissen fühlen, als verliere sie ihren Halt. Das Ignorieren lässt sich als ein aggressiver Akt der Selbstbehauptung verstehen. Indem ich das Ignorieren anspreche, sage ich der Patientin, dass ich noch da bin und dass sie auch etwas mit mir macht. Die Patientin freut sich, da sie nun mich abgehängt hat, und nicht sie sich abgehängt fühlen muss, wie z.B. wenn der Dirigent darauf besteht, dass sie auf ihn achtet. Grenzen, an denen ihre Getrenntheit und Kleinheit deutlich wird, geben ihr das Gefühl der Hilflosigkeit und konfrontierten sie mit einer unberechenbaren Welt. Sie muss sich starr und eng machen, um darin für sich präsent zu bleiben. So gesehen sind die Unfälle gewissermaßen provozierte Grenzerfahrungen, mit denen sie sich als existent fühlen kann.

Falldarstellung: Die Patientin erwähnt, dass ihr Betreuer meint, sie tue zu viel und denke zu wenig an sich. Als ich das aufgreife, kann die Patientin darüber sprechen, dass es ihr auch hier schwer ist, sich zu entspannen: »Wenn es hier mal ruhig ist, kommen gleich Gedanken«. Frau Z. spricht jetzt häufig über ihre Zukunftsplanung. (59. Stunde) Sie will mit ihrem Freund zusammenziehen, heiraten und ein Kind bekommen. Das gehe aber nur über künstliche Befruchtung. Ihr Freund bringe es nicht. Sie berichtet von organischen Gründen seitens des Freundes, die zu Schwierigkeiten beim Geschlechtsverkehr führen. Im Anschluss an dieses Thema tauchen einige Stunden später überraschend neue biografische Details auf. Die Mutter hätte wegen der Epilepsie eigentlich gar nicht schwanger werden dürfen.

Sie habe Kinder als Last empfunden und nicht an sich heran gelassen. Überraschenderweise erinnert sie sich auch an positive Aspekte bezüglich Vater und Großvater. Der Vater sei Musiker gewesen und habe viel gesungen. Der Großvater habe versucht, ihr das Flötespielen beizubringen.

Kommentar: Die Patientin spricht in fühlloser und entwertender Weise über die sexuelle Schwierigkeit ihres Freundes. In meiner Reaktion darauf spüre ich ihre große narzisstische Verletzlichkeit. Mir erscheint es jedoch, als ermöglicht gerade die Schwierigkeit des Freundes, keinen Geschlechtsverkehr vollziehen zu können, dass sich die Patientin auf die Beziehung einlassen kann. Seine Schwierigkeiten entlasten sie, da die mit dem Eindringen verbundenen heftigen Affekte ihre Selbstrepräsentanz gefährden würde.

Auf dem Hintergrund der neuen Informationen zeigt sich die höchst konflikthafte Beziehung zur Mutter in aller Schärfe. In der Wahrnehmung der Patientin hatte die Mutter ihre bloße Existenz für sich als vitale Gefährdung erleben müssen. Zwangsläufig hatte sie ihr damit eine Existenzschuld aufgebürdet. »Mich hätte es nicht geben dürfen. Ich bin für die Mutter eine Gefahr.« In ihrem Empfinden durfte sie der Mutter nicht zu nah kommen und konnte sich daher mit ihr nicht genügend identifizieren. Ihr weibliches Selbstbewusstsein blieb dadurch schwach. Die Beziehung zum Vater musste für die Patientin hierdurch besondere Bedeutung erlangen, um sie von den Schwierigkeiten in der Beziehung zur Mutter zu entlasten. Sie hatte kompensatorischen Charakter. Auf sie wurden Aspekte der mütterlichen Beziehung übertragen. Dies konnte die Beziehung nur begrenzt leisten, da die Patientin ihn meist als fern erlebt hat. Immerhin hatte er ihr ein musikalisches Vorbild und damit Gelegenheit zur Idealisierung geboten. Er war etwas Besonderes. Sein berufliches Scheitern, seine erneute Heirat und sein geringer Einsatz nach dem Tod der Mutter mussten für sie, so lässt sich denken, umso enttäuschender sein. Die Patientin war hiermit identifiziert. »Ich bin für den Vater eine Enttäuschung, so wie er für mich eine Enttäuschung ist. Ich drohe zu scheitern, wie auch der Vater gescheitert ist.« Sie sehnt sich zwar nach einem starken Vater, den sie mit hohen Ansprüchen ausstattet, denen gegenüber sie sich unterwerfen muss bzw.

dessen Unterstützung sie einfordern kann. Sie muss ihn jedoch zugleich von sich fernhalten und in ihm ihre Aggression kontrollieren. Denn sie hatte zu wenig Gelegenheit gehabt, sich mit einem starken präödipalen Vater zu identifizieren. So sind Männer für sie entweder stark und damit potenziell bedrohlich (Chef/Dirigent) oder schwach und damit zwar potenziell wertlos aber für eine dauerhafte Beziehung in Frage kommend (Freund).

Dennoch kann Frau Z. ihren Freund ausreichend respektieren und anerkennen, da er ihr genügend Gutes zu bieten hat. Die Beziehung ist stabil und stabilisierend.

Falldarstellung: Die Patientin spricht nun sehr viel mehr als früher (68. Stunde). Sie hat für ihr Orchesterspiel zu einem Instrument gewechselt, das für sie handhabbarer ist. Sie ist bemüht, ihre Zukunftspläne so zu strukturieren, dass sie gangbar erscheinen. Sie hat sich für verschiedene Bereiche Unterstützung gesucht. Enttäuschungen und Niederlagen kann sie immer noch schwer hinnehmen. Sie rufen heftige Gefühle hervor. Am liebsten will sie dann alles sofort wegschmeißen. In der Therapie führt das meist dazu, dass sie sich wieder in der alten ignoranten Weise mit der Musik beschäftigt. In mir entstehen dann erneut Gefühle des Übergangenwerdens, Versagensängste. Überraschend erzählt sie jedoch in der nächsten Stunde von ihrer Zukunftsplanung und fragt nach meiner Einschätzung. Während bislang ausschließlich ich mich gefragt hatte, ob die Verantwortung für ein eigenes Kind für die Patientin nicht eine Überforderung ist, drückt sie nun auch selbst ihre Sorge aus. Sie spricht über ihre schlechte Kindheit, meint, die Eltern seien auch behindert gewesen (Nierenkrankheit des Vaters u. Epilepsie der Mutter). Dann wieder mit Trotz: »Wenn die es geschafft haben, schaffe ich es auch«. Wir spielen »Ode an die Freude«.

Kommentar: In schwierigen Momenten reaktiviert die Patientin weiterhin die Spaltungstendenz, bei der der Chef/der Dirigent (in meiner Gegenübertragung der Gutachter) zum Bösen zu werden droht, der mütterliche Qualitäten verweigert und mittels strenger väterlicher Ansprüche Versagen provoziert. Es gelingt ihr inzwischen jedoch schneller, Zuversicht zu fassen. Sie fragt nach Unterstützung, kann eigene Ängste thematisieren, ohne sie so umfassend erleben zu müssen. Sie muss die eigenen Eltern nicht mehr ausschließlich negativ sehen. Deren Schwierigkeiten scheinen sie nun zu ermutigen.

Das Auftauchen des Kinderwunsches lässt sich verstehen als vertiefter Beziehungswunsch, als Wunsch nach dem Heilen und Guten in ihr, entsprechend dem Wunsch, noch einmal neu geboren werden. Dieser Wunsch erscheint jedoch konkretistisch als Wunsch nach einem künstlich zu erzeugenden Kind. In meiner Reaktion bin ich identifiziert mit der Angst der Patientin vor Überforderung und spüre den mit dem Kinderwunsch/Beziehungswunsch verbundenen Schrecken. Die »Ode an die Freude« wirkt daher ein wenig wie die gemeinsame Beschwörung dieses Wunsches. Die Musik scheint für die Patientin dafür zu stehen, dass etwas Gutes in ihr ist, mit dem sie sich dazugehörig und aufgehoben fühlen darf. Hiermit fühlt sie sich immer noch gefährdet. Sie muss den Kinderwunsch erzwingen. Grenzen zu akzeptieren, hinzunehmen, dass sie kinderlos bleiben könnte, scheint gleichbedeutend damit, ausgeschlossen bleiben zu müssen. »Wem's nie gelungen, stehle weinend sich aus diesen Bund!«[1] Erst mit der Betrauerung kann sich die Vorstellung des eigenen Heilseins – die Verbindung des Selbst mit guten Objekten – vom konkretistischen Kinderwunsch und dem damit verbundenen »Es-machen-Müssen« (Kind, Beziehung, Rhythmus) lösen. Dies scheint für die Patientin noch wenig möglich. Entsprechend gefährdet erlebt sich die Patientin mit ihrem eigenen Durchs-Leben-Gleiten.

Falldarstellung: Ich spreche in der 75. Stunde ihr fortwährendes In-Bewegung-Sein an. Die Patientin freut die Bemerkung. Sie habe den Eindruck, sie befände sich musikalisch zwischen Anfänger- und Fortgeschrittenen-Status und fühle sich damit zwischen allen Stühlen sitzend. Erneut stürzt sie beim Fahrradfahren, als sie einen entgegenkommenden Radler übersieht. Wir sprechen über Verkehrsregeln. Es scheint für sie ganz wichtig zu sein zu klären, wer schuld ist. Sie wird dabei immer munterer. Wir spielen am Klavier »die Sonne herbei«

---

1 Wem der große Wurf gelungen, / Eines Freundes Freund zu sein,
Wer ein holdes Weib errungen, / Mische seinen Jubel ein!
Ja, wer auch nur eine Seele / Sein nennt auf dem Erdenrund!
Und wer's nie gekonnt, der stehle / Weinend sich aus diesem Bund!
(aus der 2. Strophe der »Ode an die Freude« von Friedrich von Schiller)

(Zit. Patientin). Als sich eine ihrer Projektideen zerschlägt, ist sie sehr enttäuscht und tröstete sich mit der Musik. Wir sprechen bei Misserfolgen, misslichen Ereignissen nun darüber, Fehler machen zu dürfen, aber auch darüber, was es für Regeln (im Straßenverkehr, auf der Arbeit, in der Musik) gäbe und wozu diese gut seien. Sie spricht von ihrer Angst vor einem Krieg. Eltern, die schlagen, die schlagende Mutter, vor der sie fliehen musste, spielen in ihren Tagträumen immer wieder eine große Rolle. Dennoch scheint sie allmählich mit Grenzen und Schwierigkeiten besser umgehen zu können. Für ihre Teilnahme bei einem Kongress hat sie sich ausgedacht, wie sie durch entsprechende Zeichen dem Vortragenden signalisieren kann, dass er unverständlich redet: »schwere Sprache«. Sie bemüht sie sich darum, das Gegenüber zu begrenzen, wenn sie etwas nicht versteht.

Kommentar: Immer noch muss sie die Situation umdrehen: nicht sie kann sagen, dass sie etwas nicht verstanden hat, sondern sie muss dem Gegenüber signalisieren, dass es falsch redet. Dennoch hat sie Eingriffsmöglichkeiten gefunden, sodass sie sich nicht mehr ausgeschlossen fühlen muss. Sie kann nicht sagen aber zeigen, wann sie nicht mehr mitkommt, ohne sich dabei ganz klein zu fühlen. Damit hat sie Entscheidendes dazu gewonnen.

Falldarstellung: Für das Ende der Therapie plant die Patientin auch vor. Wir besprechen die Möglichkeit, in Notsituationen sich wieder an mich wenden zu können. Die Patientin spricht nun sehr viel offener über ihre Pläne, ihre Schwierigkeiten, Enttäuschungen und über die vielen Veränderungen, die ihr Angst machen. Trotz aller Unsicherheit fühlt sich aktuell gut und blickt zuversichtlich in die Zukunft.

Schlussbetrachtung

Drei Jahre später kommt die Patientin zu einer Krisenstunde. Veränderungen am Arbeitsplatz machten ihr zu schaffen. Sie scheint sich jedoch in der Hauptsache versichern zu wollen, dass es mich noch gibt und ich da bin, wenn sie mich braucht. Inzwischen hat sie geheiratet und lebt ohne pädagogische Betreuung mit ihrem Mann zusammen.

Frau Z. konnte von der Therapie für ihren Lebensalltag profitieren. Sie kam aus ihrer depressiven Krise heraus, konnte eine stabile Beziehung eingehen und hat sich beruflich und privat so weit konsolidiert, dass sie ohne pädagogische Betreuung zurechtkommt. Jedoch bleiben manche Fragen offen. Insbesondere erschien der im Zuge des Durcharbeitens notwendige Trauerprozess sehr verkürzt, ja weitgehend umgangen, sodass den Erfolgen etwas Zerbrechliches anhaftet. Der paranoid-schizoide Modus blieb weitgehend bestimmend für das Erleben von Frau Z. Dennoch konnte Frau Z. mit den draus resultierenden Ängsten anders umgehen und musste sich ihnen nicht mehr so ausgeliefert fühlen. Die Patientin war die meiste Zeit damit überfordert zu verstehen, in welch aggressiver Weise sie Unterstützung von ihrem Gegenüber einfordert und ihre Not einsetzt, um diese zu erzwingen. In kleinen, umgrenzten Bereichen konnte sie sich aber mit ihren Schwierigkeiten beschäftigen und gewann Möglichkeiten, ihre Not zu signalisieren, statt sie agieren zu müssen. Um das zu erreichen zu können, hatte die Patientin die Verfügbarkeit über das musikalische Material in einer Weise benötigt, die seine Bedeutung zu konterkarieren schien. Die dadurch entstehende Musik war deformiert. Aber gerade die Deformationen – die rhythmischen Lücken und Unregelmäßigkeiten – markierten die Gefahr des Nicht-da-Seins, die mit der Erfahrung der Getrenntheit verbundene Angst, die unsicheren Selbstgrenzen zu verlieren. Die Musik setzte den Impulsen der Patientin wie auch meinen Bemühungen, diese begleitend zu halten, ihren materialen Widerstand entgegen. In ihrer deformierten Form wurde sie zu einem Dritten, in dem das anfangs seelenlose Spiel der Patientin als gemeinsames Holper-Spiel schmerzlich hörbar wurde und doch mit der Aussicht auf das Finden eines gemeinsamen Rhythmus Freuden verhieß. In der Auseinandersetzung hiermit konnte die Patientin genügend innere Distanz gewinnen, um Schwierigkeiten und Versagen zu thematisieren, ohne sich damit vernichtet fühlen zu müssen.

Literatur

Bion, Wilfried R. (1990): Lernen durch Erfahrung. Frankfurt a.M. (Suhrkamp TB).

Brazelton, Thomas Berry; Cramer, Bertrand G. (1991): Die frühe Bindung. Die erste Beziehung zwischen dem Baby und seinen Eltern. Stuttgart (Ernst Klett).

Bruhn, Herbert; Oerter, Rolf; Rösing, Helmut (Hg.) (1993): Musikpsychologie. Reinbek bei Hamburg (Rowohlt).

Busch, Hans-Joachim; Leuzinger-Bohleber, Marianne; Prokop, Ulrike (Hg.): Sprache, Sinn und Unbewußtes. Zum 80. Geburtstag von Alfred Lorenzer, Psychoanalytische Beiträge aus dem Sigmund-Freud-Institut Bd. 10. Tübingen (edition discord).

Erdheim, Mario (2002): Verzerrungen des Fremden in der psychoanalytischen Perspektive. In: Gutjahr, O. (Hg.) Freiburger literaturpsychologische Gespräche. Bd. 21, Würzburg, (Königshausen & Neumann) 21–46.

Gutjahr, Ortrud (Hg.) (2002): Freiburger literaturpsychologische Gespräche, Bd. 21. Würzburg (Königshausen & Neumann).

Hirsch, Matthias (Hg.) (2000): Der eigene Körper als Objekt. Gießen (Psychosozial Verlag).

Köhler, Lotte (1990): Neuere Ergebnisse der Kleinkindforschung. Ihre Bedeutung für die Psychoanalyse. Forum Psa 6, 32–51.

Küchenhoff, Joachim (1990): Die Repräsentation früher Taumata in der Übertragung. Forum Psa. 6, 15–31.

Lichtenberg, Joseph D. (1991): Psychoanalyse und Säuglingsforschung. Heidelberg New York (Springer).

Lorenzer, Alfred (1976): Sprachzerstörung und Rekonstruktion. Frankfurt (Suhrkamp TB).

Niedecken, Dietmut (1988): Einsätze. Hamburg (VSA).

Niedecken, Dietmut (2003): Kinderszenen, oder: Wie findet sich das Subjekt in die Szene? In: Busch, H.-J., Leuzinger-Bohleber, M., Prokop , U. (Hg.): Sprache, Sinn und Unbewußtes. Zum 80. Geburtstag von Alfred Lorenzer, Psychoanalytische Beiträge aus dem Sigmund-Freud-Institut Bd. 10. Tübingen (edition discord).

Niedecken, Dietmut.; Lauschmann, I. & Pötzel, M. (2003): Psychoanalytische Reflexion in der pädagogischen Praxis. Weinheim, Basel, Berlin (Beltz).

Ogden, Thomas (2000): Frühe Formen des Erlebens. Wien (Springer).

Plassmann, Reinhard (2000): Artifizielle Krankheiten und Münchhausen-Syndrom. In: Hirsch, M. (Hg.) (2000): Der eigene Körper als Objekt. Gießen (Psychosozial Verlag).

Spitz, René A. (1957): Die Entstehung der ersten Objektbeziehungen. Stuttgart (Ernst Klett).

Tüpker, Rosemarie (1988): Ich singe, was ich nicht sagen kann. Regensburg (Gustav Bosse).

Winnicott, Donald W. (1984): Reifungsprozesse und fördernde Umwelt. Frankfurt (Fischer TB)

Winnicott, Donald W. (1985): Vom Spiel zur Kreativität, Stuttgart (Klett-Cotta).

Die Autorinnen und Autoren

Prof. Dr. Jos De Backer ist Professor für Musiktherapie und Koordinator der Master Ausbildung in Musiktherapie, Hochschule für Wissenschaft & Kunst, Kampus Lemmensinstituut in Zusammenarbeit mit der Katholischen Universität Leuven.

Er ist Musiktherapeut und Leiter der Abteilung Musiktherapie am Psychiatrischen Zentrum der Universitätsklinik K.U. Leuven, Kampus Kortenberg. Jos de Backer hat eine Privatpraxis, arbeitet als Supervisor und ist seit 2001 Präsident der »European Music Therapy Confederation« (EMTC)

Dr. sc. mus. Maria Becker ist Diplom-Psychologin, Diplom-Musiktherapeutin sowie approbierte Psychologische Psychotherapeutin und Kinder- und Jugendlichenpsychotherapeutin. Sie verfügt über langjährige Erfahrungen in der sozialtherapeutischen Arbeit mit Familien mit behinderten Kindern und hat ihre Promotion zum Thema Musiktherapie mit schwermehrfachbehinderten Menschen verfasst. Seit 1989 übt sie ihre psychotherapeutische Tätigkeit in eigener Praxis aus mit den Schwerpunkten Depression, Angst, Traumatisierung und Persönlichkeitsstörungen. Hinzu kommen Veröffentlichungen und Vorträge zur psychotherapeutischen Arbeit mit behinderten und auch schwerstbehinderten Menschen sowie zum Musikbegriff und zur experimentellen Musik.

Dr. phil. Ingo Engelmann, *1951, ist Diplom-Psychologe und Psychologischer Psychotherapeut sowie Musiktherapeut (BVM). Er arbeitet seit 1976 in psychiatrischen Einrichtungen (Übergangseinrichtungen, Psychosoziale Kontaktstelle, Tagesstätten) und seit 1988 in der Klinik für Psychiatrie und Psychotherapie des Bethesda Allgemeines Krankenhaus Bergedorf in Hamburg. Seit einigen Jahren supervidiert er Teams in der Gemeindepsychiatrie sowie einzelne Mitarbeiter mit psychotherapeutischen Fragestellungen Er ist Gründungsmitglied der Norddeutschen Arbeitsgemeinschaft Psychodynamische Psychiatrie e.V. (NAPP) und gibt deren Mitgliederrundbrief heraus. Er hat über psychoanalytische Musiktherapie in der Psychiatrie zum Dr. phil. promoviert.

Prof. Dr. sc. mus. Susanne Metzner, *1958, ist Koordinatorin des Studiengangs Musiktherapie an der Hochschule Magdeburg-Stendal (FH). Sie hat die Fächer Musiktherapie, Sozialpädagogik und Blockflöte mit Diplom-Abschluss absolviert, ist approbierte Kinder- und Jugendlichenpsychotherapeutin und verfügt über langjährige Erfahrungen in der Arbeit mit Kindern und Jugendlichen sowie in der Erwachsenen-Psychiatrie. Ihre Interessenschwerpunkte liegen im klinischen Bereich bei der Psychosen- und der Schmerzbehandlung und im Bereich der Theoriebildung bei der psychoanalytischen Fundierung von Musiktherapie, der Ästhetiktheorie sowie den soziokulturellen Implikationen von Therapie. Mit diesen Themen ist sie als Gastprofessorin an verschiedenen Universitäten im In- und Ausland tätig und auf Kongressen und in einschlägigen Fachpublikationen vertreten.

Prof. Inge Nygaard Pedersen PHD, *1951, ist Musikwissenschaftlerin (MA), Diplom-Musiktherapeutin sowie staatlich geprüfte Entspannungs- und Bewegungspädagogin und lebt und arbeitet in Kopenhagen und Aalborg, Dänemark. Sie spezialisierte sich in der Methode Guided Imagery on Music (GIM), und verfasste eine Doktorarbeit zum Thema Gegenübertragung in der Musiktherapie an der Universität Aalborg. Dort bekleidete sie in der Abteilung Musiktherapie die erste hauptamtliche Dozentinnenstelle und war Leiterin des Studienganges Musiktherapie von 1981–1995. Neben ihrer Lehr- und umfangreichen Publikationstätigkeit leitet sie seit 1995 ein gemeinsames Institut der Universität und der Psychiatrischen Klinik Aalborg zur musiktherapeutischen Behandlung psychisch kranker Menschen. In diesem Praxisfeld blickt sie auf mehr als 25 Jahre klinischer Erfahrung. Ihre Interessenschwerpunkte liegen bei der analytischen Musiktherapie, der musiktherapeutischen Methodologie sowie der Supervision und Beratung.

Gitta Strehlow, *1967, ist Diplom-Musiktherapeutin und Sonderpädagogin. Sie ist seit 1998 als Musiktherapeutin bei Dunkelziffer e.V. (Hilfe für sexuell missbrauchte Kinder) und seit 2000 in der Abteilung für Psychiatrie und Psychotherapie des Bethesda-Allgemeines Krankenhaus Hamburg-Bergedorf tätig. Neben ihrer nationalen und internationalen Workshop- und Vortragstätigkeit hat sie einen Lehrauftrag am Institut für Musiktherapie an der Hochschule für Musik und Theater in Hamburg. Ihr Arbeitsschwerpunkt ist die Musiktherapie mit traumatisierten Kindern und Erwachsenen.

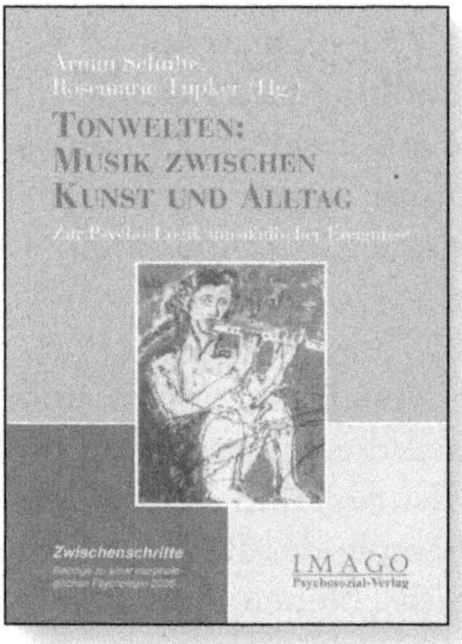

2006 · 286 Seiten · Broschur
EUR (D) 18,– · SFr 31,90
ISBN 978-3-89806-466-8

Die Fortführung der Zwischenschritte in neuem Gewand:

Frank G. Grootaers: Gruppenmusiktherapie im Wochenlauf – ein flacherhabenes Drama

Wilhelm Salber: Zur Psychästhetik

Rosemarie Tüpker: Musikalische Alltagsimprovisationen

Ulrich West: Psychotherapie mit Musik. Eine Einführung

Ulrich West: Fagott üben – Wie sich Seelisches in Wiederholungen bildet.

Eckhard Weymann: Der Wirkungsraum der musikalischen Improvisation

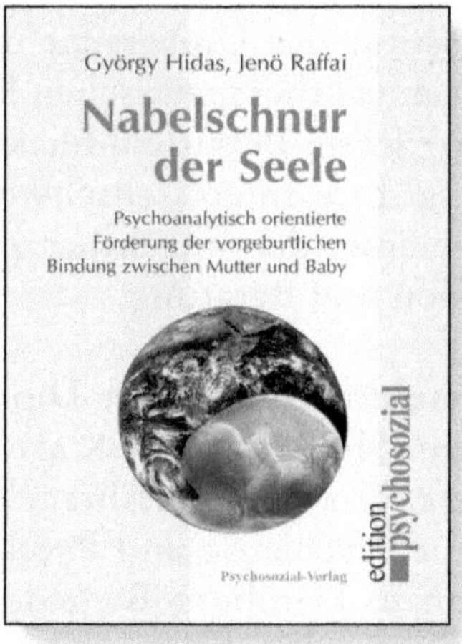

2006 · 250 Seiten · Broschur
EUR (D) 24,90 · SFr 43,–
ISBN 978-3-89806-458-3

György Hidas und Jenö Raffai zeigen neue Zusammenhänge zwischen Störungen der Mutter-Fötus-Bindung und Störungen der Persönlichkeitsentwicklung nach der Geburt auf. Ihre unvergleichliche Methode zur Analyse der Bindung zwischen Mutter und Fötus eröffnet neue Therapiemöglichkeiten für Fachleute der prä- und perinatalen Psychologie und weist werdenden Eltern Wege zur vorgeburtlichen fördernden Kontaktaufnahme mit ihrem Baby.

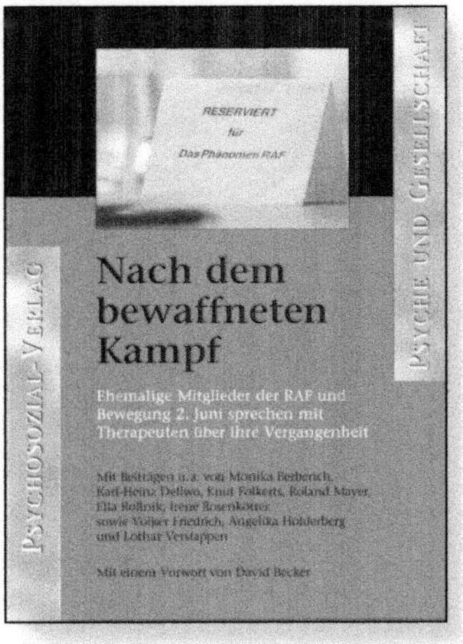

2007 · 224 Seiten · Broschur
EUR (D) 19,90 · SFr 33,90
ISBN 978-3-89806-588-7

Nach einem Seminar mit David Becker im Michael-Balint-Institut Hamburg entstand 1996 eine ungewöhnliche Gruppenarbeit und, soweit bekannt, die einzige ihrer Art in der BRD: Ehemalige Mitglieder der RAF, Bewegung 2. Juni und aus der Unterstützerszene trafen sich 7 Jahre lang mit Psychoanalytikern und Psychotherapeuten, um über sich, ihre Beziehungen untereinander, ihre Haftbedingungen, ihre Politik und ihr Verhältnis zur Gesellschaft zu sprechen.

Daraus sind sehr persönliche, intellektuell differenzierte und politisch reflektierte, hoch spannende Beiträge entstanden, durch die dieses Buch einen guten Einblick in die Denk- und Fühlstrukturen der Einzelnen und des gemeinsamen Prozesses, in Gruppendynamik und Reflexionsprozesse bietet. Ein einzigartiges Dokument 30 Jahre nach dem »Deutschen Herbst«!

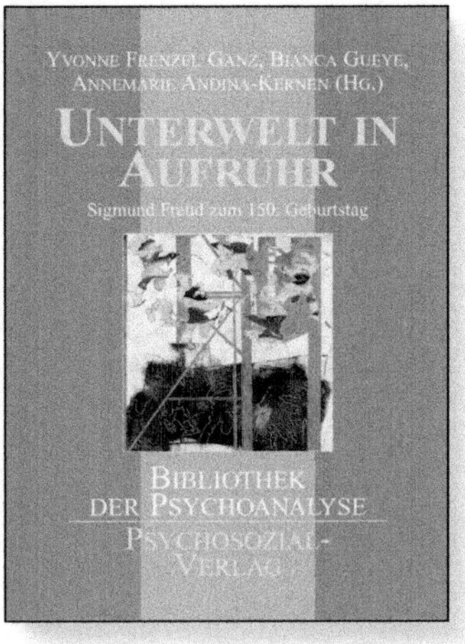

2007 · 260 Seiten · Broschur
EUR (D) 19,90 · SFr 34,90
ISBN 978-3-89806-568-9

Die Psychoanalyse hat sich in den verschiedenen Sprach- und Kulturräumen vielfältig und kontrovers entwickelt. Heute beschäftigt sich die psychoanalytische Diskussion mit der Behandlung gemischter Krankheitsbilder und Grenzfällen. Die psychotherapeutische Versorgung sieht sich mit traumatisierten und psychosomatischen Patienten, narzisstischen und Borderline-Störungen konfrontiert, für deren Verständnis das klassische Modell der Neurose nicht ausreicht.

Um die Aktualität Sigmund Freuds zu diskutieren, widmet sich dieses Buch anlässlich seines 150. Geburtstags der Reflexion ausgewählter Konzepte der Freudschen Theorie, die für aktuelle Fragestellungen der Praxis relevant sind: dem Behandlungsrahmen, der Konstitution des Objekts, dem Trauma, der Psychosomatik, dem Mechanismus der Spaltung und der Sprache.

PV
Psychosozial-Verlag

Goethestr. 29 · 35390 Gießen · Tel. 06 41/9716903 · Fax 77742
bestellung@psychosozial-verlag.de
www.psychosozial-verlag.de